MARGARETE ZWÖLFER

So habe ich meine
POLYARTHRITIS
besiegt

mit Beiträgen von

OA Dr. Leo AUERBACH und Dr. Jutta HELLAN: Revolution im AKH

Martin Rupert BAUER: Feng Shui

Roland EIGNER: Edelsteine

Dr. Andreas HÖLL: Die Heilkunst Chinas

Brigitte KUSSMANN: Der Ernährungsdschungel

Eveline Paula LEITL: Psychotherapie, Reiki, NLP

Ing. Wilhelm MOHORN: Raumenergie

Dr. Andrea PERGER: Alternative Heilmethoden

Dr. Herwig ROTTER: Erdstrahlen

Ludwig SZAGA-DOKTOR: Asiatische Behandlungsformen

Kräuterpfarrer WEIDINGER: Was Sie sonst noch tun können

ANNA PICHLER VERLAG

Erste Auflage 1997
Zweite Auflage 1998

Titelbild und Illustration Margarete Zwölfer, APV

Wichtiger Hinweis:

Dieses Buch ist die Dokumentation der persönlichen Erfahrung der Autorin mit dem Krankheitsbild der chronischen Polyarthritis, ergänzt um Beiträge von Gastautoren. Weder der Verlag, noch die Autorin, noch ein Gastautor geben direkt oder indirekt medizinische Ratschläge. Die Zielsetzung besteht darin, subjektive Information zu geben. In Zusammenarbeit mit dem behandelnden Arzt mag dadurch das Bemühen um Gesundheit unterstützt werden.

Die im Text erwähnten Medikamente sind eingetragene Warenzeichen der jeweiligen Hersteller. Insofern Aussagen über die Wirksamkeit einzelner Präparate gemacht werden, so betreffen diese ausschließlich die persönliche Erfahrung der Autorin. Desgleichen stellen Aussagen über Produkte oder Verfahren in den Beiträgen der Gastautoren deren je individuelle Sicht und Einstellung zum jeweiligen Thema dar. Es ist damit in keinem Fall ein allgemeingültiges Werturteil verbunden oder beabsichtigt. Insbesondere wird ausdrücklich anerkannt, daß die Nützlichkeit handelsüblicher Medikamente anhand einer strengen Arzneimittelprüfung erwiesen wurde.

ISBN 3-901087 61 3

Satz und Druck: Kure & Co., A-1060 Wien

INHALTSVERZEICHNIS

4. TEIL

DAS MEINEN DIE FACHKRÄFTE:

VORWORT

Warum ich Ihnen, verehrte Leser das alles erzähle, möchte ich hier kurz erklären. Immer wieder werde ich gefragt, wie ich es eigentlich geschafft habe, eine Krankheit wie die chronische Polyarthritis mit diesem Erfolg zu bekämpfen, und was mich eigentlich veranlaßte, so intensiv mit alternativen Heilmethoden, insbesondere mit Fußreflexzonenmassage, (ab nun verwende ich die Abkürzung FRZM), zu beschäftigen, eine meinem Beruf doch etwas fremde Sparte.

Immer öfter mußte ich Fragen beantworten und meine Geschichte erzählen. Zum Glück hatte ich mir seit Beginn der Erkrankung immer wieder Notizen gemacht, die mir später halfen, dieses Puzzle zusammenzusetzen, um es Ihnen nun zu übermitteln.

Eine schlimme Erfahrung blieb mir dabei nicht erspart, daß ich immer wieder mit überheblicher, arroganter Ignoranz und mitleidigen Blicken konfrontiert wurde, als ich mich zusehends der Komplementärmedizin zuwandte. Meine Erfolge übersah man dabei geflissentlich. Gott sei Dank ließ ich mich dadurch nicht beirren und verfolgte zielgerade meinen Weg. Immer öfter entwickelte ich ein Gespür dafür, was ich tun mußte und was ich lassen sollte. Dabei betrachtete ich die Hürden, die sich mir entgegenstellten, als Herausforderung, der man sich eben stellen muß.

Nun spreche ich vor allem jene Menschen an, denen Gleiches oder Ähnliches widerfuhr wie mir. SIE möchte ich vor allem ein Stück des Wegs begleiten, weil ich das Bedürfnis habe, auch andere an meinen Erfahrungen teilhaben zu lassen und ihnen Hilfe zur Selbsthilfe zu geben. Ich möchte Ihnen helfen, Sie wieder der Lebensqualität zuzuführen, von der Sie gar nicht mehr dachten, daß es sie gibt. Dabei lege ich Wert darauf, zu betonen, daß nur eigene Erfahrungen dieses Buch füllen. Ich werde Ihnen eine ganze Reihe von Möglichkeiten aufzeigen, damit Sie selbst wählen können, womit Sie sich am besten befreunden können. Jeder soll die Chance bekommen, wie ich, als ich mir sagen mußte: „Bleibt wirklich nur der Rollstuhl?" Und jeder soll den Strohhalm, der sich ihm bietet, zu ergreifen versuchen, in dieser oder jener Form, denn ICH HABE MEINE POLYARTHRITIS BESIEGT, aus eigener Kraft.

Gleichzeitig möchte ich ein Kapitel meines Lebens zum Abschluß bringen, denn ich spüre, daß ich an einer Weggabelung angelangt bin und mich entscheiden muß, welche Richtung ich nun einschlagen werde.

Meine besten Wünsche begleiten Sie auf Ihrem Weg für Gesundheit, Vitalität und eine bessere Lebensqualität. Zögern Sie nicht und schreiten Sie zur Tat, es ist nie zu spät, aber ES IST SPÄTER ALS DU DENKST!

Ihre Margarete Zwölfer

DANKE

Ein ganz herzliches Dankeschön meinem lieben Mann für seine Geduld, viele Tage auf den Sonnenschein zu verzichten.

Ihm, unseren Kindern und Schwiegerkindern danke ich für das Zusprechen von Mut, Erhören meiner Hilferufe und die tatkräftige Unterstützung in der schrecklich modernen Technik.

1. TEIL

BEFUND: PRIMÄR CHRONISCHE POLYARTHRITIS

Zu meinem 50. Geburtstag, am 10. 3. 1982 erhielt ich neben vielen anderen Glückwünschen auch von meiner Tochter ein sehr bemerkenswertes Billet, in dem sie mich mit einem Fahrzeug verglich und da war zu lesen:

Liebe Mama!

Laut Zulassungsschein bist Du Baujahr 1932, aussehensmäßig – und in meinen Augen – auf keinen Fall älter als 40, wenn Du aber weiterhin so in Hektik lebst, wirst Du bald Deinen Tank leer haben, Deine Reifen werden abgefahren sein, Deine Bremsen werden nicht mehr funktionieren und Dein Gaspedal wird man völlig umsonst durchtreten.

Mit einem Wort – laß Dir mehr Zeit für Dich, für ein gelegentliches Service, sonst bist Du bald ein Wrack...

Niemand konnte damals ahnen, wie recht sie doch hatte, wie schnell eintreten sollte, wovor mich meine Tochter doch bewahren wollte. Besonders der Hinweis auf meine Reifen, den ich nachträglich mit meinen Gliedmaßen assoziierte.

Bisher freute ich mich immer wieder über die Bestätigung, tatsächlich mindestens um 10 Jahre jünger auszusehen. Nun sollte ich erleben, wie man innerhalb von einigen Monaten um 10 Jahre oder mehr altert.

Zwei Monate nach meinem Geburtstag also, erhielt ich von meinem Mann zum Muttertag einen Ring. Er war zu klein und mußte geändert werden. Als wir ihn vom Juwelier holen wollten, paßte er nicht, noch immer war er zu klein. Als er aber auch nach der 2. Änderung noch nicht passte, wurde mir klar, daß das Übel nicht am Ring lag, sondern an meinen Fingern, die in kurzer Zeit so angeschwollen waren. Da ich keine Schmerzen hatte, ignorierte ich diese Symptome zunächst.

Bald merkte ich aber, daß die Kraft in meinen Händen nachließ und ein leichtes, unangenehmes Prickeln in den Fingern machte sich bemerkbar. Zunächst nur nachts. Innerhalb der nächsten Wochen verstärkte sich das Prickeln, ähnlich dem Gefühl von Einschlafen in den Händen. Es wurde arg und immer ärger und störte immer öfter meinen Schlaf. Arbeiten, die Fingerfertigkeit verlangten, wie z.B. Maschineschreiben, Nähen oder Handarbeiten gingen nun nicht mehr so klaglos von der Hand. In den Nächten versuchte ich, die Hände mal hinauf und mal hinunter zu halten, aufzustehen und Turnübungen zu machen. All das brachte wohl für den Augenblick Besserung, doch sobald ich mich wieder hinlegte, traten die Beschwerden wieder auf. Mein Arzt verschrieb mir verschiedene Salben, Brufen und Felden-Kapseln, doch das brachte keine Hilfe. Darauf schickte er mich zum Röntgen. Dadurch erfuhr ich, daß das Zentrum der Beschwerden die Wirbelsäule sei. Inzwischen hatten sich die Schmerzen auch auf Kopf, Hals und Schultern ausgedehnt, sodaß ein Cervikalsyndrom festgestellt wurde. Nun wurde mir eine Schantzkrawatte verpaßt und man versuchte, dem Übel mit physikalischer Therapie beizukommen: Kurzwellen, Zellenbäder, Massagen nebst Tolektin, Arteparon und Voltaren.

Die erhoffte Besserung blieb aus und die Beschwerden wurden laufend schlimmer. Ich ermüdete nach kurzer Zeit, war immer abgeschlagen und hatte Mühe, mich auf den Beinen zu halten. Ich hatte ständig das Gefühl, als würde meine Wirbelsäule abbrechen. Da die Schlafschwierigkeiten immer ärger wurden, versuchte ich es zunächst mit einem Valium, später bekam ich dann 2 Stück davon, doch auch deren Wirkung war nur von kurzer Dauer.

Ich vertraute mich einem Orthopäden an, der versuchte, mein Leiden mit Chiropraktik und Prokaininfusionen in die Halswirbelsäule zu bekämpfen. Darauf reagierte ich mit Fieberanfällen. Penicillin, Duracef, Sefril-Kapseln, Piroxamin und Dolo-Neurobion sowie Lamuran-forte blieben ohne Wirkung, nicht nur das, der Zustand verschlimmerte sich weiterhin, der Kräfteverlust meiner Hände schritt fort und Beschwerden in den Handgelenken machten sich bemerkbar. Es ging nur mehr bergab und auch nachts fand ich immer weniger Schlaf, morgens war ich mehr gerädert als abends. Als der Arzt zu einem 3. Valium riet, suchte ich mir einen anderen. Meinen Verpflichtungen, sowohl im Büro als auch im Haushalt, konnte ich nur mehr schleppend nachkommen.

Als die Situation trostlos war und ich mir nicht mehr zu helfen wußte, suchte ich eine Rheumatologin auf, die mir nun reinen Wein einschenkte. Sie sagte, daß sie mir leider nicht viel Hoffnung machen kann, denn ich müsse leider ins Krankenhaus zu einer gründlichen Abklärung. Da versuchte ich ihr klarzumachen, daß ich dazu nun wirklich keine Zeit hätte, das Geschäft, der Haushalt, die Familie etc. Daraufhin schlug sie mir eine Behandlung mit Infusionen vor, ein Gemisch aus Ketazon, Depot-Synacthen und Neurobion, die sie mir in ihrer Ordination verabreichen konnte. Sie fügte jedoch gleich hinzu, daß es sich dabei nur um eine Übergangslösung handeln könne, weil meine Beschwerden bald so schlimm sein würden, daß ich einem Krankenhausaufenthalt gerne zustimmen werde. Wie recht sie doch hatte! Nach einigen erfolglosen Versuchen mit den Infusionen gab sie mir eines Tages eine Injektion, um, wie sie sagte, meine Reaktion darauf zu testen. Ich fuhr nach Hause und fühlte mich plötzlich geheilt. Innerhalb von Stunden(!) besserte sich mein Zustand schlagartig und ich konnte nach Monaten endlich wieder einmal ausschlafen und wachte richtig erholt auf, ich konnte es nicht glauben und verbrachte ein wunderschönes Wochenende, schmerzlos und in höheren Sphären schwebend, so rundherum wohl fühlte ich mich und dachte dabei, endlich, jetzt hat sie's, jetzt werde ich gesund.

Noch ahnte ich nicht, wie teuflisch das Erwachen nach dem Abklingen der Synacthenspritze sein würde. Viel später erfuhr ich dann erst, daß Synacthen die Eigenschaft hat, die körpereigene Produktion des Cortisons in der Nebennierenrinde anzuregen. Aber leider nur vorübergehend. Nun kommt man natürlich in Teufels Küche, wenn man weiß, hier gibt es eine Möglichkeit, in Kürze beschwerdefrei zu sein. Dennoch muß man begreifen, daß man diese und/oder ähnliche Corticoide nur begrenzt bekommen kann, so verlockend das auch sein mag, denn die Nebenwirkungen des Medikamentes könnten sonst das Grundübel bald übertreffen. Mit dieser Tatsache kann man sich natürlich nur schwer abfinden, aber man muß damit leben. Also kehrte ich schnell wieder in die rauhe Wirklichkeit zurück und nun war es so weit, ich konnte es nicht mehr erwarten, ins Krankenhaus zu kommen. Umgehend erhielt ich auch ein Bett und war erfüllt von der Hoffnung auf schnelle Besserung, ja Heilung! Wie naiv ich doch zu diesem Zeitpunkt war.

KRANKENHAUS RHEUMASTATION, 12. 10. – 5. 11. 1982

Hier lag ich nun vom 12. Oktober bis 5. November 1982. Nach der üblichen Durchuntersuchung stand die Diagnose fest: prim. chronische Polyarthritis. Von der ursprünglichen Bezeichnung „primär chronische Polyarthritis" blieb nur mehr „chronische Polyarthritis" oder eben nur „Arthritis" über. Diese Bezeichnung ist nur eine von vielen, die alle zum Sammelbegriff: Erkrankungen des rheumatischen Formenkreises zählen. Die bekanntesten Benennungen kennen Sie sicher:

chronischer Gelenksrheumatismus
rheumatoide Arthritis
degenerativer Gelenksrheumatismus
Arthritis deformans
Osteoarthritis
Muskelrheumatismus
Bänder- oder Sehnenarthritis
Bechterewsche Krankheit
Weichteilrheumatismus
Synovitis
Gicht! und noch v.a.m.

Genaugenommen soll es viele Hunderte von Bezeichnungen geben, so erklärte man mir im Krankenhaus. Wichtig war es nun, „meine" Polyarthritis einzugrenzen und daraufzukommen, welche Art davon ich habe.

Wie sie entsteht, wer sie in erster Linie bekommt oder besonders anfällig ist, darüber gibt es viele Vermutungen. Mit Sicherheit kann man es bis heute noch nicht sagen. Daher ergibt sich die Antwort auf die nächste Frage, was man dagegen tun kann, von selbst. Wenn es gelingt, die Krankheit einer bestimmten Richtung zuzuordnen, was bei dieser Vielfalt gar nicht so einfach ist, dann versucht man, für diesen konkreten Fall eine Basistherapie auszuarbeiten, mittels der man in den meisten Fällen wohl die Symptome lindern kann, ihren Stillstand oder gar ihre Heilung, so hört man immer wieder in Fachkreisen, könne man nicht oder nur äußerst selten erreichen.

BEFUNDE

Lange überlegte ich, ob ich die Befunde überhaupt offenbaren soll, weil ich weiß, wie sehr man versucht ist, die eigenen mit anderen Befunden zu vergleichen. Ebenso weiß ich aber auch, daß dies nicht nur nichts bringt, weil bei gleichen Werten himmelhohe Unterschiede sein können, verursacht durch die Vielzahl an Symptomen.

Es könnte aber auch der Fall sein, daß sich Betroffene aufgrund der Befunde ihre eigenen Chancen ausrechnen möchten. Auch davon muß ich abraten, denn die Ursachen, die zur Erkrankung führen, in jedem Fall anders liegen und nie vergleichbar sein können, selbst wenn Symptome sich ähneln.

DIE SYMPTOME

Ich möchte Sie nun keineswegs langweilen oder gar Mitleid heischen. Ich muß Ihnen die Symptome aus mehreren Gründen aufzählen: Uneingeweihte können sich die Krankheit sonst kaum vorstellen. Betroffene können so leichter erkennen, wie es weitergeht und Skeptiker könnten sonst vielleicht gar zu der irrigen Meinung kommen, ich hätte gar keine „echte Polyarthritis" gehabt, wenn ich später von meinen Erfolgen berichten werde. Diese Erwähnung kommt nicht von ungefähr, denn es ist mir schon des öfteren passiert, wenn ich von meinen Fortschritten erzählt habe, daß dann die zynischen, mißtrauischen Einwände kamen, wer weiß, was ich da hatte!?

Jedenfalls hatte ich das Gefühl, bei mir wäre diese Krankheit mit der ganzen Intensität ihrer möglichen Erscheinungsformen aufgetreten. Nur mühsam konnte ich mich fortbewegen, die Morgensteifigkeit, die schon bereits in der Nacht begann, war so arg, daß ich bei ganz simplen Handgriffen, wie Anziehen, Waschen, Kämmen und dgl. nur mit enormer Kraftanstrengung zurechtkam und ein Vielfaches an Zeit dazu brauchte. Nur allmählich klang diese Morgensteifigkeit mit zunehmender Tageszeit wieder ab und erst gegen Mittag wurde sie erträglicher. Zu der allgemeinen Bewegungseinschränkung kam noch, daß es mir nur schwer möglich war, meine Gliedmaßen und Gelenke zu beugen oder strecken. Gleichzeitig waren sie entzündet, erhitzt, gerötet bis bläulich verfärbt und schmerzten unerträglich. Die Finger waren krallenartig verformt, ein Faustschluß war nicht mehr möglich und die Kraft meiner Hände nahm zusehends ab. Im Krankenhaus gab es ein Meßgerät, das bei mir am 13. 10. 1982 folgende Werte zeigte: linke Hand 70 mm Quecksilber, rechte Hand 90 mm Quecksilber. Nebenbei war ich von einer Teilnahmslosigkeit, Antriebslosigkeit und Willensschwäche erfüllt, die mich alles gleichgültig hinnehmen ließ, da ich alles schon verloren glaubte. Zusätzlich verspürte ich ständig ein großes Kältegefühl, das nicht mehr von mir weichen wollte. Bei 23 Grad saß ich da und fror. Meine Blutsenkung betrug 90 und wollte und wollte nicht heruntergehen. Konnte sie auch nicht, denn es stellte sich auf beiden Handrücken eine Synovitis ein, d.h., das feine Gewebe der Gelenkhaut, das die Gelenkschmiere absondert, rötete und verdickte sich, schwoll an und schmerzte fürchterlich. Die Schmerzen strahlten bei mir so weit aus, daß sie nun auch die Handgelenke am Bewegen hinderten.

Ich möchte aber nun wirklich verhindern, daß jemand, der einmal hier oder da Schmerzen hat, aufgrund meiner genauen Aufzählungen dieser Symptome gleich befürchtet, es wäre eine Arthritis. Dazu bedarf es doch sehr eindeutiger Befunde. Die Deutlichkeit meiner Symptomschilderung soll aber wirklich Betroffene von Anfang an dazu motivieren, sich mit aller Kraft gegen diese Krankheit zu wehren. Daß es möglich ist, werde ich noch beweisen!

Auch in meinem Fall wurde nun eine Basistherapie ausgearbeitet und ausprobiert. Zunächst wurde Artamin verordnet, sollte die Wirkung ausbleiben, bot sich noch die Möglichkeit, auf Resochin oder Gold umzusteigen. Nebenbei erhielt ich noch Indocid, Furadantin, das Beruhigungsmittel Lexotanil und zum Schlafen Rohypnol und Gewacalm. Zusätzlich zum Schmerzmittel APA erhielt ich Synacthen gespritzt und täglich Infusionen aus einer Polyvitaminmischung und Antiphlogistica und je nach Zustand 2–3 Mal wöchentlich Infiltrationen in die Gelenke beider Hände, Oberarme, Schulter- und Beckengürtel, sowie in die Knie. Die Infusionen in die Hände, wo ich bei einer einzigen Behandlung oft bis zu 20 Stiche hatte, war ganz besonders schmerzhaft und nicht nur einmal rannen die Tränen ganz allein übers Gesicht. Mit Liniment wurden Einreibungen gemacht und als physikalische Maßnahmen Ultraschall, Massagen, Heilgymnastik und Ergotherapie. Auf

Anordnungen der Ergotherapeuten wurden Schienen für meine Hände angefertigt, um die ständig fortschreitende Deformierung aufzuhalten.

Diese Schienen empfand ich als zusätzliche Belastung für meinen Gemütszustand. Sie halfen nicht nur nichts, sondern verstärkten noch die nächtliche Steifigkeit. Ohne Schienen hatte ich nachts immer wieder Bewegungsübungen versucht, das war nun nicht mehr möglich, da die Schienen mich daran hinderten, sie nahmen mir den letzten Rest der Beweglichkeit und dieser Zustand angesichts der Schienen deprimierte mich noch mehr. Obwohl ich anerkennen mußte, daß es eine teure Anschaffung war, immerhin mußten sie nach Maß gefertigt werden, wurde der Zweck dieser teuren Investition nicht erfüllt. So empfand ich es jedenfalls, denn es änderte sich nichts daran, daß ich die Hände nicht strecken konnte und auch ein Faustschluß nicht möglich war. Viel später, ich war lange schon gesund, erfuhr ich von meiner Mama, daß sie täglich mit meinem Mann telefoniert und ihn nach meinem Zustand gefragt hatte. Mein Mann mußte ihr damals leider sagen, meine Hände wären kaputt, ich würde sie nie wieder gebrauchen können.

Man sagte mir, daß trotz aller Behandlungen kaum Aussicht auf eine rigorose Änderung bestünde, denn was einmal zerstört ist, das zeigen die Deformierungen, kann auch nicht mehr gebessert werden. Abnützungserscheinungen sind nun einmal irreparabel, und diese Abnützungserscheinungen hätten alle Gelenke erfaßt. Zu diesem Zeitpunkt war mir noch nicht so bewußt, daß die Deformierungen nicht hießen, die Gelenke wären zerstört. Wären die Gelenke der Hände zerstört gewesen, hätte ich sie tatsächlich nie wieder beugen und strecken können. Um mir dennoch das Leben zu erleichtern, beschloß man, die Synovitis zu operieren. Ich weigerte mich und wäre nur damit einverstanden gewesen, wenn man mir hätte versprechen können, daß diese Symptome nicht nach der Operation wieder an anderer Stelle auftreten würden, doch das konnte natürlich niemand. Ebenso lehnte ich eine Biopsie ab, die eine genauere Diagnose ermöglichen sollte. Was nützte mir eine genaue Diagnose, wenn dagegen noch kein Kraut gewachsen war? Warum sollte ich mir noch mehr Unannehmlichkeiten verschaffen, indem ich an mir herumschnipseln ließ, ohne konkrete Aussicht auf Besserung?

Ich bin sicher nicht der ideale Patient, der keine Fragen stellt und bedingungslos alles glaubt und hinnimmt, was der Arzt empfiehlt. Auch ist mir die Meinung eines einzigen Arztes zuwenig.

Als ich schließlich entlassen wurde, bestand meine Besserung lediglich darin, daß das Kribbeln in den Händen aufgehört hatte. Was ich dagegen eingetauscht hatte, war beachtlich. Die ambulante Therapie ging natürlich weiter in Form von Medikamenten, Injektionen, Infiltrationen, Massagen, Bädern, Packungen und nach Bedarf Synacthen, d.h., meistens zweimal wöchentlich. Also, um genau zu sein, brachte die Behandlung der Symptome doch, vorwiegend durch das Synacthen, eine zeitweilige Besserung.

Zu Hause hatte mein Mann inzwischen alle Armaturen ausgetauscht, da ich ja weder einen Wasserhahn noch einen Hebel auf der Toilette betätigen konnte. Allerdings hatte man mich in der Ergotherapie gelehrt, wie man mit derlei Handgriffen am besten zurechtkommt, wenn man keine Kraft mehr in den Händen hat. Eine Teetasse konnte ich nicht halten, weil sie mir zu schwer war. Zu Hause merkte ich erst, wie sehr mir die täglichen Infusionen abgingen, und so versuchte ich laufend andere Maßnahmen, um mir weiterzuhelfen. Nach mühseligem Aufstehen hielt ich erst mal meine Hände unter fließendes Warmwasser, dann rubbelte ich mit einem in heißen Apfelessig getränkten Waschlappen Hände und Finger ab und versuchte es mit Fingerübungen. Dann duschte ich warm, um mich für die Bewegungsübungen aufzuwärmen. Baden hätte mich natürlich besser erwärmt, doch war es mir nicht möglich, ohne fremde Hilfe in die Badewanne hinein- oder herauszusteigen, da ich mich ja nicht auf meine Hände stützen konnte. Danach machte ich meine 20 Minuten Bewegungsübungen wie ich sie im Krankenhaus gelernt hatte, anschließend 20 Minuten lang nur Fingerübungen mit einer Knetmasse, die ich ebenfalls vom Krankenhaus mitbekommen hatte. Mann und Kinder mußten mit dem Frühstück allein zurechtkommen. Zitrone pressen, ein Gebäck aufschneiden, oder Butter streichen, war mir unmöglich. Anziehen, Frisieren, etc. wurden mir zur Schwerstarbeit. Man kann sich denken, daß mir bei dem enormen Zeitaufwand für alle möglichen Anwendungen kaum noch Zeit oder Kraft blieben für andere Tätigkeiten im Haushalt oder für andere erfreulichere Dinge.

KURAUFENTHALT IN BAD HOFGASTEIN 11. 11. – 9. 12. 1982

Am 11. November 1982 fuhr ich in das Rehabilitationszentrum für Erkrankte des rheumatischen Formenkreises. Wieder wurde eine umfangreiche Therapie ausgearbeitet, mit der mein Tagesablauf ausgefüllt war. Es blieben nicht viele Stunden, die ich der Erholung hätte widmen können, aber deshalb war ich ja dort.

Von 6.30 Uhr morgens war ich in unterschiedlicher Reihenfolge eingeteilt für die Behandlungen. Radonthermalbäder, jeweils 10 Minuten, 1–4 Mal wöchentlich, Bewegungsbad im Schwimmbecken, täglich 1 Stunde, Einzelgymnastik unter Wasser mit Therapeuten, 3 Mal wöchentlich, Einzelgymnastik, trocken, mit Therapeuten, 2 Mal wöchentlich, Lymphdrainage mit anschließender Pflichtruhe von 1 Stunde, bis zu 5 Mal wöchentlich, Ultraschall 4–5 Mal und Ergotherapie 4 Mal wöchentlich.

Die gleichzeitige medikamentöse Therapie beinhaltete Artamin, Voltaren, APA, Gewacalm, Lexotanil, Rohypnol, Indocid und Synacthen.

Da ich dem Ablauf der Therapien der Schmerzen wegen nicht hätte folgen können (besondere Schwierigkeiten hatte ich, wenn ich die Arme hochheben sollte), mußte ich zusätzlich Synacthenspritzen bekommen. Immer wieder versuchte ich, mit nur einer Spritze zurechtzukommen, aber ich schaffte es einfach nicht. Hatte ich mich vor meinem Herkommen der trügerischen Hoffnung hingegeben, hier Heilung zu finden, mußte ich nun erkennen, daß es weit Schlimmeres gab und mein Leiden nur der Anfang von dem war, was ich hier bei anderen Patienten zu sehen bekam. Da blieb kein Rest von Hoffnungsschimmer. Durch Gespräche mit anderen Kurgästen wurde mir bald klar, daß man an Polyarthritis nicht stirbt, aber man stirbt mit ihr.

Die Sorgfalt und große Konzentration, die sowohl im Krankenhaus als auch hier für die Ergotherapie aufgewendet wurde, diente dazu, sich mit der Tatsache vertraut zu machen, daß hier mit baldiger Besserung nicht gerechnet werden konnte, denn die ganze Therapie war darauf ausgerichtet, sich im Bewußtsein einzuprägen, wie man lernt, mit Rheuma zu leben. Alle Einzelheiten des täglichen Lebens, von der Körperpflege bis zum Haushalt wurden hier durchexerziert. Wir bekamen Anleitungen, welche Hilfsmittel es gibt, und wo man sie bekommt. Ich lehnte diese Hilfsmittel vorerst ab, da ich nicht wollte, daß meine Unbeholfenheit noch sichtbarer wurde. Von gut geschultem Personal, das sich auch größte Mühe gab, wurden wir über eine Fülle der Hilfsmittel aufgeklärt. Da gab es verschiedenste Griffverdickungen für Schreibutensilien und Besteck, Griffverlängerungen, mitunter auch mit Hebelwirkung, Spezialdosenöffner für die Wand, Spezialwasserhahnöffner, Ankleidehilfen, eigene Vorrichtungen um in die und aus der Badewanne zu kommen.

Betten und Sitzgelegenheiten mußten die richtige Höhe haben, denn mit steifen Knien kann man sich nur schwer erheben oder hinsetzen, da man beim Aufstehen einige Male mitschwingen muß, sonst hat man überhaupt keine Chance, hochzukommen. Des weiteren gab es Vorrichtungen aller möglichen Ausführungen, um sich das Leben in der Küche zu erleichtern und einigermaßen erträglich zu machen. Sehr viele Ratschläge gab es dann noch für die Auswahl bei neuen Kleidungsstükken. Was man alles beachten mußte, um mit Verschlüssen zurechtzukommen, war doch das Ankleiden mit ungeheurem Kraftaufwand verbunden. Mit welcher Verzweiflung man immer wieder vergeblich versuchen muß, einen kleinen Knopf zuzumachen oder ein winziges Schlingerl zu schließen. Leider gab es noch sehr viele Kleinigkeiten im täglichen Leben, die auch noch sehr wichtig sind, für die man aber noch keine Hilfsmittel entdecken konnte. Es war mir zum Beispiel nicht möglich, eine Nähnadel zu halten, da ich die nahezu unbeweglichen Daumen und Zeigefinger nicht so nahe zusammenbrachte, oder mir Finger- oder Zehennägel zu schneiden. Bei all diesen Tätigkeiten mußte dann also die Familie einspringen.

Nach all dem, was ich bei diesem dreiwöchigen Kuraufenthalt erlebt und gesehen hatte, schien mein Schicksal besiegelt zu sein und ich konnte mir ausrechnen, wann ich selbst im Rollstuhl landen würde. Keine der bisher angewendeten therapeutischen Maßnahmen hatten bisher nur annähernd eine Besserung gebracht. Im Gegenteil, nach wie vor stand ich unter massivem Medikamenteneinfluß. Eine Möglichkeit, ohne Medikamente weiterzukommen, war für mich zu diesem Zeitpunkt unvorstellbar.

EIN WORT AN PARTNER UND FAMILIE

möchte ich an dieser Stelle gerne richten. Aus eigener Erfahrung weiß ich ja nun, wie empfindlich und verletzbar man in diesem Zustand ist. Wenn auch oft aus unangebrachtem Stolz. Mit jeder Bitte um nötige Handgriffe, die sich oft nur um Kleinigkeiten handeln, wird einem immer wieder die eigene Behinderung und Hilflosigkeit vor Augen geführt, bis man das Bitten aus Resignation reduziert oder sogar einstellt.

Deshalb bietet sich hier nun die Gelegenheit an, meinem Mann, meinen Kindern und posthum meiner Mama für ihre Hilfe zu danken, die sie mir ganz selbstverständlich und – darauf kommt es besonders an – meist unaufgefordert – angedeihen ließen. Sie bemühten sich nämlich, Hilfe, die ich nötig hatte, zu erkennen, noch ehe ich darum zu bitten brauchte. Es ist ohnehin schon schwer genug, das gewohnte Alltagsleben so gut wie möglich aufrechtzuerhalten. Ohne Zweifel bringt es für die gesamte Familie große psychische Belastungen mit sich. Sorgen über die Zukunft, wie wird es weitergehen, wenn es immer schlimmer wird, werden wir es schaffen? Wie wird sich die finanzielle Seite weiterentwickeln. Werde ich Zeit meines Lebens auf andere angewiesen sein? Werde ich ein Pflegefall? Bleibt wirklich nur der Rollstuhl? Daher ist es nötig, daß jeder einzelne mitspielt und das hat meine Familie vorzüglich getan.

Vielleicht gelingt es mir, durch diese Zeilen Angehörigen von Betroffenen zu helfen, sich eine solche Situation besser vorstellen zu können. Oft kann die Familie, oder Arbeitskollegen, der Chef oder Freunde vieles deshalb gar nicht wissen, weil der Patient nicht gerne darüber spricht, ja sogar das Bedürfnis hat, sich immer mehr zu verschließen und zurückzuziehen. Auch mir ging es so, ich hatte keine Lust mehr, mich in irgendeiner Weise am gesellschaftlichen Leben zu beteiligen. Ich war auf dem besten Weg, ein Sonderling zu werden. Die depressiven Stimmungen wurden immer häufiger und dauerten oft tagelang. Was sollte ich auf einem Ball oder einer Tanzveranstaltung, die ich früher so gerne besuchte. Es kostete mich jetzt schon große Mühe, aufrecht zu sitzen und das hielt ich nicht lange durch, deshalb folgte ich auch nicht gerne einer Einladung.

Zu Hause konnte ich mich nach einer Stunde wieder ein wenig hinlegen, das ging natürlich woanders nicht. Daß in so einer Situation die düstersten Gedanken durch den Kopf gehen, ist nur zu verständlich. Nur mit sehr viel Einfühlungsvermögen schaffte es mein Mann, mich zu verstehen und dazu aufzumuntern, wenigstens ab und zu mitzumachen, wenn ich gerade einen besseren Tag hatte, was selten genug der Fall war.

Sehr gut kann ich mich an ein Wochenende in der Steiermark erinnern. Wir hatten einen Ausflug gemacht und gingen abends mit Freunden zu einer Tanzveranstaltung. Als mein Mann mich bei einem Walzer fragte, ob ich es versuchen wollte, meinte ich, das wäre leider für immer vorbei, es tat sehr weh und uns beiden war das Weinen näher als das Lachen. In solchen Situationen fiel es mir dann sehr schwer, mich selbst aus der Lethargie zurückzuholen.

Ich gehe deshalb so ausführlich auf dieses Thema ein, weil ich weiß, daß Angehörige oft gar nicht ermessen können, wieviel sie einem durch ihr Verhalten und ihr Verständnis helfen können. Andererseits in welch tiefes Loch sie einen Betroffenen stürzen können, wenn sie meinen, er möge sich doch endlich einmal „zusammenreißen", sie ahnen nicht, wie gerne er das würde.

ERNÄHRUNG

Schon im Krankenhaus und dann auch in Gastein, hatte ich mich immer wieder nach der richtigen Ernährung für Rheumatiker erkundigt. Übereinstimmend wurde mir erklärt, es sei völlig egal, was ich esse, die Ernährung wäre ohne Bedeutung. Sowohl im Krankenhaus als auch im Kurhaus war eine normale, eher kalorien- und kohlehydratreiche Mischkost verabreicht worden, z.B. Mehlspeisen als Hauptspeise, regelmäßig Fleisch und sehr wenig Gemüse und Salate, kaum Rohkost, nichts Vollwertiges. Ich machte mich also auf die Suche nach geeigneter Literatur und wurde fündig. In dieser Richtung gibt es Bücher wie Sand am Meer. Es ist also kein Problem, sich zu informieren. Es gibt aber auch sehr viele Richtungen, so daß jeder für sich seinen Ernährungsstil finden muß. Jeder wird für sich am besten wissen, welche Schwerpunkte er setzen möchte und wo er am ehesten zu Konzessionen bereit ist, die seiner Lebensqualität am nächsten kommt.

Auch mein Sohn, der sich als Sportler mit diesem Thema schon des längeren befaßte, ließ gelegentlich ganz unabsichtlich, oder auch nicht, Bücher über vollwertige Ernährung in meiner Reichweite liegen. Später war er mir ein guter Informations- und Gesprächspartner. So informierte ich mich und konnte anhand von Fallbeispielen erkennen, daß es für Rheumatiker, und nicht nur für diese, ganz sicher NICHT EGAL IST, womit man sich ernährt. Möglicherweise ist es in einer Großküche umständehalber nicht so gut möglich, auf gesündere Kost umzusteigen, obwohl mir diese Meinung nicht logisch erscheint, ich meine eher, daß es an Gedankenlosigkeit der Verantwortlichen liegt und daß man lieber aus Bequemlichkeit eingefahrene Gewohnheiten beibehält, als sich den Kopf zerbricht. Dennoch sollte man die Patienten, ähnlich wie bei Diabetikern, informieren und schulen, wie sie sich zu Hause gesünder und mit dem vollen Wert der Lebensmittel ernähren sollten.

Bei den Diabetikern ist die strikte Einhaltung ihrer Ernährungsform allerdings dringender und zwingender, denn die negativen Resultate zeigen sich umgehend. Wäre dies bei den Rheumatikern der Fall, würden sich die Verantwortlichen wesentlich konsequenter verhalten. Wenn dann noch im Kur- oder Krankenhaus das gute Beispiel in Form von rechter Kost praktiziert wird, wird der Patient eher überzeugt sein, daß eine Umstellung seiner Ernährung nur zweckmäßig sein kann, er wird den Unterschied ja auch in seinem verbesserten Befinden fühlen. Jeder, sowohl Patient als auch Anstalt werden durch die lehrreiche Praxis auf Dauer gesehen persönliche und wirtschaftliche Erfolge erzielen.

Also setzte ich für mich, zunächst einmal sehr bescheiden, die ersten Schritte in Richtung gesünderer Ernährung. In erster Linie mied ich Rindfleisch und Rindsuppe, ebenso Rindsuppenwürfel, aber auch Kalbs- und Schweinefleisch gab es viel seltener. Dafür mehr Fisch. Für Suppen gab es nur noch Gemüsebrühwürfel. Trotz vieler Konzessionen, die ich später wieder machte, gab es in unserem Haushalt nie wieder die gute, kräftige Rindsuppe. Zucker wurde weitgehend reduziert und entweder durch Honig, Süßstoff oder Ahornsirup ersetzt. Gelegentlich auch durch Vollrohrohrzucker, bei dem man auf der Packung über Vitamine und Spurenelemente informiert wird.

Auf Vollwertgetreide reagierte ich zunächst allergisch, dennoch gab es immer öfter dunkles Brot und Gebäck und immer weniger Weißgebäck. Ich muß zugeben, daß uns die Umstellung, wie vielen anderen auch, nicht leicht fiel, denn der Gaumen spielte nicht ganz mit; jahrzehntelang war er auf andere Dinge eingestellt. Mehr und mehr kamen Gemüse, Salate und Obst auf den Tisch. Es ist nicht so, daß wir das vorher nicht hatten, nur in anderem Verhältnis. Fleisch war beinahe die Hauptspeise, nun war Fleisch eher eine Beilage. Mein Sohn machte es ganz rigoros und konsequent. Wo wir beide zuvor bei Süßigkeiten richtig geschlemmt hatten und uns auch noch spät abends eine Riesentafel Schokolade besorgt hatten, unter dem Motto: ein Königreich für eine Tafel Schokolade, war er nun der Konsequentere und riß mich mit. Die heißgeliebten Torten gab es nur mehr zu Familienfesttagen, aber in anderer Ausführung und auch da nur noch in kleinen Stückchen. Bei Fleisch gab und gibt es bis heute weniger Konzessionen, mein Mann ist nicht bereit, auf Fleisch ganz zu verzichten, ich brauche deshalb aber nicht extra zu kochen, ich nehme eben für mich kein Fleisch und unser Ehrgeiz geht dahin, immer mehr Mahlzeiten ohne Fleisch zuzubereiten. Unsere Tochter war und ist noch immer die Diszipliniertеste von uns allen, ohne daß es ihr Schwierigkeiten bereitet. Der gesundheitliche Erfolg, auch für ihre Familie, ist gut sichtbar.

WEIHNACHTEN 1982

Solange ich lebe, werden mir Weihnachten 1982 in Erinnerung bleiben. Es waren die trübseligsten, deprimierendsten Weihnachten, die es je für mich gab. Ich hatte nur einen Wunsch, ich wollte mich verkriechen und ich wünschte mir so sehr, daß es mir erspart bleiben sollte, je auf einen Rollstuhl angewiesen zu sein.

Zu Silvester faßte ich den Entschluß, in diesem neuen Jahr, 1983, mußte ich alles Erdenkliche unternehmen, daß es wieder bergauf geht. Ich mußte es schaffen, ich wollte gesund werden, und ich nahm mir vor, wenn ich es je schaffen sollte, mich hier herauszumanövrieren, dann würde ich darüber schreiben. Also schon damals war die Idee dieses Buches geboren, zu berichten, wie mir das gelungen ist. So gut ich kann, würde ich dann anderen Hilfe zur Selbsthilfe geben.

Jänner 1983. Mein Magen rebellierte. Geringste Mengen, die ich aß, bereiteten mir Schmerzen. Ich hatte aber ohnehin keinen Appetit und wollte sowieso nicht essen. Es folgte wieder eine Durchuntersuchung, mit dem Ergebnis, daß die Vielzahl an Medikamenten Schuld hatten an meinen Beschwerden. Wie konnte ich aber dem Teufelskreis entrinnen? Es war mir klar, daß ich zu diesem Zeitpunkt nicht auf eines der Medikamente hätte verzichten können.

Innerhalb einiger Monate hatte ich 18 kg abgenommen, von 76 kg auf 58. Meine Konfektionsgröße änderte sich von 44 auf 38, dementsprechend schwach fühlte ich mich auch. Es kam vor, daß die Schmerzen so arg waren, daß mir das Atmen schwerfiel, mir blieb im wahrsten Sinne des Wortes „die Luft weg". Da brachte ich natürlich keinen Bissen hinunter. Mein Mann versuchte es mit einem Trick, indem er mir sagte, er würde eben auch nur soviel essen wie ich, und auch die Kinder, Kurti und auch Sylvia könnten nicht mehr. Da sie alle ihrer Arbeit nachgehen mußten, mühte ich mich ab und aß wenigstens winzige Mengen.

Neuerlich verschlechterte sich mein Zustand. Meine Knie hatten zuvor schon einen enormen Umfang; dieser vergrößerte sich noch und auch die Schmerzen wurden noch schlimmer, denn in den Kniekehlen bildete sich etwas Ähnliches wie eine Schleimbeutelentzündung. Ich wußte jedenfalls nicht, was es war, also ging ich wieder in das Krankenhaus.

Es war der 23. 1. 1983, als durch eine Ultraschalluntersuchung festgestellt wurde, daß sich in beiden Kniekehlen Bakercysten gebildet hatten, im rechten Bein apfelgroß, im linken etwas kleiner, jedenfalls, so sagte man mir, könne das nicht so bleiben. Durch die Erkrankung hätte sich ein Erguß gebildet. Die Zysten enthalten, wie alle anderen auch, ein mehr oder minder flüssiges Sekret. Bei der größeren Zyste könne der Erguß auch in die Wade absinken und hier noch eine starke Schwellung mit starken Schmerzen verursachen. Wären die Zysten kleiner, könne man eine Punktion in Erwägung ziehen, in dieser Größenordnung jedoch nicht mehr, deshalb gäbe es nur eine operative Sanierung.

AUCH NOCH OPERIEREN

Am 26. 1. 1983 wurde durch eine Ultraschalluntersuchung im orthopädischen Krankenhaus von OA Dr. K. die Begutachtung vorgenommen und die endgültige Sanierung vorgeschlagen. Erst einmal rechter Fuß und linke Hand, (die Synovitis in den Händen bestand ja noch immer), anschließend eingipsen, und nach etwa 2 Monaten dann gegengleich, linker Fuß und rechte Hand. Bisher hatte ich mich standhaft geweigert, einer Operation zuzustimmen, nun schien es, als hätte ich keine andere Wahl mehr. Die Schmerzen waren stärker als mein Widerstand, denn jeder Schritt bereitete mir Qualen und auch jetzt konnte mir niemand versprechen, daß die Zysten nach erfolgter Operation nicht wieder an anderen Stellen auftreten würden. Da das orthopädische Krankenhaus sehr ausgelastet war, wurde der Operationstermin erst für den 13. Mai festgelegt. Lange genug, sodaß ich im Stillen noch hoffen konnte, dieser Operation doch noch zu entkommen. Nicht so sehr der Eingriff war es, dem ich ausweichen wollte, aber ich wußte, es würde entsetzlich sein, die ohnehin kaum beweglichen Gelenke dann auch noch einzugipsen und stillzulegen, dann würden sie nur noch steif sein. Jedenfalls wollte ich nichts unversucht lassen, die Zeit bis zur Operation zu nützen, um andere Behandlungsmöglichkeiten auszuforschen.

ALTERNATIVE INFORMATIONEN

Mein Kopf arbeitete auf Hochtouren, um draufzukommen, was ich sonst noch tun kann. Eines Tages fand ich mich in einer Buchhandlung wieder, ohne daß ich mir das vorgenommen hätte. Wie ferngesteuert griff ich mir einige Bücher heraus, deren Themen und Autoren mich vorher nie interessiert hatten. Es waren Dr. D.C. Jarvis, „Rheuma ist kein Schicksal", Dr. Josef Murphy, „Positives Denken", Rüdiger Dahlke „Krankheit als Sprache der Seele" und Thorwald Dethlefsen, „Schicksal als Chance". Ich verschlang diese Bücher und weitere über gesunde Ernährung, versuchte es mit diversen Teesorten, zum Trinken und Baden, mit Heublumenpackungen, mit neuerlichen, privaten, weil länger dauernden Massagen und Lymphdrainagen, versuchte es in der Klinik bei Prof. Dr. Bischko für Akupunktur. Hier merkte man mich vor, allerdings mit einer Wartezeit von 3 Monaten und auch nur dann, wenn die Synovitis und die Bakerzysten bis dahin abgeklungen oder entfernt wären, hätte man mich behandelt. Wenn das der Fall gewesen wäre, hätte ich der Akupunktur auch nicht mehr bedurft. Solche Rückschläge nahm ich in Kauf, in meinem Kopf arbeitete es jedoch immer weiter.

Mein Krankenstand dauerte nun schon 7 Monate. In regelmäßigen Abständen war ich beim Gruppenarzt vorgeladen und mußte jeweils schriftliche Bestätigungen vorlegen, um ihn über „meine Fortschritte" zu informieren. Immer wieder versuchte er mich zu überreden, mich doch frühpensionieren zu lassen, denn ich müsse mich endlich mit der Tatsache abfinden, daß mein Zustand hoffnungslos sei und keine Aussicht auf Besserung bestünde. Wenn ich nicht imstande wäre, zu meiner Büroarbeit zurückzukehren, dann gäbe es eben keine andere Wahl. Wie aufbauend doch, für einen Menschen mit 50 Jahren!

Viele meiner Freunde und Bekannten litten buchstäblich mit mir. Auch sie horchten für mich herum, ob es eventuell interessante Neuigkeiten auf dem alternativen Gebiet gäbe.

FUSSREFLEXZONENMASSAGE

So passierte es, daß eine Freundin fündig wurde und mich an einen Herrn vermittelte, der Gesundheitsberater war. Er wohnte in der Steiermark, wohin ich ihm meinen ersten Brief sandte, in dem ich all mein Leid abgeladen hatte. Ich teilte ihm mit, daß ich schon für den kleinsten Hinweis dankbar wäre. Der Brief wurde sehr lang, denn er beinhaltete alle bis dahin praktizierten, leider erfolglosen Therapien. Umgehend rief er mich an, wie wir am besten den ersten, persönlichen Kontakt aufnehmen könnten. Da es für mich zu beschwerlich gewesen wäre, in die Steiermark zu fahren, kam er das erste Mal am 23. 3. 1983 zu uns nach Hause. Mein Mann und meine Tochter waren ebenfalls anwesend.

Nach der ersten gründlichen Information nahm er nun einen Fuß von mir und begann, ihn gründlich an mehreren Stellen abzutasten. Immer wieder wies ich darauf hin, daß ich auf den Fußsohlen überhaupt keine Probleme hätte, im Gegenteil, das wären nahezu die einzigen Stellen, die schmerzfrei sind. Noch hatte ich nicht ausgesprochen, als meine Worte in Stöhnen übergingen. Er hatte meine Fußsohle genau in der Mitte massiert und das ergab Schmerzen der übelsten Sorte, die mir bis dahin fremd waren. Ich mußte mich sehr zusammennehmen, um nicht genauso übel zu reagieren und sagte zu ihm, warum er denn so grob wäre, er könne doch auch sanfter mit meinem Fuß umgehen. Ich war etwas enttäuscht, denn ich suchte wirklich keine Möglichkeit, mir noch mehr Schmerzen einzuhandeln. Also nahm er den Fuß meiner Tochter und tat das Gleiche wie bei mir. Sie verzog dabei keine Miene. Ich glaubte ihm nicht, denn ich konnte mir nicht vorstellen, daß mein Fuß um so vieles empfindlicher war, also erklärte er mir, wieso.

BLOCKADEN UND ABLAGERUNGEN

Bei dieser Methode handle es sich um Fußreflexzonenmassage (FRZM), eine uralte Naturheilmethode, die bereits von den Chinesen und Indianern praktiziert wurde. Sie geriet jedoch in Vergesssenheit und wird nun von uns gewissermaßen wiederentdeckt. Diese Reflexzonen sind am ganzen Fuß verteilt. Das Geheimnis der Wirkung besteht nun darin, daß wir durch die Massage der Reflexzone das zuständige, von der Zone entfernte Organ ansprechen, besser durchbluten und diese bessere Durchblutung kann Blockaden auflösen. Dadurch könnten unsere Energien wieder fließen und dem jeweiligen Organ zur besseren Funktion verhelfen. In meinem Fall hieße das, die steifen und schmerzenden Gelenke wieder zu lockern und dadurch auch wieder beweglicher zu machen, dadurch kann eine allgemeine Entspannung wieder eintreten. Außerdem fördert diese Massage die körpereigenen Heilkräfte. Wir verspüren ein verbessertes Wohlbefinden über den ganzen Körper verteilt. Ich hörte weiter, daß in meinem Fall möglicherweise ein allgemeines Übel der Erkrankung zugrundeliegt, nämlich Ablagerungen von Gift- und Schlackenstoffen, die sich in Form von winzigen Kristallen durch Harnsäureüberschuß bilden. Diese Kristalle bilden Klümpchen und setzen sich in den Gelenken fest, sie bilden sogenannte Blockaden, die wieder die Durchblutung stören und behindern, dadurch auch den Energiefluß hemmen, daher auch in der Folge meine Beschwerden.

MASSAGE BRINGT ERLEICHTERUNG

Ich hätte nun die Gelegenheit, diese Ablagerungen mittels Massage der für mich wichtigen Zonen wie Blase, Harnleiter und Niere aufzulösen und wegzumassieren. Er überließ mir eine simple Bleistiftskizze, die ich heute noch habe, zu meinem besseren Verständnis. Natürlich wollte ich wissen, wielange die Massagen mit den schrecklichen Schmerzen verbunden sein müssen. Leider, so meinte er, kann man das niemandem ersparen, das wäre ein nötiger Prozeß und außerdem gehöre dazu sehr, sehr viel Geduld und Ausdauer, da diese Ablagerungen meistens, in meinem Fall jedoch sicher auch sehr stark verhärtet wären und daher richtig weggearbeitet werden müssen. Das kann schon eine Weile dauern. Außerdem kann man nicht erwarten, daß ein Übel, das sich wie bei mir, so vehement festgesetzt hat, von heute auf morgen behoben werden kann. Es kann 8, 10 Monate, aber auch 1 Jahr dauern, je nach Konsequenz und Durchhaltevermögen, das ich aufbringen werde. Er zeigte noch meinem Mann und meiner Tochter ganz genau, wo und wie sie massieren müssen, da ich selbst ja zu unbeweglich war und meine Füße hätte nicht erreichen können. Schon gar nicht hätte ich die nötige Kraft in den Händen für die Massage gehabt.

NICHT NUR MASSAGE ALLEIN

Nun sagte er weiter, die Massagen allein werden noch nicht genügen. Wenn sie zielführend sein sollen, wird es nötig sein, zur Unterstützung noch einiges mehr zu tun. Er schrieb mir einige Teesorten auf, die besser helfen sollten, die Gift- und Schlackenstoffe zu lösen und auszuscheiden. Dadurch wird der Harn dunkel, trübe und übelriechend, dann ist es wichtig, sehr viel zu trinken, um diesen Vorgang zu unterstützen. Der Nierentee wurde 3 Wochen lang getrunken, dann, nach 23 Tagen Pause, erhielt ich eine neuerliche Mischung Nierentee.

WEITERE MASSNAHMEN SIND NÖTIG

Gegen die Darmträgheit – ich aß ja keine normalen Portionen – sollte ich Senfkörner nehmen und Salbeitee zur Bekämpfung der Entzündungen, aber, Salbeitee 3 Minuten lang kochen, damit die ätherischen Öle frei werden können. Das war noch nicht alles, denn gegen meine Appetitlosigkeit und die Magenbeschwerden empfahl er mir Kalmuswurzel. Davon rieb ich auf der Bröselmaschine einen Kaffeelöffel voll, der wurde über Nacht mit einem Viertel Liter kaltem Wasser angesetzt, morgens abgeseiht und jeweils vor und nach dem Essen ein Eßlöffel voll davon getrunken. Schmeckt grauenhaft, aber es hat geholfen. Weiters erhielt ich noch einige Anleitungen für einen Tee zum Baden der Hände morgens, und einen anderen zum Baden der Füße abends. Dies alles hört sich für einen Gesunden ganz einfach an, aber man muß sich vorstellen, daß diese Mischungen und Zubereitungen der Teesorten für mich ganz schön kompliziert in der Anwendung waren und mich ordentlich auf Trab hielten, aber mir war keine Arbeit zu viel. Ich setzte auch meinen ganzen Ehrgeiz daran, alles selbst zu tun, ich wollte mich selbst damit befassen, von der Zubereitung bis zur Anwendung. Zusätzlich bereitete ich mir noch einen „großen Schwedenbitter" und das Ganze praktizierte ich nun jeden Tag zu meinem bereits vorhandenen Medikamenten- und Bewegungsprogramm. Es war auch nicht so, daß ich mir vornahm, jetzt mache ich dies oder das, ich mußte immer wieder Rücksicht nehmen auf meinen Zustand und zwischendurch mehrere Pausen einlegen, bis ich wieder Kräfte gesammelt habe. Dabei fragte ich nicht, wer weiß, ob es überhaupt hilft, ob es gut ist. Ich wollte einfach nur wieder gesund sein, mochte die Behandlung noch so lange dauern und kompliziert sein. Ich wollte sie auch konsequent durchführen, selbst wenn sie nur eine leichte Besserung brachte, jede noch so kleine Erleichterung war besser als der augenblickliche Zustand. Als Herr U. ging, wünschte er noch alles Gute und ließ uns mit einem Fünkchen Hoffnung zurück.

DAS NEUE PROGRAMM

Mein neues Programm füllte die Tage und strengte mich sehr an. Ich war wesentlich ruhebedürftiger als zuvor, dennoch gönnte ich mir kein Erholungsschläfchen, ehe ich nicht nach Zeitplan, den ich mir selbst aufgestellt hatte, alles durchexerziert hatte. Auch wenn ich ins Trudeln kam, erlaubte mein Ehrgeiz keine Hilfe, ich wollte noch immer, nun schon immer mehr, alles selbst erledigen, dann hatte ich das Gefühl, für meine Gesundheit etwas getan zu haben.

Mit größter Konsequenz führten wir die Massagen durch. Wer gerade Zeit hatte, übernahm meine Füße, nach dem Motto, je mehr, desto besser, meistens eine halbe Stunde, manchmal auch bis zu einer Stunde lang. Abwechselnd mein Mann, meine Tochter und mein Sohn. Nach etwa einer Woche stellten sich tagsüber Fieberschübe und nachts Schüttelfröste ein. Es dauerte eine Weile, bis ich die Zusammenhänge erkannte. Durch Aufzeichnungen der Massagen, wie oft, wer und wielange erkannte ich, daß etwa nach einer Stunde Massage das Fieber einsetzte und wenn eine Massage erst spät abends stattfand, dann bekam ich nachts die Schüttelfröste. Da in meinem Befinden sonst keine Verschlechterung eingetreten war, machten wir so weiter, wir gaben nur acht, daß die letzte Massage nicht mehr nach 20 Uhr erfolgte. Ich hatte gelernt, daß die Fieberschübe eine eindeutige Reaktion auf das Zuviel der Massagen war.

SO WURDE ICH ÜBERZEUGT

Meine Tochter entwickelte einen ganz besonderen Eifer und verrichtete geradezu Schwerstarbeit. Trotz meiner Proteste, daß ihre Massagen kaum auszuhalten sind, ließ sie nicht locker, denn: „wir wollen ja, daß Du gesund wirst" meinte sie und war nicht zu bremsen. Bald begannen sich auf dem linken Fuß Blasen zu bilden. Wir hatten massiert, ohne die Füße einzucremen. Das war unser Lehrgeld. Ab nun verwendeten wir wohl ein Massageöl, konnten uns aber der Blasen wegen nur dem rechten Fuß widmen. Dabei ergab sich nun, daß die Schwellung der Synovitis auf der rechten Hand (!) unmittelbar nach der Massage flacher wurde und nachts, wenn die Decke auf die Hände zu liegen kam, weniger schmerzte als zuvor. Dadurch konnte ich auch ein bißchen besser schlafen. Links war der Zustand zunächst noch unverändert.

DER RICHTIGE WEG

Zaghaft und ganz allmählich begann ich, die Zusammenhänge zu begreifen. Mir wurde klar, was sich hier eigentlich abspielte. Noch behielt ich es für mich als mein Geheimnis und wagte nicht, daran zu glauben, was sich mir schon deutlich aufdrängte. Ich wagte nicht, mit jemandem darüber zu reden. Niemand sollte Gelegenheit haben, durch eine andere Meinung meine Hoffnungen zu zerstören oder sie nur anzuzweifeln. Allerdings fühlte ich ganz tief in meinem Inneren, was ich zutiefst erwünschte und ersehnte, daß ich nun auf dem richtigen Weg bin.

Jetzt wurde ich richtig aktiv und entwickelte einen regelrechten Heißhunger, mehr über diese Methode zu erfahren. Herr U. unterstützte mich wo er nur konnte und empfahl mir das Buch:

GESUND IN DIE ZUKUNFT

von Sr. Hedi Masafret in der Schweiz. Ich konnte gar nicht genug darüber lesen und verschlang es förmlich.

Beim Durchlesen des Inhaltsverzeichnisses bemerkte ich auf Seite 13 einen Fall von Polyarthritis beschrieben. Ich überflog den Artikel und konnte nicht glauben, was hier zu lesen stand. Eine Frau, die 15 Jahre lang an Polyarthritis gelitten hatte konnte nur durch Cortison soweit aufrechterhalten werden, daß es ihr einigermaßen erträglich ging. Nach einem Jahr FRZM ging es ihr um vieles besser, sie konnte bereits ohne Cortison auskommen, man rechnete noch einmal mit einem Jahr, aber was ist schon ein Jahr Geduld gegen 15 Jahre Leidensweg.

Nach diesem Text kreiste es in meinem Kopf nur mehr um das Thema, wie schaffe ich es, in die Schweiz zu kommen. Wenn ich ganz bescheiden war und mir nur eine Besserung meines Zustandes ausrechnete, wollte ich ja schon zufrieden sein.

Ich beobachtete jetzt, daß ich viel öfter Harn lassen mußte und dieser trübe und übelriechend war. Nun war mir klar, daß die angekündigte Ausscheidung der Gift- und Schlackenstoffe begonnen hatte.

Nach wie vor trank ich mindestens 2 l täglich, um diesen Vorgang zu erleichtern. Inzwischen waren auch die Blasen auf dem linken Fuß soweit verheilt und wir konnten die beidseitige Massage wieder fortsetzen. Noch immer waren die Schmerzen bei der Massage entsetzlich, doch nun war ich ganz anders motiviert und war selbst nicht mehr aufzuhalten.

OPERATION STORNIERT

Der Operationstermin für den 13. Mai war noch immer aufrecht. Je näher der Termin rückte, umso mehr befaßte ich mich mit ihm. Diese Operation lag mir richtig „im Magen". Ich hatte dieses Thema zunächst verdrängt, nun war es an der Zeit, mich mit ihm auseinanderzusetzen. Es kostete mich zusätzlich eine schlaflose Nacht, in der ich alle Für und Wider gegeneinander ausspielte. Morgens war es mir klar. Es war der 19. 4. 1983, als ich das Bett und die Operation im orthopädischen Krankenhaus für die erste Operation stornierte. So ganz wohl war mir dabei nicht in meiner Haut, ich wußte wohl, was ich wollte, keine Operation, ich wußte allerdings nicht, ob ich mir dieses Risiko leisten konnte. Zweifel wischte ich weg. Man machte mich auch darauf aufmerksam, wie lange es dauern würde, einen neuen Termin zu bekommen. Das hatte ich registriert und dann das Kapitel abgehakt.

Es war Ende April, als ich mein Geheimnis lüftete und meiner verblüfften Familie sagte, wie ich mich fühlte. Es ging mir deutlich besser. Nachts konnte ich 3–4 Stunden ununterbrochen schlafen. Die Schmerzen waren etwas zurückgegangen, daher war mein Schlaf, wenn ich mich im Bett umdrehte, nicht mehr so gestört. Ich konnte schneller wieder einschlafen und war morgens nicht mehr so zerschlagen, weil ich nun einen tieferen und erholsameren Schlaf hatte. Auch tagsüber konnte ich schon mehrere Stunden auf den Beinen sein und bescheidenen Pflichten nachgehen.

ERSTE VERSUCHE, SELBST ZU MASSIEREN

Es war Anfang Mai, 1983, als ich erste Versuche machte, mich selbst zu massieren. Bei meinen morgendlichen Bewegungsübungen forcierte ich immer mehr, meine Füße zu mir hochzuholen, damit ich sie massieren kann. Meine Familie war nach wie vor eifrig dran, doch nun war ich ungeduldig und wollte auch zwischendurch mal massieren. Das ging jedoch nicht, wenn niemand bei mir war. Irgendwie mußte ich mir selbst helfen. Aber wie? So sehr ich mich auch bemühte, ich schaffte es nicht, die Knie soweit abzubiegen, um den Fuß bequem zu erreichen. Selbst wenn ich das geschafft hätte, wäre von Entspannung keine Rede gewesen, und Entspannung ist eine der wichtigsten Voraussetzungen für eine Selbstmassage. Nach etwa zwei Wochen war ich soweit, daß ich wenigstens den linken Fuß so weit hochheben konnte, um kurze Zeit die Zonen von Knöchel und Nieren zu erreichen, allerdings nur, wenn ich den Fuß auf einem Stockerl oder Sessel abstützen konnte, doch das nahm ich in Kauf.

Wenn wir abends alle beisammen waren, erzählte ich von meinen neuen Kenntnissen, gab aber auch zu bedenken, wie schön es wäre, wenn ich eine Art Gestell oder Maschine hätte, womit ich massieren könnte und die Beine unten bleiben könnten.

Während dieser Zeit besuchte uns auch Herr U. wieder und teilte meine Freude über meinen Zustand und die bescheidenen Fortschritte. Nun sollten wir den Schwerpunkt auf die Zonen der stark geschwollenen Knöchel legen, um den Lymphfluß wieder anzuregen und in Gang zu bringen zum weiteren Abtransport der Gift- und Schlackenstoffe. Rechts und links der Fußknöchel befindet sich je ein Grübchen, das beim geschwollenen Fuß kaum tastbar ist; hier sind die Zonen der Lymphe. Diese sollten nun nach Möglichkeit, wenigstens aber 2 x 10 Minuten massiert werden. Nicht ohne Stolz konnte ich berichten, daß ich bereits daran arbeitete, aber von 10 Minuten noch weit entfernt war. Ich schaffte es nicht einmal 5 Minuten, so sehr strengte es mich an. Es dauerte noch etwa 14 Tage, bis ich ausdauernder massieren konnte und dann auch eine Erleichterung verspürte.

Dennoch gab ich den Gedanken an ein eigenes Gestell mit Rollen nicht auf und immer wieder tauschten wir neue Ideen dazu aus. Mein Sohn meinte dann auch, wenn das funktionieren würde, könnten wir es auch größer aufziehen und dann an andere verkaufen. Diese Idee gefiel mir wohl, ich meinte aber, das wäre zu vermessen; ich bin nicht einmal noch gesund und wir denken bereits an Geschäfte. Allerdings war mein Ehrgeiz geweckt und ich wollte mich wenigstens insofern nützlich machen, indem ich dieses Etwas weiter verfolgen wollte, bis es konkreten Vorstellungen entsprach.

Erst viel später wurden mir die Vorteile dieser Entwicklung bewußt, nicht nur, daß etwas entstehen sollte, sondern auch und das vor allem, daß ich von meinen Schmerzen abgelenkt wurde und wenn schon nicht körperlich, so doch einer geistigen Betätigung nachging, die mich forderte, wenn auch mit ein bißchen Egoismus und der Hoffnung, daß ich mir letzten Endes selbst helfen kann und nicht immer warten muß, bis jemand für mich Zeit hat.

Nach einigen Wochen hatten wir es. Die Idee war geboren. Es war ein simples Gestell mit Holzrollen, in einer Höhe, daß ich meine Füße bequem daraufstellen konnte, ohne sie verkrampft zu mir hochziehen zu müssen. Ich konnte mich dabei entspannen. Überglücklich massierte ich nun mit aller Konsequenz so weiter und hatte jetzt das Gefühl, ich selbst kann mir helfen, noch dazu mit der geringsten, körperlichen Belastung. In winzigen Etappen konnte ich meine Besserung verfolgen, immer noch unter der Betreuung des Herrn U., dem wir auch unsere neue Errungenschaft präsentierte. Er meinte, er kenne viele Leute, die sicher gerne auch so etwas hätten.

ZU UNGEDULDIG

Ein altes Sprichwort sagt: „Wenn es dem Esel gut geht, geht er auf das Eis tanzen". Es ging mir zwar noch lange nicht gut, „auf das Eis tanzen" ging ich trotzdem, denn ich wurde ungeduldig. Es konnte mir nun nicht schnell genug gehen. Ich hatte vergessen, wie lange ich schon krank war und daß es keine Wunder gibt. Gut Ding braucht eben Weile. Es stellte sich eine gewisse Unsicherheit ein und Zweifel überkamen mich, ob ich denn auch alles richtig mache.

Nach dem Motto: „Um mögliche, unerwünschte Wirkungen zu vermeiden, fragen Sie Ihren Arzt oder Apotheker", beschloß ich, tatsächlich, einen Arzt aufzusuchen, der mit der Methode der FRZM vertraut war. Er, so dachte ich, muß es ja gelernt haben und kann mir sicher weiterhelfen. Nun war es gar nicht so einfach, einen solchen zu finden. Ich mußte lange suchen, denn ich wußte ja gar nicht, wo ich anfangen sollte. Ich stieß bei meinen Telefonaten auf Ärzte, die nur ein mitleidvolles Lächeln für mich hatten, als ich ihnen von meiner Krankheit erzählte, die ich mit FRZM beseitigen wollte. Meist bekam ich zu hören „FRZM" ist sicher eine gute Sache, aber bei Polyarthritis? Nein, nein, schlagen Sie sich das aus dem Kopf, vielleicht finden Sie wen, aber ich mache das nicht. Ich gab nicht auf und war am dritten Tag fündig. Es war ein physikalisches Institut, das auch alle Arten von Massagen durchführte. Nun war ich schon sehr stolz auf mich, daß mir das gelungen war. Euphorisch und erwartungsvoll fand ich mich zum ersten Gesprächstermin beim Arzt ein. Jetzt zeigte sich allerdings, daß ich die Rechnung fürs Erste ohne den Wirt gemacht hatte, denn er erklärte mir, er sei zwar von dieser Methode überzeugt, man dürfe sich aber nicht gleich daraufstürzen. Zuerst müsse ich noch andere Behandlungsarten über mich ergehen lassen und anschließend können wir dann die FRZM einbauen, aber das wird etliche Wochen dauern. Mir blieb also nichts anderes übrig, als die ganze Behandlungsreihe zu akzeptieren und mitzumachen, wenn ich bis zur FRZM kommen wollte, und deshalb war ich ja hergekommen.

Die Behandlung bestand nun aus einer Serie von 2 x 10 Munaripakkungen für Rücken, Schultergürtel, Oberarme und Hände, außerdem Lymphdrainagen, Ultraschall, Massagen und Zellenbäder, das alles konzentriert auf 3–4 Mal hintereinander wöchentlich, mit einer Auflage: Als Voraussetzung für den Erfolg dieser Behandlung sollte ich unbedingt mit meiner „Rollerei in Eigenregie" Schluß machen. Naiv, wie ich war, befolgte ich diesen Rat, denn, der Arzt muß es ja wissen! So tauschte ich meinen kargen Erfolg mit einer neuerlichen Verschlechterung und Schmerzen ein. Das Ende der Behandlung konnte ich gar nicht abwarten, denn ich schaffte es nicht mehr, mit der Straßenbahn bis zum Institut zu fahren. Nur mühsam versuchte ich es mit einem Taxi, bis ich auch das aufgab. Der behandelnde Arzt meinte dazu, diese Reaktion wäre völlig normal, da müsse man sich eben durchbeißen. Anfangs hatte ich das auch vor, irgendwo gibt es dann aber doch Grenzen, noch dazu, wo ich bei der bisherigen Behandlung auch Reaktionen hatte, doch mit diesen Schmerzen war das nicht zu vergleichen, denn nun konnte ich auch nicht mehr über die Stiegen gehen, nur noch im Rückwärtsgang schaffte ich das. Während ich beim Hinaufgehen noch irgendwie zurechtkam, mußte ich beim Hinuntergehen verkehrt herumstehen, mit dem Gesicht nach oben.

Als es mir zu Beginn der Behandlung schon etwas besser gegangen war, hatte mein Mann ab der ersten Juliwoche einen 3-wöchigen Urlaub gebucht, damit ich mich etwas erholen könne. Dieser Termin, auf den ich mich schon sehr freute, rückte immer näher und es ging mir schlechter als je zuvor. Ich verbrachte wieder mehr Zeit im Bett, denn das Aufstehen und Aufbleiben strengte mich wieder zu sehr an. In meiner Verzweiflung vertraute ich mich einem Arzt an und erzählte ihm, daß ich in ein Altersheim gehen wolle, er möge mir dabei behilflich sein. Er redete und redete, 2 Stunden lang, er erkannte wohl meine prekäre Situation, denn ich wollte ihm nicht die Telefonnummer von meinem Mann geben, damit dieser mich hole. Zuletzt stimmte ich zu, vorerst auf Urlaub zu fahren und anschließend komme ich wieder zu ihm, dann überlegen wir gemeinsam, wie es weitergeht. Allein und sehr nachdenklich machte ich mich auf den Heimweg.

NUR ICH SELBST KANN MIR HELFEN

Reumütig kehrte ich jetzt doch zu meinem Roller zurück, denn ich hatte erkannt, nur ich selbst kann mir helfen. Zum Wochenende fuhren wir in die Steiermark zu Herrn U. und ich beichtete, warum es mir wieder so schlecht ging. Wir besprachen, daß es jetzt nur eines gibt, wieder bei „Adam und Eva" zu beginnen, schade jedenfalls um die kostbare Zeit. War ich vorher durch die unterschiedlichen Meinungen hin- und hergerissen gewesen, so hatte ich jetzt nur mehr eine klare Linie vor mir, ich hatte wieder etwas dazugelernt, war durch Schaden klug geworden und wußte nun, was ich nicht mehr machen darf, nämlich, mich ver-be-handeln zu lassen. Ich konzentrierte mich auf die

Lektüre über FRZM und las darüber, was ich nur in die Finger bekommen konnte.

In der Zwischenzeit hatte sich schon einiges an Büchern angesammelt, meine „Bibel" jedoch war und blieb „Gesund in die Zukunft". Es war – und ist so gut und für jeden verständlich geschrieben, daß es Hilfe für jeden ist. Noch immer hatte ich den Prospekt von „Am Stoos" herumliegen, auf dem man informiert wurde, daß es dort ein Freizeitzentrum gibt, einen Gymnastiksaal, Pferde zum Reiten, man kann wandern, langlaufen, schwimmen, radfahren und v.a.m. Ich überlegte nun genau, allmählich mußte ich mich entscheiden, aber was sollte ich dort? Ich konnte doch nicht einmal normal laufen? Andererseits wollte ich diese Massage lernen, das wußte ich genau.

Es entstand ein Briefwechsel, weil ich wissen wollte, ob ich einen Termin bekommen könnte, damit man mir nur die Anleitungen für FRZM geben kann. Herr Theiler, der dafür zuständig war, lehnte ab, weil das keinen Sinn hätte. Es gibt nur EINEN Weg, ein komplettes Seminar zu besuchen und die Sache von Anfang an gründlich zu lernen – oder gar nicht. Später erkannte ich, daß das richtig war.

Damals stürzte ich in ein großes Loch und war sehr unglücklich. Ich stand vor einem wie es schien unlösbaren Problem. Wie schaffe ich das, da ich ja noch ziemlich unbeholfen war. Z.B. konnte ich doch sicher keinen Koffer tragen und noch immer nicht sehr lange auf den Beinen sein, es ging mir wohl wieder ein bißchen besser, doch von gut konnte noch immer keine Rede sein. Zu Hause hatte ich doch immer Hilfe, aber dort waren nur einander fremde Personen, ich mußte damit rechnen, daß auch andere der Hilfe bedurften. Ich überlegte lange und gründlich und kam zu dem Schluß, wer weiß, wann sich so eine Chance wieder bieten würde, ich brauchte sie jetzt.

Also entschloß ich mich, einen Platz für einen kompletten Kurs zu belegen. Noch heute muß ich mich über diesen Mut wundern.

DER FALL AUF SEITE 13

Ausschlaggebend war der Fall von Polyarthritis auf Seite 13. Er war für mich so unglaublich, beeindruckend und nachahmenswert, daß ich einfach fahren mußte. Meine Begleiterin sollte eine Dame sein, die gleichzeitig mit mir im Krankenhaus lag und ebenfalls Polyarthritis hatte. Frau G. hatte Beschwerden, jedoch nur auf EINEM Daumen. Ich hatte mich immer gefragt, was macht sie hier, ich wäre überglücklich gewesen, wenn ich meine Schmerzen NUR auf einem Daumen gehabt hätte, mit einem Wort, zu jener Zeit ging es ihr, gemessen an mir, glänzend. Für sie wäre der Aufenthalt „Am Stoos" wirklich eine Erholung gewesen und außerdem hätte sie Nützliches lernen können. Sie konnte sich jedoch nicht entscheiden, immer wieder hatte sie Ausreden, schließlich mußte ich den Platz stornieren und stand nun vor der Tatsache, allein fahren zu müssen. Da bot meine Mama, damals 89 jährig, mir an, mich zu begleiten. Jetzt stand das Barometer wieder auf hoch, mit ihrer Hilfe würde ich es schon schaffen.

Wir überlegten, daß ich eben nur so viele Aktivitäten mitmachen würde, als mein Zustand erlaubte. Davor lag aber noch der gemeinsam gebuchte Urlaub mit meinem Mann. Den Arzt, der mich wegen eines Pflegeheimes beraten sollte, hatte ich inzwischen beiseitegeschoben. Immer wieder ergab es sich, daß ich ein neuerliches Projekt abwarten wollte, von dem ich mir etwas erhoffte.

VERSTAND GEGEN SCHMERZEN

Eine weitere Entscheidung war noch zu treffen. Neben meinen alternativen Anwendungen nahm ich ja noch immer die mir verschriebenen Medikamente und regelmäßig einmal wöchentlich die Synacthenspritze. Meistens ließ ich sie mir zum Wochenende geben, damit ich die Zeit mit meinem Mann so gut als möglich nützen konnte.

Durch die Lektüre und meine Beschäftigung mit FRZM hatte ich herausgefunden, daß die Nebenniere durch die Massage imstande ist, körpereigenes Cortison zu produzieren. Erhält der Körper nun das Cortison ständig gespritzt, schränkt er die Eigenprduktion immer mehr ein, er hat sie ja nicht nötig, er erhält das Cortison ja von außen.

Die Gretchenfrage war nun: Verstand gegen Schmerzen. Mein Verstand sagte mir, es sei besser, keine Spritzen mehr zu bekommen, meine Schmerzen wollten auf die wöchentliche Erleichterung nicht verzichten. Vor dem Wegfahren hätte ich mich aber noch mit einigen Ampullen versorgen müssen. Eine Stunde lang ging ich vor der Ordination meines Arztes auf und ab und kämpfte mit mir. Gift ja oder nein. Schließlich hatte der Verstand gesiegt und meine Entscheidung mußte mir die Kraft geben, die nächste Zeit ohne der Spritzen durchzustehen. Die Urlaubszeit mit vielen Abwechslungen würde mir helfen, besser zurechtzukommen. Zum Andenken an diesen schwerwiegenden Entschluß hatte ich die letzte Ampulle noch 10 Jahre lang in meinem Kühlschrank aufbewahrt.

JULI 1983

Also ging es nun mit meinem wichtigsten Gepäckstück, meinem Fußroller, dafür OHNE Synacthenspritzen auf in den Urlaub nach

Hallstatt. Schon auf der Fahrt begann ich auf dem Beifahrersitz zu rollen, um die Zeit auch nutzbringend anzuwenden. Ich massierte jetzt schon 3 x 20 Minuten und diese Zeit behielt ich jahrelang bei. Wenn ich nicht schlafen konnte, massierte ich sanft und ohne Kraft zur Beruhigung und konnte dann wieder weiterschlafen. War es mir in den ersten beiden Wochen nicht möglich, die verschiedenen Ausflüge in Eishöhlen und Tropfsteinhöhlen mitzumachen, auch deshalb nicht, weil ich die Kälte scheute, hatte sich mein Zustand in der dritten Woche soweit gebessert, daß ich auch schon ausgedehntere Spaziergänge mitmachen konnte.

Ich hatte also innerhalb von 4 Wochen wieder den Zustand erreicht, wie vor meiner „Zwischenbehandlung beim Arzt". Trotzdem kam es schon noch vor, daß die Schmerzen ziemlich heftig wurden, denn die Synacthenspritzen gingen mir ab. Ich versuchte jedoch, mich so gut als möglich mit der Rollermassage abzulenken, mich zu entspannen und mir so zu helfen. Ich hatte inzwischen eine gewisse Sicherheit und ein gutes Gespür entwickelt, konnte Dauer und Intensität der Massagen entsprechend bestimmen und war nicht mehr beunruhigt, wenn Schmerzattacken auftraten. Besonders die Entspannung tat mir gut, wenn ich sanft und leise, mit verminderter Kraft rollte, auch bis zu einer halben Stunde lang. Nun konnte ich bereits schon die vergnüglichen Seiten herauskehren und die Massagen richtig genießen. Ich hatte die Sache nun im Griff und konnte eindeutig feststellen: von jetzt an ging es bergan.

Es gelang mir, meine Krankheit nicht mehr so wichtig zu nehmen und etwas Distanz zu halten. Ich konnte sie nun so betrachten, als gehöre sie nicht zu mir, immer mehr fanden die positiven Gedanken ihren Durchbruch.

MEDIKAMENTENABBAU

Ich konzentrierte mich tatsächlich nur mehr auf eine gesunde Zukunft und hatte endlich nicht mehr das Gefühl, meiner Krankheit hoffnungslos ausgeliefert zu sein. Es gelang mir sogar, noch während des Urlaubs das Schlafmittel Rohypnol abzusetzen. Bei dem Beruhigungsmittel Lexatonil war es schon etwas schwieriger.

Eines Tages fühlte ich mich sehr zittrig. Dieser Zustand war mir eigentlich fremd, es war nicht dieses zittrig sein, das ich kannte, wenn ich mich schwach und matt fühlte. Da ich ja Medikamente abbauen wollte, hatte ich auch vom Lexatonil weniger genommen. Zuerst dachte ich an einen Zufall, später probierte ich aber so lange, bis eindeutig feststand, daß das Zittern nur dann auftrat, wenn ich KEIN Lexatonil genommen hatte. Da wurde mir bewußt, daß ich bereits abhängig war. Immerhin hatte ich jetzt, beinahe 1 ganzes Jahr zwischen einem und drei Stück täglich genommen, an wenigen Tagen auch vier Stück. Mit einem Schlag setzte ich es ab, obwohl ich wußte, daß man gewisse Medikamente langsam ausschleichen lassen soll. Es dauerte etliche Wochen, bis das Zittern endgültig abgeklungen war.

Eine weitere Besserung konnte ich feststellen: die blitzartigen Schmerzen, die gelegentlich über den ganzen Körper gleichzeitig verstreut auftraten, wurden immer geringer. Schließlich ließen auch die schrecklichen Berührungsschmerzen nach, die immer dann auftraten, wenn in der Straßenbahn oder im Bus jemand zufällig an mich angestoßen war. Das war ein Schmerz, den ich mit „elektrisieren" bezeichnen würde. Die verminderten Schmerzattacken ließen mich auch nachts viel besser schlafen. Wohl war ich noch viele Stunden wach, aber die Schmerzen waren erträglich. Nun hatte ich alle Medikamente abgesetzt, lediglich das Basismedikament Artamin und auch Indocid wagte ich noch nicht zu streichen. Ein bißchen stolz war ich schon auf mich, nicht mehr so abhängig von den Medikamenten zu sein.

Wenn ich mich schon bisher der Rollermassage mit äußerster Konsequenz gewidmet habe, so wurde ich nun geradezu süchtig danach. Wenn ich einmal gar nicht dazukam, was ohnedies sehr selten vorkam, hatte ich schon ein schlechtes Gewissen und einen unbedingten Nachholbedarf. Es war nun so, daß mir das Rollen so in Fleisch und Blut übergegangen war wie Waschen, Kämmen – und auch Essen, denn das schmeckte mir wieder. Durch die Umstellung der Ernährung hatte mein Körper mehr Vitalstoffe, die ich so sehr brauchte. Schon kleinste Schritte motivierten mich immer weiter und bewiesen mir, daß ich auf dem rechten Weg war. Es war nicht jeder Tag gleich; mal fühlte ich mich ganz gut, mal besser, aber es gab auch Tage, wo es wieder ganz schlimm war. Würde man jedoch ein Diagramm zeichnen, so würde die Linie stets von links unten nach rechts oben verlaufen und das war mir wichtig. Das Schönste und Erfreulichste war dabei noch immer das Gefühl, daß es auch mit meiner Selbständigkeit immer mehr bergauf ging. Dennoch lagen noch Welten zwischen mir und einem Normalzustand.

FRZM-INFORMATION IN DER SCHWEIZ

Endlich kam der September näher. Ich konnte es kaum mehr erwarten, auf den Stoos zu kommen. Meine Mama, zweifellos in einem besseren Gesundheitszustand als ich, trotz meiner guten Fortschritte, konnte mir so manchen Handgriff abnehmen oder erleichtern, wofür ich ihr sehr dankbar war. Hier merkte ich erst, wie viele Handgriffe mir mein Mann in der Wohnung zu Hause erleichtert oder abgenommen hatte, oder Geschirr ein-und ausräumen, nach oben strecken oder nach unten beugen, auch mit Verschlüssen, Türklinken und Hebeln hatte ich noch zu kämpfen.

Am 4. September 1983 brachte uns mein Mann an den Kursort „AM STOOS", da er jedoch vom Geschäft unabkömmlich war, mußte er am gleichen Abend wieder zurück nach Wien. Hier blieben wir nun bis zum 17. September und ich vertiefte meine Kenntnisse nicht nur über die Selbstanwendung, ich lernte auch die Partnermassage und vieles Wissenswerte mehr. Zu Beginn des Seminars demonstrierte Herr Theiler den Kursteilnehmern, wo genau die Zonen liegen. Neugierig und wissbegierig wie ich bin, hielt ich ahnungslos meine Füße hin – und erlebte meine Wunder, denn nun erkannte ich bei wenigen Handgriffen, wie weit meine Gesundheit noch im Argen lag, und wieviel harte Arbeit mir noch bevorstand.

Heute kann ich die FRZM im Massageinstitut genießen und es kommt schon vor, daß ich dabei einschlafe. Ich habe keine Zonen mehr, die schmerzen. Damals wurde mir aber auch klar, daß man bei der Rollermassage in Eigenregie mitunter zu sanft rollt, weil man selbst zu sehr dem Schmerz nachgibt. Andererseits ist gerade das wieder gut, weil die Schmerzen anfangs wirklich höllisch sind, dann ist es gut, wenn man selbst die Intensität auf sanft lenken kann.

Daher ist es wichtig, zwischendurch immer wieder einen gefühlvollen Masseur zu konsultieren, der zeigt, wie es weitergeht, welchen Schwerpunkt soll man nun an die Reihe nehmen.

Es war eine Zeit, in der ich lernte, eine Krankheit aus anderer Sicht kennenzulernen, und nicht nur die Krankheit, sondern wie wichtig es ist, sich selbst zu erforschen, zu ergründen, was alles möglich sein kann, wenn Körper, Geist und Seele außer Kontrolle geraten. Ich kam aus dem Staunen nicht heraus, was ich in kurzer Zeit alles schaffte und wie wohl ich mich fühlte. Bei den Massagen hatte ich immer Schwierigkeiten, meine Füße zu mir hochzuholen, in der zweiten Woche, nach vielen Massagen fiel es mir erst gar nicht auf, wie gut ich schon zurechtkam. Das ist ähnlich wie bei einem Kopfschmerz. Wenn er da ist, ist er lästig, wenn er wieder verschwindet, nimmt man es gar nicht mehr zur Kenntnis. Meine Begeisterung hatte auch meine Mama angesteckt, ich mußte ihr alles genau berichten. Sie nahm nämlich selbst nicht am Kursgeschehen teil, wollte aber dennoch nicht versäumen, wie meine

Besserung Fortschritte machte. Das erste Mal seit meiner Erkrankung konnte ich sie mit meiner Hoffnung anstecken. Sie war jetzt froh, daß sie mich begleitet hatte, denn sie hätte mir vermutlich nicht geglaubt. Genauso ging es meinem Mann, als ich ihn am 3. Tag anrief und ihm sagte, nun weiß ich es bestimmt, daß ich ganz gesund werde.

NICHT NUR BEI RHEUMA

Hier hatten sich nun Kursteilnehmer mit den unterschiedlichsten Interessen und Beschwerden eingefunden. Ich konnte mich überzeugen, daß FRZM natürlich NICHT NUR BEI RHEUMA wirksam anwendbar ist, sondern auch noch eine Vielzahl an Beschwerden positiv beeinflußt. Es war mir jetzt möglich, gewisse Beobachtungen, die ich an meinem Körper schon des längeren gemacht hatte, richtig zu deuten und ich lernte, gewisse Vorgänge im Körper zu verstehen. Sie beunruhigten mich nicht mehr und ich bekam eine gewisse Sicherheit. So hatte ich z.B. an den unterschiedlichsten Körperstellen schwielenartige, erhitzte und verhärtete Stellen bekommen, Frostbeulen ähnlich, die ich mir nicht hatte erklären können. Nun wußte ich, DAS sind die Ablagerungen. Sie befanden sich vorwiegend an den Gelenken, waren aber auch an einzelnen Fingern tastbar. Großer Schrecken überfiel mich, als ich eines Tages eine derartige Stelle am Gaumen erkennen mußte, die so groß war und nach allen Richtungen ausstrahlte, daß ich beim Essen und Sprechen Schwierigkeiten hatte. Da ich aber schon an alle erdenklichen Reaktionen gewöhnt war, tat ich dagegen nichts und innerhalb kurzer Zeit waren diese Ablagerungen durch die Massagen wieder weggearbeitet.

So saßen wir uns nun paarweise gegenüber und das einzige, was die Teilnehmer verschiedener Nationen verband, war die Massage, die wir alle mit Feuereifer lernen wollten. Dabei gingen die Masseure durch die Reihen und klärten uns auf, wenn gewisse Zonen während der Massagen schmerzten, daß hier zuerst einmal eine vorhandene Störung aufgezeigt wird, wie wir den Schmerz mindern können und wie die Störung wieder wegmassiert werden kann. Wir nützten auch die Gelegenheit, uns von den erfahrenen Masseuren regelmäßig massieren zu lassen, um den Unterschied zwischen ihrer Massage und der unseren zu erkennen und einzusehen, was wir noch alles lernen müssen.

Wir wechselten auch so oft als möglich die Partner, um die Unterschiede der Massagen zu erspüren, aber auch, die unterschiedlichsten Füße in Händen zu halten, weil jeder Fuß außer der Größe durch andere Probleme auch ein anderes Bild zu erkennen gibt, das fühl- und tastbar ist. Nun erkannte ich erst richtig, wie wichtig es war, hier zu sein. Das beste Buch hätte mir diese Erfahrungen nicht beibringen können, das hier war Praxis. Nach und nach lernten wir alle Zonen kennen und erfuhren, wie wichtig es ist, ein Organ oder einen kranken Körperteil nicht isoliert zu betrachten, sondern den Körper immer als eine Einheit anzusehen, also bei einer Be-Hand-lung immer den ganzen Organismus miteinbeziehen, sprich: FRZM nicht nur auf eine gestörte Zone konzentrieren, sondern IMMER ALLE ZONEN bearbeiten. Nur so können auch die körpereigenen Heilkräfte mobilisiert werden. Ich selbst war der beste Beweis für diese These, hatte sich doch auch mein Allgemeinzustand wesentlich verbessert. Weiters lernten wir auch, man solle FRZM nicht nur bei der Bekämpfung von Beschwerden einsetzen, wir können mit ihr auch die Krankheitsvorbeugung wirkungsvoll ergänzen. In diesem Sinne waren wir voll Hoffnung und genossen die Massagen der Therapeuten.

Die bemerkenswerteste Erfahrung machte ich mit einer Dame, die aus Paris gekommen war. Auch sie wurde von ihrer Mutter begleitet und war jetzt zum dritten Mal hier. Auch sie hatte Polyarthritis. Das erste Mal war sie noch mit dem Rollstuhl hier, das war 1981, das zweite Mal, 1982, kam sie bereits ohne Rollstuhl und nun, das dritte Mal ging es ihr sehr gut, jedenfalls besser als mir, und nun war sie eigentlich hier, um erstmalig diesen Urlaub zu genießen und viele Einrichtungen des Fitness-Centers durchzuprobieren. Auch sie hatte es zu diesem Zeitpunkt schon geschafft, ohne Medikamente durchzukommen. Für mich war das ein greifbares Vorbild und keine unpersönliche Figur, wie sie im Buch, auf Seite 13 erwähnt war, wenn auch nicht weniger beeindruckend, denn für mich grenzte das bereits ans Wunderbare und gab mir enormen Auftrieb. Sie mußte mein Vorbild sein, das mußte auch ich schaffen.

Ich war ganz sicher, nun wieder gesund zu werden, auch die letzten Zweifel fielen. Ich hatte ein Ziel, und nichts und niemand konnte mich mehr hindern, diesen Weg, den ich mit kleinen Schritten, aber mit großer Intuition begonnen hatte, nun mit Riesenschritten weiter zu verfolgen.

VOLL EUPHORIE ZURÜCK NACH HAUSE

Als mein Sohn uns abholen kam, konnte ich bereits ganz stolz kleine Gepäckstücke tragen. Zusätzlich schleppten wir uns noch mit einem Gerät ab, das ich nach Wien mitnahm. Es war eine elektronische, vibrierende Trema-Platte, wie wir sie auch „am Stoos" zum Treten hatten, durch das Vibrieren wird auch noch Kreislauf und Stoffwechsel zur besseren Funktion angeregt. Jeden Tag, sofort nach dem Aufstehen benützte ich sie 10 Minuten lang. Sie half mir, in kurzer Zeit der Morgensteifigkeit Herr zu werden und zur Tagesordnung überzugehen. Ich habe sie noch immer, innerhalb der Selbsthilfegruppe hat sie uns gute Dienste erwiesen.

Meinem Mann fiel es zunächst einmal schwer, sich meiner Euphorie anzuschließen und mir zu glauben. Schon bald steckte ich ihn mit meiner Hoffnung an. Allmählich gelang es auch meiner Mama, sich von meinen Fortschritten zu überzeugen. Sie hatte wohl die innigsten Gebete zum Himmel gerichtet und ich bin mir nicht sicher, wessen Gebete Gott eher erhörte, die meiner Mutter oder die meinen. Jedenfalls übernahm sie nun endlich meine Zuversicht und freute sich mit mir, daß es aufwärts ging.

Meine Konzentration war weiterhin völlig auf die Selbstbehandlung mit dem Roller gerichtet. Ich bemühte mich, immer dann zu massieren, wenn ich wußte, nun bin ich ungestört und allein. Ich suchte einen warmen Raum. Beengende Kleidungsstücke legte ich zur besseren Entspannung ab und konzentrierte mich ausschließlich auf meine Gesundheit und träumte davon, wie es sein wird, wenn ich wieder ganz beweglich bin. Ich glaube, es war der Selbsterhaltungstrieb, der mich egoistisch genug sein ließ, mich selbst im Augenblick für das Wichtigste zu halten.

Als ich aus der Schweiz zurückgekommen war, hatte mir mein Mann ganz freudig mitgeteilt, daß bei uns im Nachbarort im Waldviertel ein Massageinstitut neu eröffnet habe, ob ich nicht Lust hätte, dieses aufzusuchen. Und ob ich wollte. Ich rief an und vereinbarte einen Termin. Die Masseurin war eine vorzügliche Fachkraft, sodaß ich mich ab nun alle 14 Tage zur Massage einfand, wir kombinierten eine halbe Stunde klassische Körpermassage und eine halbe Stunde FRZM. Das reine Vergnügen war es natürlich nicht, obwohl sie sehr gefühlvoll arbeitete, mußte ich schon sehr oft „die Zähne zusammenbeißen". Bis heute habe ich an den 14 tägigen Terminen festgehalten.

DIE LETZTE HÜRDE

Ab nun stellte ich mich darauf ein, auch noch die letzte Hürde zu nehmen, nämlich die Basistherapie, das Artamin, wollte ich streichen. Es war für mich sehr schwer, denn ich hatte niemanden, den ich hätte fragen können. Ich konnte doch nicht zur Rheumaambulanz gehen und sagen: „Ich bin jetzt dabei, die Medikamente abzubauen, was meinen Sie, kann ich jetzt schon das Artamin weglassen?" Ich konnte mir denken, wie das ausgegangen wäre. Also mußte ich diese Frage mit mir allein klären, da mußte ich durch und das Risiko auf mich nehmen. Es hatte ja schon etliche Wochen gedauert, wo ich immer dachte, Montag fange ich an, dann verschob ich es wieder auf nächste Woche, und eines Tages war es dann soweit, daß ich sicher war, jetzt ist der richtige Zeitpunkt. Ich habe dann jeden zweiten Tag ausgesetzt und später nur mehr zwei Mal in der Woche die Tagesdosis genommen, schließlich habe ich gemerkt, daß es mir unvermindert gut geht und habe mich auch vom letzten Rest der Medikamente getrennt.

Es ist mir bewußt, daß das kein gutes Beispiel ist und absolut nicht nachahmenswert, doch wünsche ich jedem Polyarthritiker, daß er erst einmal dieses Stadium erreichen möge. Also bitte: nicht nachmachen!!!

Die guten Fortschritte verdankte ich vor allem der Kombination von Massage bei der Masseurin und mit der Rollermassage in Eigenregie. Meine Beweglichkeit hatte allgemein zugenommen und als meinen größten Erfolg betrachtete ich die Tatsache, daß ich mir die Operationen erspart hatte. Der letzte Rest an Befindlichkeitsstörung war noch immer eine Morgensteifigkeit, die lange nicht mehr so schlimm war, aber dennoch immer noch lästig, außerdem waren noch Schmerzen im Oberarm und Schulterbereich spürbar.

Es kam mir zu Ohren, daß ein Institut bei uns in der Nähe Heublumenpackungen anbot. Das erschien mir eine risikoarme Sache zu sein; ich war daran interessiert, nur wollte ich sichergehen, daß ich nicht wieder ein Zuviel des Guten erwische. Daher ersuchte ich, ob ich nur einmal in der Woche kommen kann; das wurde mir für zehn Mal bewilligt. Anschließend an die Heublumenpackung konnte man duschen und dann gings zur Massage.

Nach ca. 6 Anwendungen wurde mir ein Versuch angeboten. Es handelte sich um Elektroakupunktur mit einem neuen Gerät, das auch einen „Sucher" hatte, der den richtigen Punkt genau anzeigte, indem ein akustisches Signal ertönte. Da ich mich ja schon bei Prof. Bischko erfolglos interessierte, kam mir dieser Test sehr gelegen.

Da ich keine sonderlichen Reaktionen hatte, die ich ja so fürchtete, waren mir diese zehn Laserakupunkturbehandlungen willkommen, die ich in Kombination mit den Heublumenpackungen erhielt. Es hat mir einfach gutgetan, ich fühlte mich wohl, und meine Beweglichkeit war nun viel besser. Völlig schmerzfrei war ich noch nicht, aber ich war dennoch sehr zufrieden.

WEIHNACHTEN 1983 KEINE MEDIKAMENTE

Wieder einmal nahte Weihnachten und wir bereiteten uns auf den Winterurlaub vor. Als wir unsere Koffer packten und die Reihe an die Medikamente kam, war ich ganz sicher, daß ich sie mit gutem Gewissen zu Hause lassen konnte. Jetzt empfand ich es nicht mehr als Risiko, sondern fühlte genau, jetzt schaffe ich es. Die einzige Vorsorge war, daß ich in Obertauern anrief und mir bei einem Masseur 2 Termine sicherte, denn nie setzte ich mit den Massagen aus, wo immer ich mich auch befand. Diese Gewohnheit habe ich bis heute beibehalten und bin auch nicht bereit, darauf zu verzichten. Mir würde etwas fehlen.

Zunehmend bekam ich wieder Kraft in den Händen, immer noch machte ich meine Bewegungsübungen, mehr und mehr konnte ich sie strecken und zur Faust schließen. Nicht jeder wird verstehen können, wie groß meine Freude war, als ich mir zum ersten Mal wieder selbst die Zehennägel schneiden konnte.

NACH EINEM JAHR BESCHWERDEFREI

Im März 1984, also ein Jahr, nachdem ich mit der FRZM begonnen hatte, war es dann soweit, daß ich völlig beschwerdefrei war und keinerlei Medikamente brauchte. Auch konnte ich ohne Schmerzen durchschlafen und hatte wieder an Gewicht zugenommen. Einziges Überbleibsel: es war mir noch nicht möglich, meine rechte Hand ganz flach auf den Tisch zu legen, zwischen Tischplatte und Handfläche blieben 1 1/2 cm Luft. Das hieß jedoch nicht, daß mein Körper frei von Giftstoffen war. Noch immer bildeten sich Ablagerungen, die allerdings in immer kürzeren Abständen durch die Rollermassagen weggearbeitet wurden. Diese Ablagerungen zeigten sich noch immer in unterschiedlichen kleinen frostbeulenähnlichen Gebilden, ein bißchen entzündet und juckend. Oft waren sie wieder in wenigen Stunden weg, manchmal dauerte es einen halben Tag, bis ich eines Tages überhaupt nicht mehr darauf achtete.

Nach und nach war es mir gelungen, auf die Ernährung immer besser zu achten. Schon beim Einkaufen wählte ich bewußt jene Nahrungsmittel aus, die uns Energie liefern, also frisches Obst und Gemüse, kaum Fleisch und Süßes, schon alleine deshalb, um den Körper vor Übersäuerung zu schützen. Ebenso wurden purinreiche Produkte, also vorwiegend Fleischextrakt und Innereien, zur Gänze gestrichen. Ich wurde ein großer Fan von Haferflocken und baute sie ein, wo immer sie zu verwenden waren oder weißes Mehl ersetzen sollten. Nebenbei mahlte ich Weizen, Dinkel, Buchweizen, ect. frisch, wenn ich es brauchte und war auch sehr erfinderisch, um die Speisen beim Servieren noch extra anzureichern, so kreierte ich z.B.: zwei verschiedene, fertige Mischungen, die ich immer zur Hand hatte. Eine davon besteht aus: Bierhefe, Sesamsamen, Weizenkeimen, Weizenkleie, Leinsamen und eine zweite Mischung, bestehend aus: Dinkelflocken, Sonnenblumenkernen, Kürbiskernen und Sesamsamen, wobei die erste Mischung für Suppen und Soßen verwendet werden kann und die zweite Mischung, etwas geröstet, für Rohkost und Salate. Frische Kräuter sind natürlich zu jeder Zeit willkommen, die Speisen anzureichern. Erdäpfel gibt es in jeder Variation.

Noch immer rollte ich mein Programm von 3 x 20 Minuten. Wer mitgemacht hat, was ich durchmachen mußte, dem sitzt der Schreck noch zu sehr in den Gliedern, im wahrsten Sinne des Wortes. Es wurde mir zur Gewohnheit, nachts immer wieder Hände und Finger zu bewegen, um zu beobachten, ob der Höhepunkt der Steifigkeit schon überschritten war. Diese Gewohnheit hielt ich noch lange aufrecht, auch dann noch, als ich schon durchschlafen konnte, war das Erste, noch vor dem Öffnen der Augen, die Beweglichkeit zu kontrollieren. Sicher werde ich diese schlimme Zeit nicht vergessen und danke Gott, daß sie nun vorbei ist. Ich habe zu schätzen gelernt, nach einer guten Nacht schmerzfrei aufzuwachen. Ich weiß nun, das ist ein Geschenk und keine Selbstverständlichkeit. Ich kann behaupten, ich bin ein anderer Mensch geworden.

Das Leben hat mich an einen neuen Platz gestellt und ich habe mein Selbstbewußtsein wieder erlangt und auch mein Selbstvertrauen. Mehr noch, ich fühle, ich habe etwas geleistet, denn ich habe mir durch eigene Kraft geholfen, habe gelernt, positiv zu denken und habe vor allem weitgehend mit der FRZM meine Polyarthritis besiegt.

MIT EINEM ROLLER GEHT ES BESSER

Motiviert durch meine Erfolge hatte ich das Bedürfnis, auch anderen Menschen davon zu erzählen und sie zu animieren, es mir gleich zu tun. Noch wußte ich nicht genau, in welcher Form das geschehen sollte, jedenfalls griff ich die ursprüngliche Idee mit dem Roller wieder auf, um sie weiter auszubauen. Er bot sich ja geradezu an, auf den Markt gebracht zu werden. Allerdings konnte ich mich noch sehr gut an meine Pannen und Zweifel erinnern, an mein Bedürfnis, mehr über diese Sache zu erfahren, also stand für mich fest, der Kunde muß von Anfang an so informiert werden, daß er die Wirkung auch fühlen kann, er muß lange genug die Möglichkeit haben, zu rollen und zu fühlen, ehe er sich zu einem Kauf entscheidet. Nur wer die Zusammenhänge versteht, wird auch überzeugt davon sein.

IN DER RHEUMAAMBULANZ ABGEWIESEN

Ehe ich noch begann, mich auf die Rollerproduktion einzustellen, wollte ich noch einmal in die Rheumaambulanz zwecks eines neuen Befundes. Am 30. 8. 1984 war ich um 8 Uhr dort und die Oberschwester suchte nach meiner Ambulanzkarte. Sie stellte fest, daß ich ein ganzes Jahr nicht zur Kontrolle erschienen war und fragte mich, welche Medikamente ich nehme. Wahrheitsgetreu sagte ich, ich nehme gar keine Medikamente mehr. Darauf hielt sie Rücksprache mit dem zuständigen OArzt und sagte mir dann, der OArzt nimmt mich nicht an, ich kann wieder nach Hause gehen. Vermutlich gibt es im Krankenhaus dahingehende Vorschriften. Was ich dabei störend empfand war, daß niemand sich die Mühe machte, mich zu fragen, warum ich keine Medikamente nehme, ich hätte z.B. auch eine Allergie haben können und aus diesem Grund die Medikamente absetzen müssen, es hätte auch noch andere Gründe geben können, aber: auf die Möglichkeit, daß es mir gut geht und ich die Medikamente nicht mehr brauche, darauf kam niemand, ich wurde ohne jeden Kommentar weggeschickt.

HERBSTMESSE 1984

Mit Feuereifer hatte ich mich also völlig auf die Produktion des Rollers eingestellt. Es war wichtig, etliche Details noch besser auszufeilen, gutes Material zu wählen, schließlich mußte er auch stabil sein und eine gefällige Form aufweisen. Gefertigt wurde er im familieneigenen Betrieb. In der Tischlerei hatte ich mir ein winziges Eckchen für die Roller reserviert. Nur die Tischlerarbeit wurde in der Werkstätte gemacht, den Rest an Werbung, Prospekten, Verkauf, auch auf Messen, Verpackung, Information und Versand besorgte ich selbst ganz allein. All meine wiedergewonnene Kraft wollte ich für diese Tätigkeit einsetzen. Also stand ich mit dem Zwölfer-Roller erstmals im September 1984 auf der Wiener Herbstmesse.

Nur wenige wußten Bescheid. Bald erkannte ich, daß kaum jemand wußte, was ich hier verkaufen wollte. Ein Gerät, mit dem man in Eigenregie FRZM betreiben kann, sagte niemandem etwas, denn was ist schon Fußreflexzonenmassage? Es gab nur eine Möglichkeit, die Leute mußten das Gerät selbst auspobieren und sich von der Wirkung überzeugen, man mußte ihnen zeigen, wie man richtig rollt, mit System alle Zonen bearbeitet, dann mußten sie die Wirkung selbst erfühlen. So lief die Sache schon besser, aber noch nicht gut genug. Zu Hause richtete ich ein Rollerstüberl ein. Hier hatten die Kunden Gelegenheit zu rollen und Informationen auszutauschen, die Geräte zu testen und sie auszuprobieren. Wenn sie einige Male hier waren, hatten sie die nötige Sicherheit, keinen Schaden davonzutragen, im Gegenteil, sie konnten von ersten, positiven Erfahrungen berichten.

Auch die elektrische Trema-Platte, mit der wir uns aus der Schweiz abgeschleppt hatten, leistete uns gute Dienste, denn wer hier nur fünf Minuten getreten hatte, war so gut durchblutet, daß er spätestens dann fühlen mußte, was ich meine. So konnte ich den Leuten vermitteln, welches Gefühl sie haben müssen, wenn sie regelmäßig rollen. Die gleiche Wirkung wäre auch zu erreichen gewesen, wenn man auf Steinen läuft; dieses Gefühl vermittelte die Trema-Platte. Sie war so konstruiert, daß größere und kleinere Mulden die Steine symbolisierten, auf denen man läuft oder eben treten kann, sodaß die Lebensgeister bald wieder im Anmarsch sind, Kreislauf und Durchblutung kommen wieder in Schwung, genau das wollten wir erreichen.

MEIN NEUER BEFUND

Am 9. 1. 1985 besuchte ich meine mich früher behandelnde Rheumatologin in ihrer Ordination. Seit 1983 hatte sie mich nicht mehr gesehen, daher hatte sie mich in denkbar schlechter Erinnerung, was meinen Gesundheitszustand betraf. Bei der Begrüßung ließ sie schon mein Händedruck aufmerksam werden. Wer selbst Polyarthritis hat, oder wen kennt, der sie hat, wird wissen, daß jeder Polyarthritiker einen Händedruck scheut, wenn er die Person nicht kennt und fürchten muß, daß dieser zu heftig ausfallen könnte. Also ich erzählte ihr, daß es mir gut gehe und daß ich seit Weihnachten 1983 keine Medikamente mehr nehme. Nachdem sie von meinem Händedruck beeindruckt war, interessierten die Hände sie am meisten. Sie überzeugte sich auch, daß meine Hände nun schon wieder ordentlich zupacken könnten, ohne Schmerzen zu spüren. Stolz konnte ich ihr zeigen, daß ich meine Hände wieder strecken, zur Faust schließen und flach auf den Tisch legen konnte. Also keine Spur meiner damaligen Beschwerden mehr, keine Synovitis, keine Rötungen, keine Steifigkeit und vor allem, keine Operation!

Schließlich kontrollierte sie noch die Beweglichkeit meiner übrigen Gelenke, von den Zehen bis zu den Schultern, um dann noch einmal zu meinen Händen zurückzukommen. Sie meinte dann, es sei doch sehr erfreulich, daß es mir so gut gehe, doch spürte ich trotzdem den leisen Vorbehalt durch, daß sie mir nicht ganz traute. Da meinte sie auch schon, ob es mir recht wäre, im Krankenhaus die nötigen Untersuchungen zu machen, um sie mit den seinerzeitigen Befunden zu vergleichen. Verständlich, daß sie es schwarz auf weiß sehen wollte.

Wir vereinbarten einen Termin und eine Woche später erledigte ich die restlichen Untersuchungen wie Blut- und Harnkontrolle und div. Röntgen meiner Gelenke, wobei die Röntgenbilder noch immer die Spuren der Vergangenheit erkennen ließen, die, wie sie meinte, auch später nicht mehr zurückgebildet werden. Diesen Schönheitsfehler nahm ich gerne in Kauf für den Preis, beschwerdefrei zu sein.

Auch die Kraft meiner Hände haben wir gemessen: sie betrug Gripping rechts 235 und links 180 im Gegensatz zu Oktober 1982, rechts 90 und links 70.

Ich selbst spürte ja schon lange, daß ich wieder beschwerdefrei bin. Trotzdem konnte ich es kaum erwarten, die neuen Werte zu erfahren. Am 23. Jänner 1985 war es dann soweit. Bei der Schlußbesprechung sagte die Ärztin nicht etwa, daß mein jetziger Zustand ganz gut wäre, oder besser, oder einige Symptome wären noch vorhanden oder ähnliches, nein, sie sagte: „Sie sind völlig gesund und normal, ich kann es zwar nicht verstehen und mir nicht erklären, aber ich muß die Tatsache akzeptieren". Nun wollte ich gerne ihre Meinung hören über meine Erfolge mit der FRZM, aber sie bedauerte, damit hätte sie keinerlei Erfahrungen. Eines steht aber fest, während ihrer ganzen Praxiszeit hätte sie erst 2 oder 3 Fälle gehabt, die in ihrer Verlaufsform der meinen glich, nämlich ebenfalls Polyarthritis nach Steinbrocker, Stadium I–II, (diese Beifügung hatte ich in meinen Befunden nie so richtig zur Kenntnis genommen, weil ich sie nicht verstehen und deuten konnte). Nun erfuhr ich erstmalig, daß es vier Stadien gibt, das Vierte ist dann der Rollstuhl. Nun, bei diesen Patienten wäre es ihr eben gelungen, die Krankheit einigermaßen zum Stillstand zu bringen, allerdings mit Medikamenten.

Natürlich steht sie der Sache skeptisch gegenüber. Wozu studieren die Ärzte so lange, wenn man derlei Krankheiten dann mit einer derart simplen, und eine simple Methode ist die FRZM zweifellos, heilen könnte. Ich möchte meiner Rheumatologin wirklich nicht nahetreten, aber ich kann sie fast verstehen, daß mit den Augen der Wissenschaft nicht sein kann, was nicht sein darf und Prof. Dr. Christiaan Barnard schreibt in seinem Buch: „Mit Arthritis leben" auf Seite 163: „Vielleicht hilft das eine oder andere – aus Gründen, die weder ich noch ein anderer Arzt erklären kann."

Eben habe ich versucht, zu erklären. Mit diesen Ausführungen habe ich es getan. Wunder gibt es keine, aber es gibt Möglichkeiten, denen man vertrauen muß, wie man sich selbst vertrauen muß, daß man es schaffen wird. Nur wer den Mut hat, aus der Routine auszubrechen, hat auch eine Chance, nur wer genügend Selbstvertrauen hat, kann es auch schaffen.

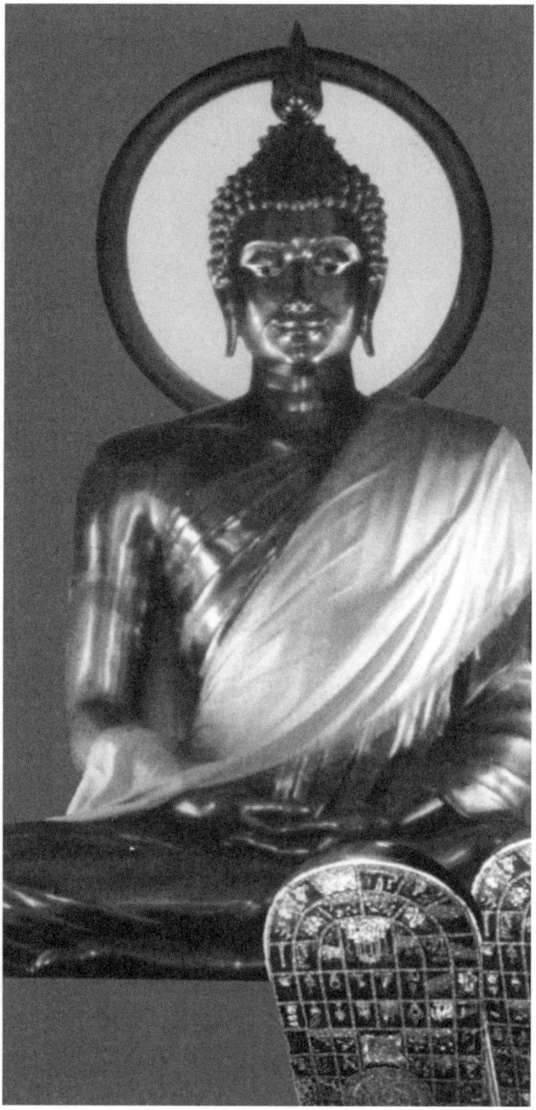

2. TEIL

FUSSREFLEXZONENMASSAGE IN SELBSTANWENDUNG

Nicht umsonst assoziiert man mit Buddha den fernen Osten, fernöstliche Ruhe, beneidenswerte Ausgeglichenheit – Selbsterkenntnis – Geistesschulung – innere Freiheit – Ethik – Befreiung von Leid(en) und Arbeit an sich selbst, ohne Ende. Wenn ich die Gedanken weiterspinne, bleiben sie unweigerlich bei Thailand hängen, der nächste Begriff, der sich mir in diesem Zusammenhang aufdrängt, ist schon verbunden mit der Traditionellen Chinesischen Medizin (TCM) im allgemeinen und mit den traditionellen, chinesischen Massagen erfahrener Mönche, in deren erfahrene Hände wir Europäer uns eher nicht wünschen, da wir diese Art der Behandlung von Kneten, Klopfen, Reiben, Streichen und massieren eher als Martyrium oder Folter empfinden würden, im besonderen.

Nur mit Mühe könnten wir uns mit diesen Streicheleinheiten befreunden und sie akzeptieren, da wir Europäer schon die sanftere Art bevorzugen, bei der der Masseur natürlich auch verschiedene Techniken wählen und anwenden kann, wie sie gerade angebracht erscheint.

Aus diesem Grund begegnet Ihnen hier Buddha, der hier nur eine symbolische Funktion innehaben soll. Tatsächlich befindet sich in Bangkok der sehr eindrucksvolle SCHLAFENDE BUDDHA (im „WAT PHRA CHETUPHON"-Oase der Ausgeglichenheit). Auf den Fußsohlen dieses 49 m langen und etwa 15 m hohen, schlafenden Buddhas sind sehr markante Perlmutteinlegearbeiten in Form von Tempeln und Pagoden dargestellt, DAS sind bereits die Reflexzonen.

Hier im Wat Po bestand die erste offene Universität, in der die Künste der Massagen zur Selbstanwendung gelehrt wurden. Hier wurden Medikamente erst dann verordnet, wenn die klassische Methode der therapeutischen Massagen keinen Erfolg brachte. Das hieß nun nicht, ärztliche Hilfe grundsätzlich abzulehnen, sondern: nicht gedankenlos, automatisch nach Medikamenten greifen! Heute noch wird nebenan östliche Medizin einschließlich der Massagetechniken und der Akupunktur gelehrt.

Ich finde, das zeigt sehr anschaulich, wie alt diese Naturheilmethode schon ist. Denn schon damals wußte man Bescheid.

Die traditionelle Thai-Medizin beruht weiters auf der Basis, daß jede Krankheit auf einer Störung der inneren Harmonie und Ausgeglichenheit (YIN und YANG), zurückzuführen ist, d.h., wir haben meist zu wenig, selten zu viel, gelegentlich kaum noch Energien zur Verfügung, bzw. sind sie schlecht verteilt. Wir ahnen schon von diesen unbestrittenen Tatsachen leider noch viel zu wenig. Wenn wir jedoch versuchen, uns mit dieser Materie näher auseinanderzusetzen, könnte es uns gelingen, ein klein bißchen der beneidenswerten, fernöstlichen Philosophie und Harmonie zu erlangen.

GEBEN SIE IHRE RECHTE NICHT AUS DER HAND

Mit diesem Buch möchte ich Sie wachrütteln, nicht mehr mit sich geschehen zu lassen, was andere für gut befinden, sondern Ihre Gesundheit, und somit Ihr Leben selbst in die Hand zu nehmen. Niemand weiß besser als Ihr Körper, was für Sie gut und richtig ist. Sie brauchen nur Ihrer Intuition zu folgen, horchen Sie in sich hinein! Es wird nicht bequem sein und niemand wird es für Sie erledigen, denn sie müssen selbst etwas tun, nämlich sich Ihre Gesundheit erarbeiten. Es mag sein, daß Sie bei Ärzten, Fachärzten und/oder sonstigen Fachkräften Rat und Hilfe suchen, mitunter nicht nur bei EINEM Arzt, sondern bei mehreren und wenn Sie genügend Informationen haben, dann müssen SIE entscheiden, wohin Sie sich wenden möchten.

Das kann nun die Seite der klassischen Schulmedizin sein, oder eine Art der Komplementärmedizin, vielleicht kann man das Problem auch aus einer Kombination von beiden oder mehreren lösen. Es wird darauf ankommen, mit welcher Art einer Erkrankung Sie sich herumplagen. Jede der Formen hat ihre berechtigten Schwerpunkte. Für jede Form gibt es eine eigene Fachrichtung, doch die Entscheidung sollte nach gründlicher Abklärung mit Ihrem ärztlichen Berater bei Ihnen liegen.

Dabei sollte nicht außer acht gelassen werden, wie wichtig die Erforschung der Ursachen ist, anstatt nur die Symptome zu bekämpfen, für Rheuma und Polyarthritis ebenso, wie für die Vielzahl anderer chronischer Erkrankungen. Das wird ein gewaltiges Umdenken erfordern, wie überhaupt das dritte Jahrtausend rigorose Änderungen bringen wird, indem es uns in der europäischen Medizin zum Umdenken zwingen wird, wenn wir auf Dauer erfolgreich sein wollen. Das heißt aber auch, daß der Patient eingeladen wird, mehr für seine Gesundheit zu tun, als die Hand auszustrecken für ein Medikament, das bei chronischen Erkrankungen immer wieder nur Symptome unterdrücken soll, ohne den Ursachen auf den Grund zu gehen.

Die Psychologen werden mehr Arbeit bekommen, und es wird sich die wirtschaftliche Frage stellen, welcher Weg der billigere ist: eine Abklärung der Ursachen, auch der psychologischen oder wiederholte teure Behandlungen ohne Ende, was zwar die bequemere, jedoch wirtschaftlich teurere Lösung ist.

In jenem Institut, das mir zu der Fülle an Behandlungen geraten hatte, und mir nahelegte, nur ja mit der Rollerei in Eigenregie aufzuhören, hatte man keine blasse Ahnung, was man durch gezielte Eigeninitiative bewerkstelligen kann, und was man kaputt machen kann, wenn man dem Patienten die Eigenverantwortung aus der Hand nehmen will, soferne er dies zuläßt. Für mich war es ein ganz wichtiger Lernprozeß.

Es wird eine Zeitlang dauern, bis Sie erkennen, was Sie ändern müssen. Hoffentlich lehrt nicht die Erfahrung Sie, klug zu werden. Wir dürfen aber auch nicht übertreiben und müssen immer erkennen, wann es an der Zeit ist, daß Eigenregie fehl am Platz ist. NIE!!! dürfen wir versäumen, uns bei akuten Problemen umgehend um ärztliche Hilfe zu bemühen oder diese dem Nächsten angedeihen zu lassen, sobald Not am Mann ist. Das Problem könnte größer sein, als wir es einschätzen können, dann könnte wertvolle Zeit vertan sein, die nie wieder einzuholen ist. Aus falschem Ehrgeiz wäre es dann zu spät, zu beurteilen, wem die letzte Entscheidung über unseren Körper zufällt. Es muß nicht immer gleich dramatisch enden, doch sollten wir damit rechnen. Also Hände weg von FRZM in Eigenregie bei akuten Risikofällen.

WEGBEREITER DER FUSSREFLEXZONENTHERAPIE

Zu Beginn des 20. Jhdts. ebnete Dr. med. William Fitzgerald die Wege für diese Naturheilmethode. Schon damals war bekannt, daß man sich nicht nur im fernen Osten, sondern auch in Ägypten und bei den Indianern einer Art Selbstbehandlung mittels organferner Druckpunkte bediente. Dr. Fitzgerald brachte dann auch das Buch „Zonentherapie" mit der von ihm entdeckten Zoneneinteilung heraus. Seine Erkenntnisse sollten nicht allein den Medizinern vorbehalten bleiben. Er wollte daraus eine Art Volksmedizin machen und sie in die Hände der Frauen und Mütter legen, damit diese besser für die Gesundheit ihrer Familien sorgen könnten.

Es vermittelt einem auch ein ungeheures Gefühl der Sicherheit und Zuversicht, wenn man sich damit näher befaßt und tiefer in diese

Geschehnisse eindringt. Ich kann dies aus meiner eigenen Erfahrung bestätigen.

In der Folge übernahm Eunice D. Ingham diese Praktik von Dr. Fitzgerald und Hanne Marquardt hatte noch einige Jahre die Möglichkeit, bei Ingham zu arbeiten. Die Bücher beider Damen sind bei uns inzwischen längst bekannt. Ich selbst bin ganz stolz, ein Buch von Eunice Ingham aus dem Jahre 1938 zu besitzen, das mir eine Dame verehrte und meinte, sie wüßte niemanden, der es mehr in Ehren halten würde als ich.

Dr. med. Erich Rauch hat die Methode genau überprüft und festgestellt, daß die Berichte von Dr. Fitzgerald, Ingham und Marquardt nüchterner, sachlicher Kritik standhalten. Er begann also, ab 1965 die FRZ-Therapie dann auch bei uns populär zu machen.

Während Ingham aus den USA kommt und Marquardt in Deutschland beheimatet ist, ist in der Schweiz das Ehepaar Theiler in diesem Zusammenhang sehr rege tätig, die FRZM weiter zu verbreiten und anderen, wie auch mir selbst, zur Gesundheit zu verhelfen. Von hier stammt, wie bereits schon erwähnt, das Buch: „Gesund in die Zukunft", das Sr. Hedi Masafret, vor ihrer Ehe mit Herrn Theiler, schrieb. Hier „am Stoos", sammelte ich meine ersten Erfahrungen und bin heute noch dankbar, daß ich dieses Wissen und somit auch meine Gesundheit erleben durfte. Es war auf meinem Weg der erste Stein, der ins Rollen kam und dann eine ganze Lawine ins Rollen brachte, vor allem in geistiger Hinsicht, meine Gedanken in eine andere Richtung zu lenken. Ohne diese Erfahrung wäre ich heute nicht da, wo ich eben bin.

Es ist an der Zeit, 15 Jahre nach diesem Beginn, mich nun nachträglich bei Herrn Theiler samt seinem Team zu bedanken, daß sie mich wachgerüttelt haben, wie ich nun andere rütteln möchte, den rechten Weg für EINE GESUNDE ZUKUNFT zu erkennen.

Eben merke ich, wie mir die Gänsehaut über den Rücken läuft, wenn ich daran denke, was wäre geworden, wenn ... ich damals nicht „Am Stoos" gelandet wäre.

Rechtzeitig erhielt ich nun Post mit der Nachricht, daß für 1997 nur noch 3 Kurse bei Herrn Theiler, vermutlich die letzten dieser Art stattfinden werden.

Dazu die Anschrift: TREMA ZURZACH AG
CH-5330 Zurzach, Badstraße 44 · Telefon ++4156 249 18 88 / 249 26 88

OMR Prim. Dr. Erich BAUER

Leider ist er nicht mehr unter uns. Er war Facharzt für Phys. Medizin, langjähriger, ärztlicher Leiter im „Kaiserbad – Bad Deutsch Altenburg" für Erkrankte des rheumatischen Formenkreises und in seiner Ordination in Wien, 9., behandelte er seine Patienten mit kombinierten Behandlungen aus physikalischen Therapien mit Massagen, FRZM, Chirotherapie, Akupunktur, Laserakupunktur und Akupressur. Er war stets bestrebt, das Übel von mehreren Seiten anzugehen und schrieb in einer Abhandlung aus dem Jahre 1981: „Was leistet die Fußzonenreflextherapie in der physikalischen Medizin und Balneologie"? – z.B. „Mit Cortison kann man wohl Wunder wirken – die aber leider trügerisch sind, da sie nach kurzer Zeit ins Gegenteil ausarten, sodaß man ein Jahr braucht, um einen solchen Patienten wieder vom Cortison zu befreien."

Ihm verdanke ich sehr viel, allerdings war ich schon gesund, als wir einander das erste Mal begegneten, dennoch konnte er es nicht lassen, mir mit seinen gekonnten, chiropraktischen Handgriffen immer wieder den Kopf zurechtzusetzen, so schnell konnte ich gar nicht schauen, war es auch schon passiert. Es ist mir ein Bedürfnis, ihm noch posthum meinen ganz besonderen Dank auszudrücken für seine liebenswürdige Bereitschaft, mich unter seine Fittiche zu nehmen und mir mit Rat und Tat bei meiner späteren Tätigkeit mit der Selbsthilfegruppe zu helfen und mich zu unterstützen. Irgendwie war meine Krankengeschichte für ihn beeindruckend, und obwohl er meine wiedergewonnene Beweglichkeit erlebte, erkundigte er sich immer wieder sehr gründlich nach meinem Befinden. Es schien fast so, als glaubte er mir nur mit leisem Vorbehalt. Ich lernte von ihm nicht nur viel über Massagen, sondern auch über seine ganz interessanten, diesbezüglichen Erfahrungen im fernen Osten, die ihn zum begeisterten Verbreiter der TCM im allgemeinen, der FRZM, Akupunktur und Akupressur im besonderen prägten. Mich konnte er nicht mehr anstecken, denn meine Begeisterung dafür kannte schon zuvor keine Grenzen, doch das war sicher die verbindende Ebene, auf der wir uns trafen.

Als er von meinem Roller hörte, wollte er ihn sehen und prüfte und gebrauchte ihn persönlich als anerkannter Fachmann auf diesem Gebiet. Er war voll des Lobes und so sehr er sich auch bemühte, konnte er keine Mängel oder Schwachstellen erkennen. Auf meine Frage, ob er mir aufgrund seines Lobes ein Gutachten erstellen würde, meinte er, das wäre kein Problem. In diesem Gutachten formulierte er auch ganz reizend, welches Gefühl man beim Rollen der Zonen erlebt.

So schrieb er u.a.: „...daß Patienten durch ihr eigenes, oft mühsames Studium die Reflexpunkte erkennen und von einem Glücksgefühl betroffen werden – so, als ob man gerade einen neuen Erdteil entdeckt hätte, der einem bisher verborgen geblieben war. Die Erfolge, auf die man anfangs vergeblich gewartet hat, stellen sich ein, werden mit Besserung bis Schmerzlosigkeit akzeptiert und lassen die anfängliche Unsicherheit verschwinden. Diese Worte werden sich als wahr erweisen, weil die FRZ-Therapie

durch die Füße hilft, sich zu behaupten,
den rheumatischen Formenkreis gut beeinflußt,
immer und überall zu machen ist und
von den Patienten gut vertragen, daher gefragt ist.

Während anfangs die Massage sanft beginnen sollte, später stärker werdend bis zur optimalen Dosierung, sollte man sie als eine Kur betrachten, die konsequent durchgeführt werden sollte, um Erfolg zu haben. Auch bei Schmerzhaftigkeit als Zeichen des Ansprechens auf die Organe NICHT aufgeben, sondern fortfahren, bis der Schmerz aufhört. Wenn man sich dieser Art der Selbstbehandlung hingibt, wird man die Chinesen verstehen, die sagen, daß die polaren Reflexzonen durch kräftiges Pressen, Drücken, Kneten oder – Rollen – einen Energiestrom freimachen, der wieder auf die Organe des Körpers und über das Meridiansystem der Akupunktur im Fußzonengebiet wirksam wird.

Wer einmal die guten Erfolge gesehen und selbst gespürt hat, wird die Behandlung fortsetzen und immer wieder machen zum Wohle seiner Füße und des ganzen Körpers, der so indirekt therapiert wird".

Er unterstützte mich auch weiterhin, indem er mir für meine ersten Broschüren Unterlagen, Schriften, Fotos und Filme aus Bangkok überließ, die ich nach Belieben verwenden durfte. Den größten Erfahrungsschatz gewann ich bei seinen Seminaren über FRZM, weil ich der Meinung bin, man kann nie genug lernen und immer wieder ist etwas dabei, was man noch nicht weiß. Diese Werte weiß ich zu schätzen und möchte sie, so gut ich kann, auch wieder weitergeben.

WIE MACHT MAN SICH VERTRAUT

Ich hatte vorhin erwähnt, daß ich für mich und meine Familie eine gewisse Sicherheit empfand – und noch immer fühle. Das setzt natürlich voraus, daß man sich die nötigen Kenntnisse beizeiten aneignet und sich ihrer nicht erst erinnert, wenn man schon alle möglichen Beschwerden hat, sondern daß man rechtzeitig etwas für seine Gesundheit unternimmt. Leider werden wir meist erst bei einer Krankheit aktiv und glauben dann im Ernst, es genüge, gewissenhaft drei Mal täglich zwei, drei oder mehr Pillen zu schlucken, um etwas für unsere Gesundheit zu tun. Mitnichten! Die Natur hat für unser Wohl besser vorgesorgt, als wir ahnen. Wir sollten diesen Fingerzeig nützen und uns mehr auf unsere Eigenverantwortung und Gesundheitsvorsorge besinnen. Aber zur rechten Zeit und mit mehr Eigeninitiative. Sehr bald wird es Ihnen wie mir ergehen, Sie werden mehr darüber wissen wollen.

Informieren Sie sich an Hand einschlägiger Bücher und suchen Sie so lange, bis Sie das für Sie zum gegenwärtigen Zeitpunkt Richtige gefunden haben. Einmal begonnen, werden Sie gleich nach den nächsten Büchern Ausschau halten, von denen es nun immer mehr und mehr im Angebot gibt. Neu auf dem Markt ist auch, daß sich immer mehr Autoren mit den Zonen der Hände befassen und darüber berichten. Für die Massage gilt hier grundsätzlich das gleiche Prinzip.

Sie können aber auch einen Kurs besuchen, oder besser mehrere, um die Vielfalt der Vortragenden zu erleben. Schließlich sollten Sie noch FRZM-Therapeuten aufsuchen und sich von so vielen Händen, wie nur möglich, be-HAND-eln lassen, um die Unterschiede zu erkennen und erfühlen. Nur so können Sie beurteilen, in wessen Hände Sie sich gerne begeben und anvertrauen möchten.

Inzwischen ist man dazu übergegangen, in den Massageinstituten die Kunden mit Düften in der Duftlampe und Entspannungsmusik zu verwöhnen, sodaß Massage zu einem Erlebnis wird, wobei man sich richtig „fallenlassen" kann und soll.

Versuchen Sie es doch einmal. Ehe sie sich einer Serie von Medikamenten hingeben, wenn Sie sich unpäßlich fühlen. Damit meine ich nicht eine regelmäßige Medikamenteneinnahme, die vom Arzt dringend vorgeschrieben ist. Ich meine Medikamente, die man meistens zu Hause gelagert hat, so für alle Fälle. Nach denen man dann, meistens gedankenlos greift, weil man es so gewöhnt war. Jetzt versuchen Sie es anders. Konsequent und so lange, bis Sie sich überzeugt haben, daß stimmt, was ich Ihnen erzähle. Ich möchte Sie wachrütteln, HALT! vor jedem Griff zur Tablette, die nicht unbedingt sein muß. So lange, bis Sie nicht mehr aus Gewohnheit danach greifen, sondern ganz bewußt nach einer sanfteren Lösung suchen.

DIE KOSTENEXPLOSION DER KASSEN

Immer wieder wird in den Medien berichtet, daß die Krankenkassen an ihrer Leistungsgrenze angelangt sind. Um wieviele Millionen sie überzogen haben. Diese Kosten gehen zu Ihren, zu meinen und zu

Lasten jedes einzelnen Staatsbürgers unseres Landes. Wir alle sind dafür zuständig und jeder von uns kann dazu beitragen, diese Kosten zu senken. Für wieviele kleine Wehwehchen läßt man sich Medikamente verschreiben. Gerade für den rheumatischen Formenkreis geht die Menge und die Summe ins Unermeßliche. Oft nimmt man davon 1 x, 2 x, der Rest wandert zur Sammlung der übrigen Medikamente, die früher oder später, in großen Mengen auf dem Müll landen. Daß Restmedikamente ordnungsgemäß in Apotheken zurückgegeben werden, sehe ich eher als eine rühmliche Ausnahme. Das ist bereits das nächste Problem. In Zeiten wie diesen, wo gerade erst das Sparpaket 1996 geschnürt wurde, sollte SPAREN für JEDEN aktueller denn je sein. Das ist die eine Seite, die der Konsumenten. Die andere Seite betrifft die Kassen selbst. Vielleicht kommen auch sie noch dahinter, welche Vorteile Massagen bringen können, weil sie keine unglücklichen Nebenwirkungen haben, also die Kosten nicht steigern, weil neuerlicher Medikamentenbedarf für die Nebenwirkungen erforderlich ist. Es wäre interessant, alleine jene Kosten auszurechnen, die ich der Wiener Gebietskrankenkasse erspart habe. Nicht nur jene der Medikamente und physikalischer Therapien, derer ich nicht bedurfte, sondern auch jene Kosten, die ich seit September 1983 für 14-tägige Massagen selbst erlegte und das „Hobby" meiner eigenen „Rollerei".

WENN UNSER KÖRPER NACH HILFE RUFT

Begriffe, wie Zonen, Reflexe, Ablagerungen werden für Sie jetzt noch „spanisch" klingen. Zu beschreiben ist das gar nicht einfach, man sollte es besser **erfühlen.**

In regelmäßigem Rhythmus sollen Energieströme unseren Körper durchfließen. Sind diese fließenden Energieströme aus irgendeinem Grund unterbrochen, das heißt blockiert, kann der gesamte Stoffwechselhaushalt unseres Organismus nicht mehr reibungslos funktionieren. Das gleiche gilt für eine reibungslose Blutzirkulation. Die klaglose Durchblutung aller Organe ist lebensnotwendig und verantwortlich für die körpereigenen Heilkräfte.

Jedes Organ und jeder Körperteil hat auf den Füßen eine zugehörige Zone. Ist nun ein Organ aus irgendeinem Grund gestört, weil die Energiebahnen verstopft sind, werden wir durch die zuständige Reflexzone aufmerksam gemacht. Es haben sich Ablagerungen in Form von Kristallen, Gift- und Schlackenstoffen gebildet, die sich auf unseren Blutkreislauf, aber nicht nur auf diesen, störend auswirken. Die eine oder andere Ablagerung hat jeder von uns wahrscheinlich schon irgendwann einmal gehabt, sie aber nicht als solche erkannt. Sie kann winzig klein sein oder sich auf eine größere Fläche ausdehnen und dabei auf Druck schmerzend bis stechend reagieren. Jetzt wissen Sie, hier ist eine gestörte Zone. Der Körper ruft nach Hilfe. Sie sollten das beachten, denn eine gesunde Reflexzone schmerzt nicht. Eine Ablagerung fühlt sich an, wie eine im entstehen begriffene Frostbeule, mal weniger, mal stärker empfindlich, weniger oder mehr verhärtet. Mitunter begleitet von einem leisen Juckreiz.

Auf der Fußsohle stören sie natürlich beim Gehen. Sie können aber auch anderswo auftreten, im Gesicht, am Kopf, im Mund, am Gaumen und an jedem Gelenk. Ich spreche aus Erfahrung, denn ich hatte sie überall, mitunter gleichzeitig. Jeder Rheumatiker kennt sicher anhand dieser Beschreibung diese Erscheinungen, er konnte sie nur noch nicht zuordnen, spätestens jetzt wird er das berühmte „AHA"-Erlebnis haben und wissen, was ich meine.

SO FINDEN SIE IHRE GESTÖRTEN ZONEN

Wenn Sie sich meine Empfehlung zu Herzen genommen haben, sich mit den Kenntnissen der FRZM vertraut zu machen, können Sie mir bei diesen und den nächsten Ausführungen schon besser folgen. Ohne jede Hilfe werden Sie sich jedoch schwer zurechtfinden. Für eine erste Information finden Sie im Buch eine Zonentabelle, die Ihnen helfen kann. Mit einem Roller, hier gibt es die verschiedensten Geräte, geht es einfacher, müheloser und trotzdem gezielter. Sie können sich leichter darauf konzentrieren und besser „in sich hineinhorchen". Gehen sie dabei gewissenhaft, aber nicht zu ängstlich vor. Zweifeln sie nicht gleich an der Methode, wenn eine Zone nicht so reagiert, wie Sie es erwartet haben. Selbst eine ernsthaft gestörte Zone kann ohne Reaktion bleiben, wenn sie durch Ablagerungen, Schlackenstoffen und Kristallen so stark verstopft ist, daß sie völlig blockiert ist. Da kann es schon vorkommen, daß Sie erst eine Woche oder länger massieren müssen, bis Sie durchkommen, das wird sich durch einen leisen bis stärkeren Schmerz zeigen. Die Zone könnte aber auch sehr tief liegen, ehe sie erreicht wird.

Andererseits könnte es auch sein, daß bei Ihnen sehr viele Zonen empfindlich reagieren. Keine Angst! Sie sind deshalb noch lange nicht todkrank! Ihr Körper funktioniert nur nicht mehr so, wie er könnte oder sollte. Für einen Uneingeweihten, für den FRZM vollkommenes Neuland ist, ist es gar nicht so einfach herauszufinden, welche Zone im Moment die wichtigste ist, weil vermutlich alles schmerzt, so wie es eben bei Rheumatikern der Fall ist. Deshalb ist es so wichtig, immer alle Zonen zu massieren. Beginnen Sie zunächst mit der händischen Methode. Sie können Ihre eigenen Füße oder die Ihres Partners oder eines anderen Familienmitgliedes herannehmen. Nehmen Sie sich jeder einen bequemen Stuhl mit gerader Lehne und festem Sitz. Keine Fauteuils! Lagern Sie einen Fuß Ihres Partners auf einem Ihrer Oberschenkel und vergessen Sie nicht ein wenig Massageöl in Ihren Händen zu verteilen. Ihre Hände sollten warm sein und die Füße Ihres Gegenübers nicht gerade eiskalt, weil sie gerade von draußen kommen. Die Massage würde sonst eher schmerzhaft ausfallen.

Für diesen Fall wäre es gut, mit Ihren warmen Händen erst die Füße aufzuwärmen. Nehmen Sie sich Zeit, Hektik und Streß sind Feinde Ihrer Gesundheit. Beginnen Sie bei den großen Zehen und arbeiten Sie sich lt. Skizze weiter. Massieren sie Stück für Stück, nicht zu sanft, in kleinen, kreisenden Bewegungen weiter. Ihr Gegenüber wird Ihnen ganz sicher Wohlbehagen oder Unwillen signalisieren und wenn Sie zu Beginn noch nachschauen müssen, welche Zone gerade diesen Unwillen bereitet, wird sicher ein „AHA" ertönen, nach dem Motto, „aha, hier ist die Zone der Schläfe, sie signalisiert meine Migräne", in diesem Falle massieren Sie sanft weiter, um dann abermals die schmerzhafte Zone zu bearbeiten, nie ununterbrochen eine schmerzhafte Zone bearbeiten, der Gequälte muß sich dazwischen wieder ein wenig erholen können, indem Sie einige Male sanft darüberstreichen.

Bei sich selbst können sie natürlich die Situation noch besser erörtern und schneller reagieren. Sie werden bald merken, daß es für die ungeübte, uneingeweihte Hand gar nicht so einfach ist, sich zurechtzufinden. Anstrengend ist es außerdem. Es wird schon einige Wochen dauern, bis die ungeübte Hand trainiert ist. Werden sie nicht ungeduldig, suchen und tasten Sie sich vorsichtig, aber gezielt so lange weiter, bis Sie die entsprechenden Zonen gefunden haben. Meistens sind sie nicht größer als ein Stecknadelkopf, daher auch so schwierig zu finden. Mitunter spüren Sie eine größere, empfindliche Fläche. Kreisen Sie sie so lange ein, bis der Punkt genau gefunden ist. Er wird sich anfühlen, als hätten Sie ein Grießkörnchen entdeckt, das Sie stört, weil es schmerzt, dieses Körnchen muß nun so lange bearbeitet werden, bis es sich auflöst und die Zone wieder schmerzfrei ist, das kann zwei Tage dauern, aber auch vier Wochen. Diese erste Sitzung, wobei alles fremd und neu ist, kann auch eine ganze Stunde dauern, weil dazwischen immer wieder diskutiert wird, weil man noch unsicher ist. Keinesfalls sollten Sie Ihr Gegenüber zu lange bearbeiten und hellhörig sein, wenn es überfordert ist. Machen Sie lieber eine Pause und erholen Sie sich beide. Der Ehrgeiz wird Sie ohnehin von selbst antreiben.

Nun haben Sie bei sich selbst oder Ihrem Partner die ersten Erfahrungen gemacht und werden vermutlich erkennen, daß Sie weiterer Hilfe bedürfen, wie ich sie bereits erwähnte.

Sie sollen auch keinem Masseur Konkurrenz machen, sondern lediglich versuchen, bei kleinen Unpäßlichkeiten sich selbst oder dem Partner zu helfen, aber wenn es Ihnen beiden Spaß gemacht hat und Sie daraus einen Nutzen ziehen konnten, werden Sie es nicht erwarten können, diesen Vorgang so schnell wie möglich zu wiederholen.

BEHELFE ZUR SELBSTANWENDUNG

Wer die Wahl hat,...

Zweck dieses Buches ist, Ihnen die Wirkung von FRZM so hautnah als möglich zu vermitteln und Sie zu animieren, so bald wie möglich damit zu beginnen. Nun haben Sie erkannt, daß diese Art der Massage eigentlich nicht das Wahre ist für Sie, Sie möchten es sich bequemer machen und hätten lieber einen Helfer, um schneller in den Genuß der Massage zu kommen. Oder Sie sind allein und hätten gar keinen Partner, um mit ihm zu tauschen. Grundsätzlich werden Sie sich entscheiden müssen, mit welchem Gerät Sie sich am besten befreunden können. Ich glaube doch, daß ich Ihnen dabei mit einigen Hinweisen zur Seite stehen kann, damit Sie, welche Anwendung auch immer, den größtmöglichen Erfolg für Ihre Gesundheit verzeichnen können.

Wenn Sie vorhaben, sich ein Gerät zuzulegen, kann ich Ihnen auch da behilflich sein, denn ich kenne alle Produkte, die bisher auf dem Markt sind und habe sie hinreichend getestet; ich kann also meine jahrelangen Erfahrungen an Sie weitergeben. Schließlich haben Sie mit der Ausgabe eines bestimmten Betrages die Absicht verbunden, etwas für Ihre Gesundheit zu erstehen. Wer die Wahl hat, hat die Qual, das gilt auch hier und die Entscheidung kann Ihnen niemand abnehmen, doch kann ich Ihnen dabei helfen, eine gewisse Übersicht zu bekommen. Einmal wird die Größe des Gerätes wichtig sein, ein andermal das Gewicht, wenn sie vielleicht viel unterwegs sind, wichtig ist noch das Material, das gefällige Aussehen und das nächste Mal wird die Brieftasche entscheiden.

Es wird zweckmäßig sein, mehrere Geräte durchzuprobieren und zu vergleichen. Mit Sicherheit wird man für ein Bestimmtes seine besondere Zuneigung entdecken. Ganz sicher entscheidet NICHT DIE GRÖSSE, nach dem Motto, wie mir einmal gesagt wurde, kleine Roller für kleine Füße und große Roller für große Füße. Wenn Sie Derartiges vorhaben, nehmen sie sich Zeit und klappern Sie einige Geschäfte ab. Diese Geräte bekommen Sie im Orthopädie-, Sanitäts-, Drogerie- und Reformhandel. In Massageinstituten, Fitness-Centren, Kurhäusern und auch Altenheimen ist ihre Anwendung sehr begehrt, ebenso sind sie in Kaufhäusern, Versandhandel und auch auf Gesundheitsmessen erhältlich.

Scheuen Sie sich nicht, von einem Geschäft wieder wegzugehen, wenn Sie das Gefühl haben, das Gerät in einem anderen Geschäft wäre für Sie passender gewesen. Nachstehend werde ich Ihnen Platten, Roller, groß und mini vorstellen nebst einiger kleiner Behelfe. Eines haben jedoch alle Geräte gemeinsam, sie sind immer nur Behelfe und können nie die manuelle FRZM beim Masseur ersetzen, das ist auch nicht Ziel und Zweck derartiger Produkte. Ebensowenig kann die Anschaffung eines dieser Geräte den Besuch beim Arzt ersetzen oder Sie verleiten, diesen aufzuschieben. Es bleibt auch sicher eine Selbstverständlichkeit, daß fieberhafte, infektiöse oder operative Erkrankungen so schnell wie möglich in die Hände eines Arztes gehören. Auf FRZM verzichten sollten Sie bei Venenentzündung, Thrombosegefahr und Risikoschwangerschaft, es sei denn, Ihr Arzt wäre anderer Meinung.

Das Optimale wäre natürlich die regelmäßige Massage beim Masseur, wobei eine gewisse Regelmäßigkeit allein schon ein gutes Resultat bringt, denn es ist günstiger, einmal im Monat konsequent, als wöchentlich zwei Mal und ein halbes Jahr Pause. Zwischendurch, gewissermaßen als Hausaufgabe, die Selbstanwendung mit Anleitung für den persönlichen Schwerpunkt mittels eines Behelfes, wie es vielfach bereits in Massageinstituten mit Erfolg angewendet wird.

Die Tatsache, daß Massage beim Masseur die wirksamste ist, bleibt unbestritten, schon allein deshalb, weil man sich dieser mit vollem Genuß hingeben kann. Zeit und Finanzen werden für das eine oder andere entscheidend sein.

WELCHE HILFSMITTEL ZUR SELBSTANWENDUNG

Die einfachste und natürlichste Sache wäre das Barfußlaufen, es ist FRZM in Reinkultur, obwohl dadurch nur die Zonen der Fußsohle erfaßt werden. Bei Theiler, in der Schweiz, „Am Stoos" gab es so einen Fitneßparcour, etliche Meter lang, bergauf und bergab und mit unterschiedlich großen und kleineren Steinen versehen. Der Ehrgeiz der Kursteilnehmer lag natürlich darin, diesen Parcour ohne abzusetzen durchzulaufen. Während die Neuankömmlinge noch ziemlich zaghaft, wie auf rohen Eiern dahinzuckelten, liefen die älteren Teilnehmer, die schon länger da waren, bereits zügig bergauf und bergab.

Allerdings sollte man nicht auf den Asphaltstraßen der Stadt, sondern auf der Wiese, im Wald, auf Kies, im steinigen Bachbett, wie Kneipp es gemeint hat, oder im Flußbett laufen. Kinder möchten ganz instinktiv das Richtige tun, sie entledigen sich gerne der Schuhe und Strümpfe, um dann mit Hochgenuß davonzulaufen. Leider müssen sie das oft heimlich tun, weil überbesorgte Eltern sie wieder zurückholen. Uneingeweihte Eltern fürchten eine Erkältung, die Kinder sind ja nicht daran gewöhnt, oder die Eltern schämen sich sogar, wenn ihre Kinder barfuß angetroffen werden. Gerade das Gegenteil wäre der Fall, ließe man sie barfuß laufen, sooft sie das wollten, könnten sie sich in genügendem Maße beizeiten abhärten und wären weniger gegen Erkältungen anfällig. Nicht nur für Kinder ist barfußlaufen zu empfehlen, jedem Erwachsenen, ohne Altersgrenze würde es ebenso bekömmlich sein. Sie meinen, das schaffen Sie nicht? Es würde Ihnen Schwierigkeiten bereiten? Ihre Füße sind zu empfindlich? Das alleine ist schon Grund genug, sich mehr mit Ihren Füßen zu befassen. Die nächste Gelegenheit am Wochenende, im Urlaub, beim Ausflug sollten sie nützen, das Barfußlaufen wieder zu versuchen, um dabei festzustellen, was Ihre Füße dazu sagen. In Gesellschaft oder Gruppen ist das noch lustiger und wird Ihren Ehrgeiz noch mehr herausfordern, Ihren Füßen zuliebe.

Nicht immer aber haben wir Gelegenheit und genügend Möglichkeit, in der Natur zu laufen, vielfach fehlt uns die Zeit und im Winter wird es naturgemäß zu kalt sein, soferne man es nicht gewöhnt wäre.

STEINE, KASTANIEN, KUGELN

Die primitivste und simpelste Art, die Funktion des Barfußlaufens nachzuahmen wäre, mit Hilfe eines Steines, einer Kastanie oder noch besser, einer Kugel, etwa 4–5 cm groß, möglichst alle Bereiche Ihrer Fußsohle systematisch zu bearbeiten, oder Sie stellen Ihren Fuß darauf und rollen mit System von den Zehen bis zur Ferse und wieder zurück.

In Kürze werden Sie spüren wo Ihre Schwachstellen sind, selbst dann, wenn Sie nicht genau wissen, wo welche Zonen sind. Für Sie ist wichtig, hier, wo es schmerzt, ist es besonders notwendig, die Zonen gut zu bearbeiten. Zusätzlich können sie Ihre Fußmuskulatur stärken, eine gute Übung auch für Kinder. Diese Methode ist nicht weltbewegend, aber billig und sicher besser, als Sie würden überhaupt nichts tun.

TRETPLATTEN

Eine weitere Form zur Selbstanwendung ist die Möglichkeit, eine Tretplatte zu verwenden, wie sie bei Theiler, Am Stoos verwendet und verkauft wurden. Ganze Straßen hatten wir gelegt, indem wir eine Platte an die andere reihten und einer nach dem anderen, mehr oder weniger flott, darüberlief. TREMAPLATTEN sind den Steinen nachgeformt, haben größere oder kleinere Noppen und sind aus Plastik gefertigt. Auf ihnen kann man stehend die Zonen der Fußsohlen bearbeiten und mit einigem Geschick auch noch Teile der Ferse, sowie der Fuß-Innen- und -Außenseiten. Die Wirkung erfolgt durch den Einsatz des eigenen Körpergewichtes und man kann sie bei einigen Hausarbeiten gut einsetzen, indem man sie z.B. beim Bügeln verwendet. Während des Tretens vergißt man die aufkommende Müdigkeit. Diese Platten und auch jene, die von DUNGL kreiert wurden, werden auch gerne von Sportlern benützt, um auf dem Stand zu laufen und sich fit zu halten. Diese Platten in unterschiedlichen Größen und aus verschiedenen Materialien sind sehr transportfreundlich, man kann sie problemlos in einen Koffer packen und muß sie auch während des Urlaubes nicht entbehren.

ROLLER

Ebenso in verschiedenen Größen gibt es Rollgeräte, vorwiegend aus Holz, naturbelassen und allergiesicher oberflächenbehandelt, der Optik wegen ein- oder mehrfarbig, mit verschieden vielen Reihen größerer oder kleinerer Kugeln und Rollen, deren Oberflächen erhaben, vertieft, glatt oder gerillt und gelegentlich mit Bürsten ausgestattet sind. Damit der Benützer die Möglichkeit hat, FRZM möglichst gezielt anzuwenden, ist es nötig, daß die Rollen in unterschiedlichen Größen fachgerecht angeordnet sind, um die Erreichbarkeit der Zonen in ihrer Vielfalt zu gewährleisten; denn nur dann, wenn wirklich alle Zonen bearbeitet werden können, die Fußsohle, die Zehen, die Fußinnenseiten, die Fußaußenseiten, die Ferse UND auch noch der Fußrücken, ist es ein gutes Gerät. Außerdem gibt es noch Roller, mit Stiftchen, die in einer Art Vorratsbehälter im Roller integriert sind und für die gezielte Bearbeitung der Zonen variabel einzusetzen sind.

Alle Roller sind sitzend zu gebrauchen, auf manchen kann man auch stehen, bzw. wenn mehrere aneinander gereiht sind, mit einiger Geschicklichkeit auch darauf laufen, ebenso kann man zusätzlich mit manchen Rollern den Rücken massieren.

Nochmals möchte ich wiederholen, wann und wo immer Sie sich ein derartiges Gerät zulegen, verzichten Sie nicht auf eine gute, ausführliche und vor allem, EINE PERSÖNLICHE BERATUNG, nur wenn sie speziell von diesem Gerät überzeugt sind, werden sie es auch verwenden und nicht stiefmütterlich in einer Ecke stehen haben. Eine derartige Beratung schließt natürlich auch mit ein, daß Sie zur Probe darauf rollen dürfen, um die Intensität des Gerätes auch zu erfühlen und gegebenenfalls auch mit anderen vergleichen können.

Meine persönlichen Beratungen beim Verkauf dauerten 1 Stunde für jeden Kunden und wann immer er wollte, konnte er zu einer weiteren Beratung wiederkommen, wenn er unsicher war. Unsicherheit würde Sie daran hindern. Sie würden dann lieber gar nicht rollen und das wäre nicht Sinn der Sache. Bei Unsicherheit oder irgendwelchen Reaktionen bitte noch den Rat eines Fachmannes einholen, aber bitte einen, der von dieser Methode wirklich etwas versteht. Alle diese Rollgeräte sind einfach und simpel, unterschätzen Sie jedoch nicht ihre verblüffende Wirkung.

Wenn Sie nun das gute Stück zu Hause haben, erklären Sie es zu Ihrem Freund und Helfer. Er sollte einen Platz bekommen, wo Sie ihn nicht vergessen oder übersehen können. Ein Platz, auf dem Sie ganz sicher regelmäßig und täglich zu sitzen kommen. Das mag der Eßplatz sein oder ein Platz, an dem Sie Ihre Mußestunden halten, oder auch Ihr Büroplatz, wenn sie dort eher Zeit finden. KEINESWEGS sollte es der Platz sein, wo Sie gewöhnlich fernsehen, denn beides läßt sich nicht vereinbaren.

Wenn Sie rollen, sollten Sie sich nur dieser Sache widmen und alles andere ausschalten. Wählen sie eine Zeit, wo Sie möglichst allein und ungestört sind, kein Radio, keine Nachrichten, höchstens eine sanfte Musik, die Sie gerne mögen und bei der Sie auch entspannen können. Schon gar nicht sollten Sie diesen Freund weiterhin verpackt halten, denn dann würden Sie ihn ganz sicher nicht verwenden, dazu hätten Sie ihn aber nicht erst zu kaufen brauchen.

Die Sitzgelegenheit sollten Sie so auswählen, daß Ihre Beine locker und entspannt, im rechten Winkel hinunterhängen. Je nach Körpergröße wird es nötig sein, den Sitz erhöht zu wählen oder mit einem festen Polster oder Telefonbuch nachzuhelfen. Eine Lehne sollte helfen, Ihren Körper abzustützen. Eine weiche Sitzmöglichkeit oder ein Fauteuil sind gänzlich ungeeignet. Sollte der Roller nicht stabil genug stehen, legen Sie einen kleinen Teppich unter, damit er nicht wegrutschen kann.

Nun beginnen Sie ruhig und sanft mit beiden Fußsohlen gegengleich auf der ganzen Fläche des Rollers gleichmäßig hin- und herzurollen, leicht und ohne Kraft, zum Aufwärmen, nicht lange, 2, 3, oder 4 Minuten genügen.

Später werden Sie etwas kräftiger rollen, aber bitte keinen „Schnelligkeitsrekord" und dennoch mit „viel Gefühl" und „horchen Sie dabei in sich hinein", um festzustellen, wo empfinden Sie das Rollen angenehm und welche Zonen reagieren unangenehm bis schmerzhaft. Selbst bei einer harmlosen Erkältung werden Sie feststellen, daß die betreffenden Zonen von Kopf, Nase und Hals, vielleicht auch Lunge und Bronchien empfindlich reagieren.

Möchten Sie die Intensität noch etwas steigern, erzielen Sie eine intensivere Massage, indem Sie, zur Verstärkung der Intensität ein Bein auf das andere stellen, um es zu belasten und so weiterrollen. Sollte Ihre Erkältung auch die Stirnhöhlen in Mitleidenschaft gezogen haben, werden Sie bei der Massage der Zehenkappen umgehend darauf hingewiesen, weil hier die Zonen der Stirnhöhlen sind. Wenn die Wirkung nun zu stark ist, gehen sie zurück auf die einfache Wirkung, indem Sie den Fuß nicht mehr mit dem anderen belasten.

Hier zeige ich Ihnen nun die Möglichkeit, wie Sie alle Zonen bearbeiten können. Je nach Gerät, das Sie verwenden, wird es eintscheidend sein, ob Sie ein komplettes Programm durchziehen können. Bei der Vielzahl an Rollgeräten sollte es nicht schwerfallen, das passende Stück zu finden.

Wichtig ist auch, daß Sie sich ein gewisses System zurechtlegen, um keine Zone zu vergessen oder vernachlässigen, denn wie bereits erwähnt, ist es ganz wichtig: IMMER ALLE ZONEN zu rollen! Wenn sie immer eine bestimmte Reihenfolge beibehalten, kann das nicht passieren. Grundsätzlich arbeiten Sie sich von den Zehen in Richtung Ferse durch, der Reihe nach: Fußsohlen · große Zehen · kleine Zehen · Fuß-Außenseiten · Fuß-Innenseiten · Fuß-Mittelfeld · Ferse · Fußrücken.

Jene Zonen, die Sie mit Ihrem Gerät nicht erreichen können, sollten sie händisch oder mit einem Mini-Helfer fertigbearbeiten.

Sie selbst werden bestimmen, ob Sie eine anregende oder beruhigende Wirkung erreichen möchten, indem sie kräftig, also anregend (aktiviert Kreislauf und die anderen Körperfunktionen), oder sanft, beruhigend, sedierend rollen wollen, z.B. bei Spannung, Streß, Sorgen, Kummer, Ärger oder Schlaflosigkeit. In diesem Fall beziehen Sie auch die Zonen des Sonnengeflechtes mit ein, auch hier nur ganz sanft und leicht dahinrollen. Nur sanft und ohne Kraft können sie beliebig lange rollen, bis Sie das Gefühl haben, es geht Ihnen wieder besser. Auch wenn Sie nicht schlafen können, nehmen Sie die Beine aus dem Bett, der Roller könnte neben dem Bett stehen, wenn Sie wissen, daß Sie nicht durchschlafen können, und rollen Sie etwa 5 bis 10 Minuten, ganz sanft, das dürfte genügen, daß Sie wieder weiterschlafen können.

Bei Schmerzen versuchen Sie genau den Punkt zu finden, der schmerzhaft ist. Diese Stelle drücken Sie nun intensiv, so gut Sie es ertragen, lassen locker und wiederholen den Vorgang so lange, bis es Ihnen wieder besser geht. Wenn Ihnen allerdings ein Zahn Kummer bereitet, weil er herausgehört, nützt die beste Massage nicht, da hilft nur noch der Zahnarzt. Anschließend an das Drücken rollen sie immer wieder sanft zur Entspannung.

WIE OFT UND WIE LANGE

In der ersten Woche wird es genügen,
wenn Sie täglich 3 x 5 Minuten rollen
in der zweiten Woche etwa 3 x 10 Minuten und
ab der dritten Woche etwa 3 x 15 Minuten,
später, wenn Ihr Körper daran gewöhnt ist, kann es länger werden, je nachdem, wie wohl Sie sich dabei fühlen.

NICHT LÄNGER UND NICHT ÜBERTREIBEN! wenn Sie die Wohltat bis zur Neige genießen möchten; Ihr Körper muß sich langsam daran gewöhnen.

Wenn Sie gerade erst beginnen, reichen 5 Minuten nicht für ein ganzes „Programm", für Fußsohlen, Fuß-Innenseiten, Fuß-Außenseiten und den Fußrücken. Verteilen Sie in diesem Fall die Zeit über den ganzen Tag, auf 3 x 5 Minuten; in 15 Minuten schaffen Sie es bequem.

Wann immer Sie ein unbehagliches Gefühl verspüren, an Händen, Füßen oder am ganzen Körper zu schwitzen beginnen, nehmen Sie einfach die Zeit zurück, Sie gehören dann zu den sensibleren Typen, die auf die Massage intensiver ansprechen, aber HÖREN SIE NICHT AUF! IMMER WEITER ROLLEN! Es gibt Personen, die rollen für die gleiche Wirkung 2 Minuten, wofür andere 10 Minuten rollen. Denken Sie nicht, wenn fünf Minuten so gut sind, wie gut muß dann erst eine halbe Stunde sein.

Zum besseren Verständnis möchte ich Ihnen noch ein ganzes Programm bebildert zeigen, jene Zonen, die Sie mit Ihrem Gerät nicht erfassen können, versuchen Sie händisch zu erreichen.
Genaue Anleitung siehe Seiten 78 und 79.

GENAUE ANLEITUNG

1. Auf einem kleinen Teppich steht Ihr Rollgerät rutschsicher.
2. Beginnen Sie sanft, mit beiden Beinen auf dem Roller, gegengleich zu rollen.
3. So rollen Sie intensiver und können Ihren Kreislauf in Schwung bringen. Horchen Sie in sich hinein, wo es schmerzhafte Stellen gibt.
4. Rollen sie mit System ein ganzes Programm von den Zehen bis zur Ferse.
5. Mit den kleinen und großen Zehen umklammernd rollen Sie die Zonen für Kopf Stirn- und Kieferhöhlen.
6. Bringen Sie den Fuß in äußere Seitenlage, damit Sie die Zonen für die Gelenke von Schultergürtel, Ellenbogen, Hüfte und Knie bearbeiten können.
7. Mit innerer Seitenlage rollen Sie die Zonen für die Halswirbelsäule und
8. weiter bis zur Ferse die restlichen Zonen der Wirbelsäule.
9. Wenn Sie ein Gerät haben oder finden, wo Sie so rollen können, wäre das optimal, wenn nicht, müssen Sie ein bißchen künsteln, um diese Stellen zu erreichen. Hier sind die Zonen der Genitalien, ganze Ferse rollen! sowohl Innen- als auch Außenseiten.
10. So eine erhabene Rolle wäre nun ganz wichtig für die Zonen der Niere und die inneren Organe, intensiv und kräftig rollen, zur Entgiftung, Schmerzen zeigen Ihnen, wie wichtig diese Entgiftung ist, es wird eine Weile dauern, bis Sie hier schmerzfrei rollen können. Zur Not tut es aber auch ein kleiner Ball, eine Kugel oder Kastanie, damit Sie gut in die Mulde kommen.
11. Bettlägrige rollen liegend im Bett und können so ihre Muskeln aktivieren.

    Nun zeige ich Ihnen, wie Sie die Zonen bearbeiten können, wo Sie mit einem Roller nichts ausrichten würden. Solche Doppelkugeln gibt es in unterschiedlichen Ausführungen. Die Großen sind ein wenig unhandlich und schwer, in einem Durchmesser von ca 4–5 cm gerade richtig. Wenn Sie keine haben, massieren sie händisch.
12. Für den Rist,
13. für die Knöchel, hier bitte auch händisch gut in die Grübchen massieren. Hier, wo die Grübchen sind, sind die Lymphzonen, ganz wichtig zum entstauen und entgiften.

14. Für die Ferse, in Richtung Wade, gut hinaufmassieren.
15. Weiters die Problemzonen der Oberschenkel bei Cellulitis.
16. Den Rücken lassen Sie sich mit fremder Hilfe verwöhnen
17. und den Nacken könnten Sie wieder selbst bearbeiten. Vorwiegend für alle Rheumatiker und alle, die mit den Gelenken ihre liebe Not haben, sind solche kleine Helfer unentbehrlich.
18. Stützen Sie Ihre Hände am Tisch ab und rollen mit Gegendruck von allen Seiten bis über die Handgelenke.
19. Dann nehmen Sie eine Kugel, kann auch Knetmasse sein, und drücken Sie sie kräftig knetend mit den Händen.
20. Mit einem Bleistift oder schmalem, runden Greifhölzchen sollten Sie schließlich noch die Finger abrollen,
21. dann das Hölzchen mit den Zehen fassen und wieder hinlegen, ganz so einfach, wie es aussieht ist es nicht, ich meine für den Kranken.
Zonentafeln siehe Seiten 73 – 78.

Nun gibt es noch eine weitere Möglichkeit für die schmälere Brieftasche oder für die Platzsparenden, oder für jene, die bereits ein Gerät zu Hause haben, jedoch an ihrem Arbeitsplatz auf das Rollen nicht verzichten wollen, für sie wäre etwas Kleines, Handliches genau richtig, das sich auch vortrefflich für die Reise eignet. Im Handel gibt es solche stangenähnlichen Hölzer, kürzer oder länger, glatt oder gerillt, dünner oder stärker. Auch hier muß man ausprobieren, ob man eine sanftere oder intensivere Massage möchte. Ich zeige hier ein kleines Rollholz, das durch seine Kerben und Rillen eine sehr gute, intensive Massage gewährleistet, dennoch sind diese Rollhölzer nicht für eine gezielte RZM geeignet, sie dienen eher zum Kennenlernen der Materie. Auch Skeptiker werden in Kürze überzeugt sein, daß man mit derlei Hilfsmittel mehr machen kann, als bloß „Füße massieren". Wenngleich man damit nur eine begrenzte Menge an Zonen erreichen kann, sind der Fantasie des Benützers keine Grenzen gesetzt, die Füße damit optimal zu bearbeiten. Die wohltuende Wirkung wird jedoch bald zur Überzeugung führen, daß die Anschaffung eines kompletteren Gerätes mit umfangreicheren Möglichkeiten sympatischer und wünschenswerter wäre. Das Mini-Gerät kann trotzdem noch gute Dienste leisten, zum Weitergeben an andere, die eben auch mit einem kostengünstigen Mini-Gerät beginnen möchten. Routinierte Benützer derartiger Geräte wissen bereits aus Erfahrung, daß man nur einmal auf Urlaub fährt, ohne seinen Helfer mitzunehmen, das nächste Mal ist er sicher dabei, weil er sich inzwischen als unentbehrliches Requisit entpuppt hat und man zu der Einsicht gekommen ist, schade um jede Minute, die man versäumt, für sich zu nützen.

Diese Anleitung soll natürlich für jeden zusätzlich zur Therapie verstanden werden und nicht anstatt der empfohlenen Therapie.

GESUNDHEITSSANDALEN

Der Ordnung halber möchte ich in diesem Zusammenhang noch diverses Schuhwerk erwähnen, dessen Sohlen mit kleinen Gumminoppen oder Stiftchen versehen sind, die einige mm hoch und in etwa 2mm breit sind. Die Noppen sind den Zonen angepaßt, entsprechend länger oder kürzer, z. B. in der Fußmitte sollen sie schon eher länger sein, um die Zonen der Niere tatsächlich zu massieren. Hier ist bei der Dauer des Tragens Vorsicht geboten, denn man ist versucht, derartiges Schuhwerk den ganzen Tag zu tragen. Viele Kunden kamen zu mir, denn sie wollten auch außerhalb der Zeit, wo sie nicht rollen konnten, etwas Gutes tun und wunderten sich abends, soferne sie das ausgehalten haben, wenn ihre Füße heiß und angelaufen waren. Selbst Stunden wären für den Anfang zu viel. Wie auch bei allen anderen Behelfen müssen sich die Füße erst daran gewöhnen und die empfohlenen Zeiten, anfangs nur einige Minuten, sollten unbedingt eingehalten werden, sonst schleppen Sie sich abends nur noch mühselig dahin, weil Ihre Fußsohlen jucken und brennen und Sie es nicht erwarten können, sich der Sandalen zu entledigen. Leider können sich die Benützer den Zusammenhang nicht erklären und meinen dann, es wäre kein gutes Produkt. Also bitte die Zeiten genauso steigern wie bei einem Gerät, in etwa 1. Woche 2–3 Mal eine halbe Stunde, 2. Woche 2–3 Mal eine Stunde und später kann man dazu übergehen, die Sandalen halbtags zu tragen. Das Befinden wird entscheiden. Ich kann sie einen ganzen Tag lang tragen, denn ich habe keine empfindlichen Zonen mehr, für mich ist es angenehm anregend und einen ganzen Tag auf einer Messe eine wahre Wohltat.

EINLEGESOHLEN MIT ANGEDEUTETEN ZONEN

Solche Sohlen werden aus verschiedenen Materialien gefertigt und mit angedeuteten Zonen versehen. Meist haben sie beiliegend noch Zonentafeln. Diese Zonentafeln zeigen, wo sich aufgrund der Linienführung die Zonen befinden. Eine Wirkung darf man sich davon nur dann erwarten, wenn die Zonen hoch genug gearbeitet sind.

AUCH DIE HÄNDE HABEN ZONEN

Anfangs schrieb ich, daß ich mich vorwiegend mit den Zonen der Füße befassen möchte, der Ordnung halber möchte ich doch erwähnen, daß wir auch auf den Händen Zonen haben. Wer nun aus irgendeinem Grund keine Möglichkeit hätte, seine Füße zu massieren oder vielleicht nur ein Bein hat, kann die Hände zu Hilfe nehmen. Natürlich können wir auch ein übriges tun und die Hände zusätzlich massieren. Sooft wir gerade daran denken und die Hände gerade nicht beschäftigt sind, beim Lesen, beim Fernsehen, in der Straßenbahn oder in einem Wartezimmer könnten wir unsere Hände bearbeiten. Wenn Sie Ihre Hände gedanklich neben Ihre Füße stellen, jeweils rechts oder links, dann können Sie anhand der Zonentabellen erkennen, wo die Zonen auf den Händen sind. Also gehen Daumen mit den großen Zehen, Finger mit den kleinen Zehen, Fußsohlen mit dem Handteller und jeweils Innen- oder Außenseiten sowie Fußrücken mit Handrücken konform. Wenn Ihr Roller aus irgendeinem Grund trotzdem zu Hause bleiben mußte, bearbeiten sie Ihre Hände und wer überhaupt kein Gerät hat, kann nicht nur seine Hände, sondern auch seine Füße mit den eigenen Händen bearbeiten, er hat sie ja immer dabei. Selbst wenn Sie nicht oder nicht so gut über die Zonen Bescheid wissen, kann es nie schaden, wenn Sie Ihre Hände systematisch bearbeiten, kneten und drücken, denn irgendwo ist immer eine Zone, der es guttut.

Fairerweise muß man dazu sagen, daß man bei den Zonen der Hände länger arbeiten muß als bei den Füßen, bis die gleiche Wirkung erreicht ist. Daher ist es empfehlenswert, mit einem Rollholz oder einem Rollgerät ergänzend auch die Hände zu bearbeiten.

BRIEF HERZNER

„Training" mit einem Roller

Gekauft habe ich mir das Gerät, weil ich seit langem ein Anhänger der „natürlichen Fußreflexzonenmassage" bin, an die der Mensch seit Urzeiten durch Barfußlaufen sicher gewöhnt ist, auf die er aber – bei heutiger Lebensweise – verzichten muß.

Leidend im medizinischen Sinn bin ich nicht, ernähre mich eher gesundheitsbewußt und betreibe regelmäßig Gymnastik und etwas Sport; letzteres jedoch kaum barfuß, da meine Füße ziemlich empfindlich sind, bzw. waren.

Die erste Rollerei belehrte mich durch ungute Schmerzstellen und einige „Ablagerungen" (am Unterarm und über dem Rückgrat) rasch darüber, daß in meinem Körper offenbar doch einige Organe und Regionen nicht so waren wie sie sein sollten. Dies alles und immer wieder einmal neu Auftretendes habe ich inzwischen weggerollt und kann auf einmal auch recht gut barfuß über Schotter und Wiesen laufen. Ganz allgemein fühle ich mich durch das Rollen aktiviert und gegen verschiedene innere Disfunktionen und Verspannungen geschützt.

Die deutlich bessere Durchblutung der Füße und Beine nach dem Rollen brachte mich übrigens auf die Idee, auch meine zu wenig beanspruchten Handflächen zu rollen. Dazu verwende ich nach einigem Herumprobieren gerne geriefte Roller. Ergebnis: Verbesserte Durchblutung der Hände und das Gefühl, besser „zupacken" zu können.

Sehr geehrte Frau Zwölfer, dies zu Ihrer freundlichen Verwendung als Referenz.
Robert Herzner („Der Einkauf")

ROLLGERÄTE FÜR BETTLÄGRIGE

Ich kann mich noch sehr gut daran erinnern, wie hilflos ich mich fühlte, wenn ich aus dem Bett wollte und mich außerstande sah, das allein zu bewältigen. Not macht erfinderisch!

Aus welchen Gründen Sie auch immer an das Bett gefesselt sein mögen, machen Sie den Versuch mit einem Gerät. Es sollte senkrecht stehend, am Fußende fixiert werden und so positioniert, daß Sie ihre Füße, selbst liegend, daraufstellen können (Abb. 12). Also Gerät und Ihre Füße darauf, stehen senkrecht im Bett (siehe Anleitung). Dazu werden Sie den Roller vermutlich mit Decken oder Telefonbüchern auf der Matratze unterlegen müssen. Für einen einigermaßen geschickten, hilfreichen Bastlerfreund dürfte es kein Problem sein, den Roller dann mit Schrauben am Fußende zu befestigen. Haben Sie bitte keine Hemmungen, das Bett zu beschädigen, die Gesundheit ist in jedem Fall wichtiger und sollte vorgehen. Eine weitere Möglichkeit wäre noch, den Roller mit einem guten Doppelklebeband am Fußende anzubringen, allerdings ist diese Variante weniger stabil und haltbar, vielleicht gerade zum Probieren gut.

Für mich war es eine ungeheure Erleichterung, wenn ich, im Bett liegend, 5 – 10 Minuten die Fußflächen rollte und anschließend wesentlich leichter aus dem Bett kam. So konnte ich auch nachts, wenn ich nicht schlafen konnte, mich mit sanftem Rollen wieder beruhigen, und später neuerlich einschlafen.

Nun rollen Sie so gut und so lange Sie das eben vermögen. Nur nicht überanstrengen! Auch wenn es das erste Mal nur 2 Minuten wären, nächstes Mal sind es vielleicht schon 3 oder 5. Unterstützen Sie Ihre Beine durch Unterlegen eines Polsters, denn Sie sollten sich auch nicht verkrampfen. Bleiben Sie dabei gut zugedeckt, die Bettwärme wird die Wirkung noch unterstützen.

Stehen Sie nicht gleich auf, um die Wirkung noch nachklingen zu lassen. Sie werden fühlen, daß sich die Muskelpartien bis zu Ihren Schultern hinauf erwärmen und daß der gesamte Bewegungsapparat gut entspannt und aufgelockert wurde, Sie fühlen sich wesentlich besser und nun wird es Ihnen ganz sicher leichterfallen, aus dem Bett zu kommen.

Seien Sie auch nie so leichtsinnig, wie ich einmal war. Ich wollte meinem Mann die Hände entgegenstrecken, damit er mich besser herausziehen sollte. Leider tat er das mit gutgemeintem Schwung, sodaß ich eine Weile brauchte, um mich wieder zu erholen. Nehmen Sie in so einem Fall lieber einen Besen und halten Sie sich am Stiel fest, dann können Sie selbst bestimmen, mit welchem Schwung Sie sich herausarbeiten. Es wird nicht so schnell gehen, aber sicher weniger schmerzhaft.

Wenn Sie für längere Zeit an das Bett gefesselt sind, wiederholen Sie diese Anwendung des Rollens, sooft Sie dazu das Bedürfnis haben und fühlen, daß es Ihnen guttut.

Wenn Ihr Problem darin bestand, überhaupt aus dem Bett zu kommen, kann ich vielleicht mit einem weiteren Tip helfen. Ich selbst habe mich mit jenem Fuß, der eine freie Bettaußenseite hatte, bei der Matratze eingehakt, um einen besseren Widerstand zu haben, mich dagegen gestemmt, um mich dann hochzuziehen. Nun könnten Sie Ihr Rollgerät auf den Boden stellen, besser noch, es steht schon da, und noch im Bett sitzend, mit einer Decke umhüllt und erwärmt, mit dem Rollen fortfahren.

Es gehört äußerste Disziplin, sehr viel Konsequenz und eiserner Wille dazu, wenn man sich ohnehin nur sehr mühselig bewegen kann, sich rundherum nicht wohl fühlt und von Schmerzen geplagt ist. Trotzdem bitte nicht aufgeben, raffen Sie sich auf, immer wieder versuchen.

Es wird Sie ein ungeheures Glücksgefühl durchströmen, wenn Sie sich selbst besiegt haben und nun besser fühlen. Es wird Ihnen Antrieb geben, es immer und immer wieder zu versuchen. Partner und Familienangehörige können hier unendlich viel zur Ermutigung tun und zum Durchhalten helfen und motivieren. Ihrer beider Mühe wird sich lohnen, ich wünsche Ihnen dazu viel Erfolg.

DER KLEINE UNTERSCHIED – DIE WIRKUNG BLEIBT

Der Reflexologie verdanke ich meine Gesundheit. Natürlich versuche ich, mich weiter zu informieren und auf dem Laufenden zu bleiben. Ich habe Seminare im In- und Ausland besucht, habe mich durch die einschlägige Literatur gelesen und schließlich meine Füße von so vielen Händen wie nur möglich bearbeiten lassen. Wenn ich den Masseur wechselte, dann nicht, weil ich unzufrieden war, sondern oft, weil ich nun wissen wollte, wie man anderswo arbeitet. Mit größtem Erfolg. Ich kann daher nur raten: wenn Sie einmal besonders nett zu sich sein wollen, dann gönnen Sie sich eine Massage. Eine besondere Wohltat für mich ist die Kombination der FRZM und einer Ganzkörpermassage. Diese Kombination macht nicht jeder Masseur und ist auch nicht für jeden Anfänger zu empfehlen, je weniger gut der Allgemeinzustand ist, umso belastender diese Form der Massage, und je besser Sie sich fühlen, so wie ich heute, umso mehr wird man diese Massage genießen.

Die Kombination der Massage durch den Therapeuten mit einer Rollermassage ist einfach optimal, so holen Sie das meiste für Ihre Gesundheit heraus und belasten am wenigsten Ihre Geldbörse. Ist Ihr Interesse einmal geweckt, werden Sie das Bedürfnis haben, mehr darüber zu erfahren und immer wieder zu improvisieren, je nachdem, wie der Masseur bereit ist, Sie zu unterstützen.

In diesem Zusammenhang möchte ich Sie auf kleine Unterschiede aufmerksam machen, um Ihnen die Verwirrung und Verunsicherung zu ersparen, die diese scheinbaren Meinungsverschiedenheiten der Experten und Autoren auch bei mir verursacht haben.

Die verschiedenen Expertenmeinungen beziehen sich in erster Linie auf unterschiedliche praktische Erfahrungen. Über die Wirksamkeit der FRZM besteht längst kein Zweifel mehr. Die unterschiedlichen Erfahrungen der Therapeuten beruhen meiner Meinung darauf, daß es so viele unterschiedliche Füße wie Menschen gibt. Ich habe bereits darauf aufmerksam gemacht, daß jeder anders reagiert, und daß die Reaktionen auch heute anders als morgen sein können. Sie werden erleben, daß ein Zonenpunkt „verrutscht oder weitergewandert" erscheint, weil Ihr Zustand heute anders als gestern ist, weil eine Zone heute normal und gestern entzündet war, weil Ihre Schmerzen heute gesteigert und gestern weniger stark waren. Dadurch entstehen meiner Meinung nach die geringfügig unterschiedlichen Abweichungen bei den Zonentabellen, die Sie beobachten können, wenn Sie sich etliche Tabellen hernehmen und vergleichen. Nie jedoch kann eine Zone für den Kopfbereich in der Nähe der Ferse plaziert sein. Würde Ihnen so etwas unterkommen, wäre diese Tatsache nicht ernst zu nehmen.

Wenn wir allerdings immer im Sinne der Ganzheitsmethode arbeiten und IMMER ALLE ZONEN BEARBEITEN, dann können wir diese kleinen Differenzen ignorieren. Außerdem wollen wir nicht nur Therapie für erkrankte Organe, sondern gleichzeitig Gesundheitspflege als Vorsorge betreiben.

Ein wesentlicher Unterschied besteht dennoch bei den Zonentabellen, die üblicherweise aus der Sicht des Therapeuten dargestellt sind. Er sitzt dem Patienten gegenüber, daher ist für ihn der linke Fuß rechts und der rechte Fuß links. Die Zonentafeln in diesem Buch habe ich jedoch vorwiegend zur Selbstanwendung der FRZM geschaffen. Sie brauchen daher bei der Anwendung die Zonen nicht mehr „geistig umzudrehen". Die Zonen sind für Sie so dargestellt, wie Sie Ihre Füße auf einem Gerät stehen haben. Auch hier gilt jedoch der Grundsatz, soferne Sie IMMER ALLE ZONEN bearbeiten, können Sie diese Unterschiede ignorieren.

Wesentlicher erscheint mir da schon die Tatsache der gegengleichen Behandlung der Kopfzonen, denn die rechte Hirnhälfte ist für die linke Körperseite zuständig und umgekehrt die linke Hirnhälfte für die rechte Seite. Über diese Tatsache wird nicht in jedem Buch gleich informiert und auch nicht jeder Masseur ist dieser Ansicht. Wieder gilt das gleiche, immer alle Zonen, dann gibt es keine Probleme, allerdings ist es besser, wenn ich mein schmerzendes linkes Ohr intensiver auf dem rechten Fuß massiere und mein rechtes Auge am linken Fuß. Dies gilt jedoch nur für die Kopfzonen und sollte auf Erfahrungswerte aufgebaut sein.

Grundsätzliche Auffassungsunterschiede gibt es auch bei den technischen Hilfsmitteln, d.h., Instrumente verschiedener Formen, wie Stäbchen, Bleistifte oder Metallstäbchen, die vom Fachmann zur intensiveren, mitunter aber auch zur brutaleren Massage dienen, ich finde, daß damit die Schmerzgrenze ziemlich überschritten wird und so mancher Patient, der sich das erste Mal in die Hände eines Masseurs mit derlei Methoden begibt, wird sich gut überlegen, ob er das nochmals macht, schade. Es sei denn, diese Stäbchen, etc. werden für die sehr wirksame Ohrakupressur verwendet, dann hat es Sinn, denn die Finger sind zur Auffindung dieser Zonen zu plump.

Andere wieder meinen, wie ehemals mein Arzt, Hände weg von Selbstbehandlung, sie würden mit den verschiedensten Geräten keine gezielte FRZM gestatten. Nicht nur meine Meinung, sondern auch das

Resultat habe ich mir aufgrund langjähriger Erfahrung gebildet und hier dargelegt. Es stimmt, man kann die Zonen der eigenen Füße nur sehr schwer erreichen; bewegungseingeschränkte Personen meist gar nicht. Abgesehen davon, ist eine Entspannung durch die Anstrengung behindert. Mit meinem Roller allerdings konnte ich beweisen, daß man es sehr wohl schaffen kann, die Reflexzonen gezielt zu bearbeiten. Möglicherweise fehlen dem Fachmann hier Erfahrungswerte und er ist automatisch und routinemäßig dieser Ansicht, allerdings wird es für jeden Patienten andere Motive geben, die letzten Endes entscheidend sind, wobei probieren immer noch über studieren geht.

Thesen in dieser Richtung sollten nicht nur auf Theorie beruhen, sondern auf erprobten Tatsachen basieren. Vielleicht bin ich die erste mit diesen Erfahrungswerten, weil es vor mir noch nie jemand versucht hat, doch das ist kein Grund, aus Unkenntnis diese Tatsachen abzusprechen.

Ich habe mich bemüht, Ihnen FRZM in Eigenregie so gut wie möglich nahezubringen, NIE JEDOCH, das ist auch meine ehrliche Meinung, können Sie mit einem Gerät oder sonstigem Behelf, so gut es/er auch sein mag, die händische, persönliche, einfühlsame Massage beim Therapeuten ersetzen. Das heißt aber nicht, daß ich meine Erfolge geringschätzen müßte. Ich habe den Beweis angetreten, ich habe meine Polyarthritis besiegt, die wohl schlimmste, schmerzhafteste und am schwierigsten zu behandelnde Erscheinungsform von Rheuma. Ich wollte daran glauben, ich wollte gesund werden, ich mußte daran glauben, ich hatte keine andere Wahl, ich glaubte daran – und wurde gesund.

Diese, meine Einstellung mag der einzige Unterschied sein, der meinen Erfolg ausmachte und den Erfolg eines anderen vielleicht in Frage stellt.

Ein ganzes Jahr lang habe ich mich selbst behandelt und war sehr wohl in der Lage, gezielt zu massieren und habe – allerdings nach einigem Lehrgeld – gelernt, richtig zu dosieren, und diese Erfahrung kommt nun Ihnen zugute. Trotzdem genieße auch ich die einfühlsame Hand des Therapeuten – zusätzlich – noch immer und immer mehr.

Wer also in der glücklichen Lage ist, über genügend Zeit und finanzielle Mittel zu verfügen, für den ist es keine Frage, Gerät oder Masseur. Die eindeutige Antwort ist, DER MASSEUR IN EINEM FACHINSTITUT, und nebenbei, als Hausaufgabe zu Hause, nach Anleitung, ein Rollgerät.

Alle Zonen

1-8 Zähne 1-8
1 Kopf, Großhirn
2 Schädeldach, Scheitel
3 Stirn u. Kieferhöhlen
4 Hirnstamm, Kleinhirn
5 Schädelbasis
6 Hypophyse
7 Trigeminus
8 Schläfe, Kiefer, seitlich
9 Nase
10 Nacken
11 Hals
12 Augen
13 Ohren
14 Obere Lymphwege
15 Schilddrüse
16 Nebenschilddrüse
17 Schultergürtel
18 Schultergelenk
19 Lymphknoten, Achsel
20 Oberarm
21 Ellenbogen
22 Lungen, Bronchien
23 Sonnengeflecht mit Zwerchfell
24 Mageneingang
25 Magen
26 Magenausgang
27 Zwölffingerdarm
28 Bauchspeicheldrüse
29 Leber
30 Gallenblase
31 Nebenniere
32 Niere
33 Harnleiter
34 Blase
35 Dünndarm
36 Blinddarm
37 Ileocoecalklappe
38 Aufsteigender Dickdarm
39 Querlaufender Dickdarm
40 Absteigender Dickdarm
★ Thymusdrüse Imunsystem, **Allergie**

41 Mastdarm
42 Darmausgang
43 Herz
44 Milz
45 Knie
46 Keimdrüsen, Hoden oder Eierstock
47 Ischias
48 Ganzes Bein
49 Bauch- und Beckenraum
50 Gebärmutter od. Prostata
51 Penis od. Scheide
52 Mastdarm, Hämorrhoiden
53 Halswirbel 1-7
54 Brustwirbel 1-12
55 Lendenwirbel 1-5
56 Kreuzbeinwirbel
57 Steißbeinwirbel (Steißbein)
58 Hüfte
59 Leiste, Leistenkanal
60 Lymphe, Unterleib
61 Eileiter
62 Bauchdecke
63 Brustbein, Brustkorb
64 Brust
65 Beckenbereich
66 Zwerchfell
67 Unterbauch, Beckenbereich
68 Eierstock u. Eileiter od. Hoden u. Nebenhoden
69 Entspannung, Unterleib, Wallungen, Periodenschmerzen
70 Lymphe, Oberkörper
71 Lymphsee, Brustlymphgang
72 Gleichgewichtsorgan, Innenrohr
73 Mandeln
74 Schilddrüse, Hals
75 Mandeln
76 Unterkiefer
77 Oberkiefer
78 Zunge
79 Kehlkopf
80 Luftröhre, Speiseröhre

So steht Ihr linker Fuß auf Ihrem Rollgerät

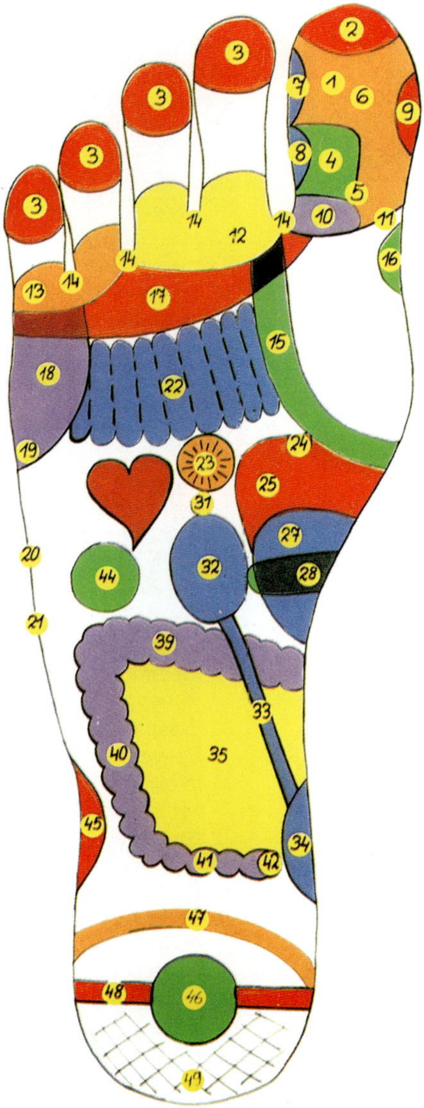

So steht Ihr rechter Fuß auf Ihrem Rollgerät

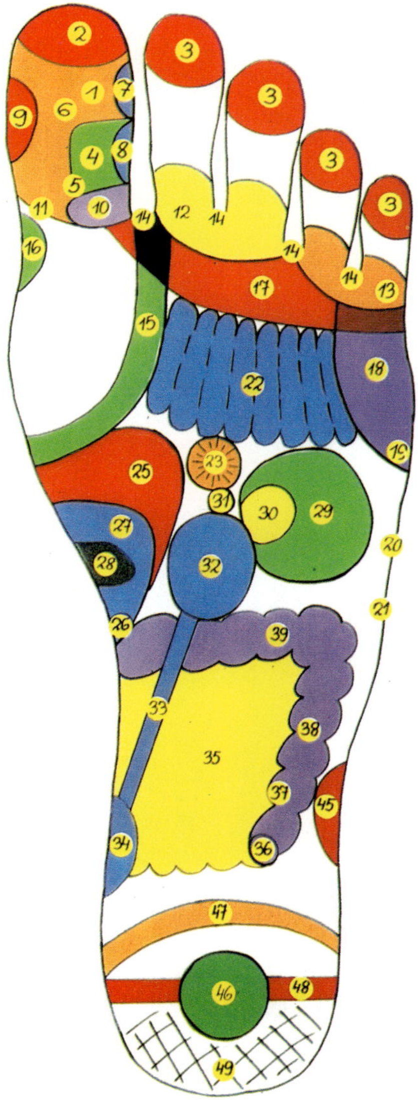

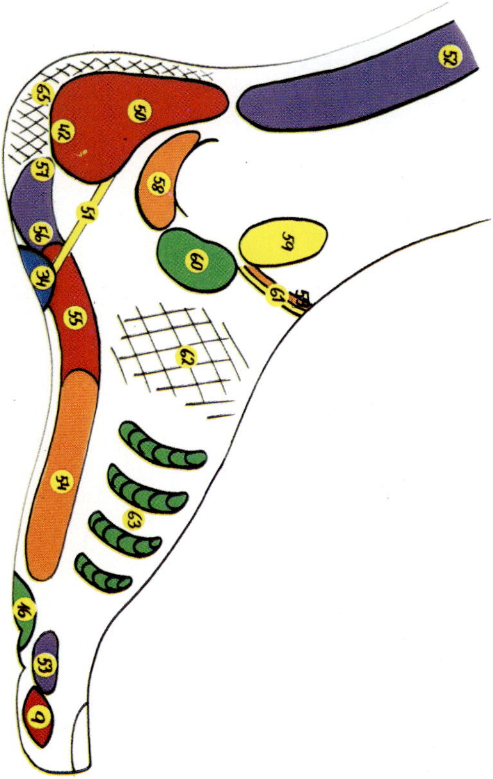

Fuß-Innenseite

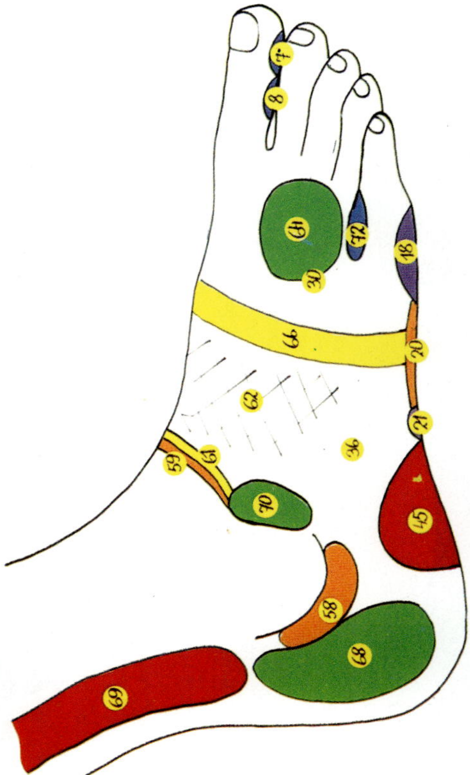

Fuß-Außenseite

Fußrücken

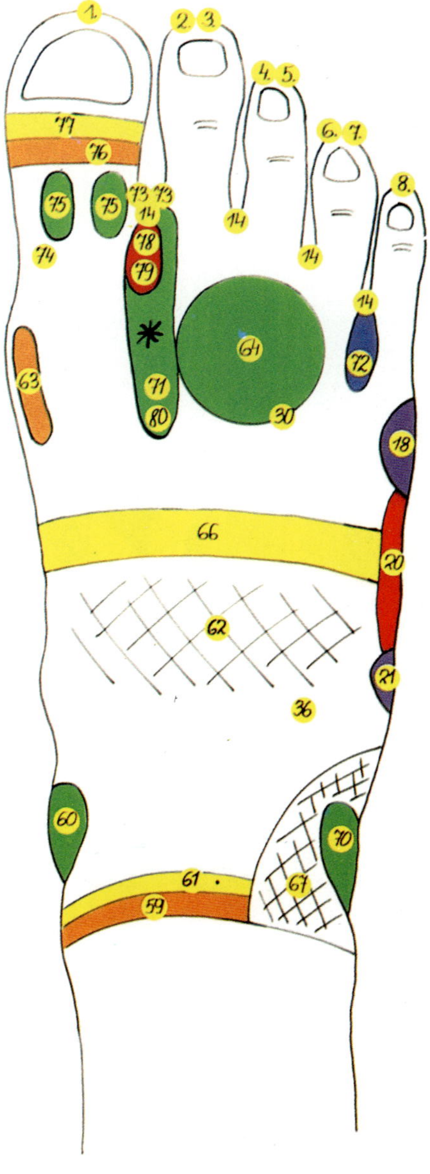

1.
2.
3.
4.
5.
6.
7.
8.
77
76
75
75
73
73
14
78
79
74
14
14
14
64
72
63
71
80
30
18
66
20
62
21
36
60
70
61
67
59

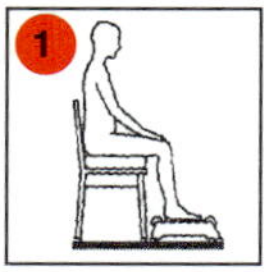

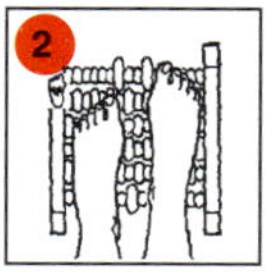

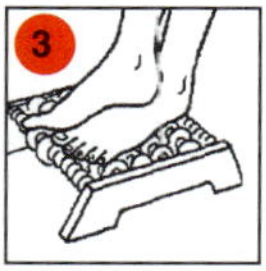

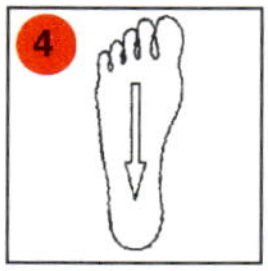

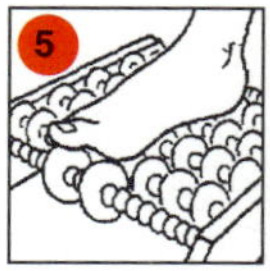

Genaue Anleitung

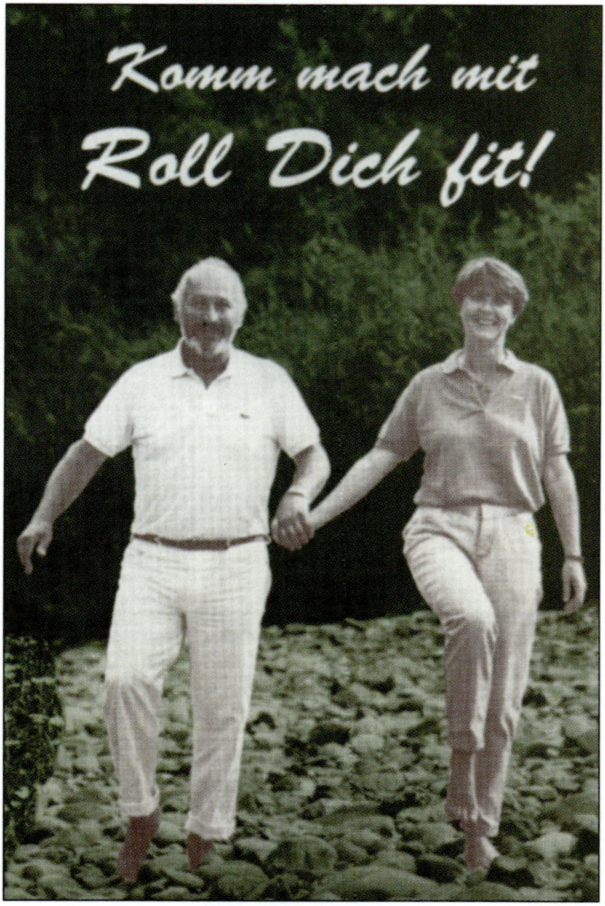

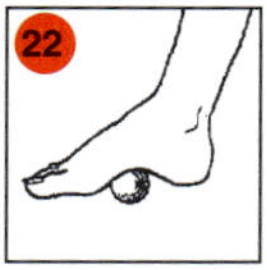

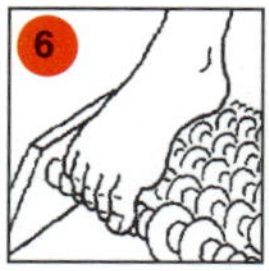

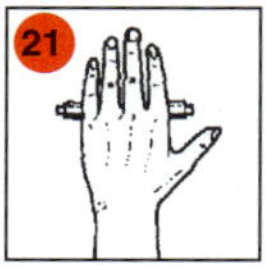

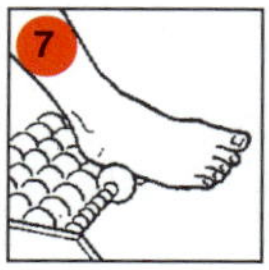

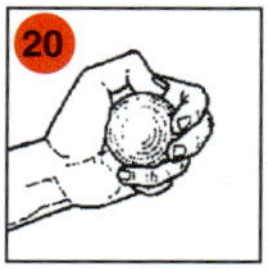

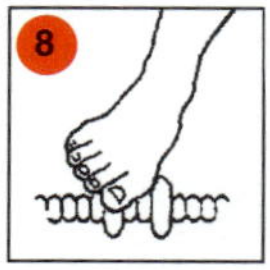

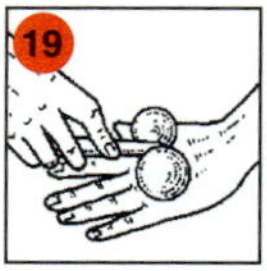

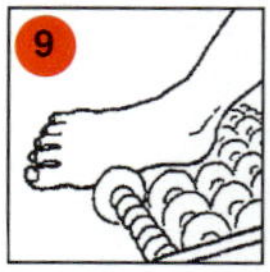

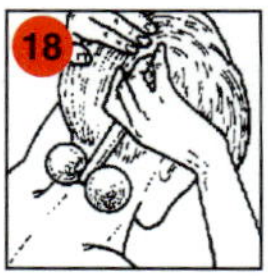

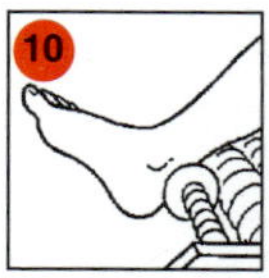

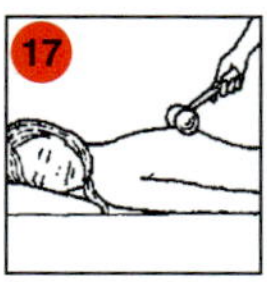

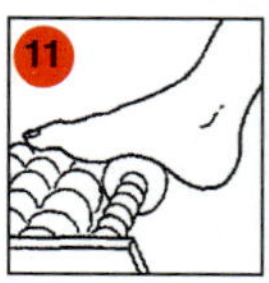

mit dem Rollgerät

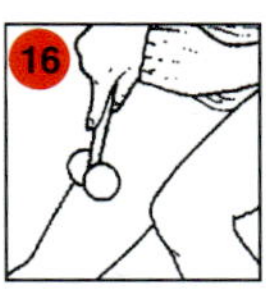

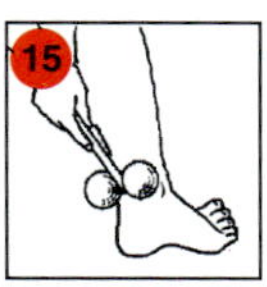

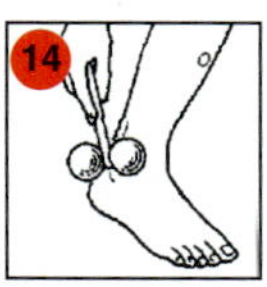

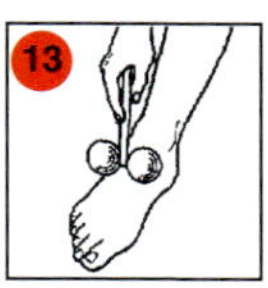

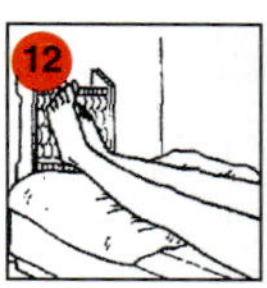

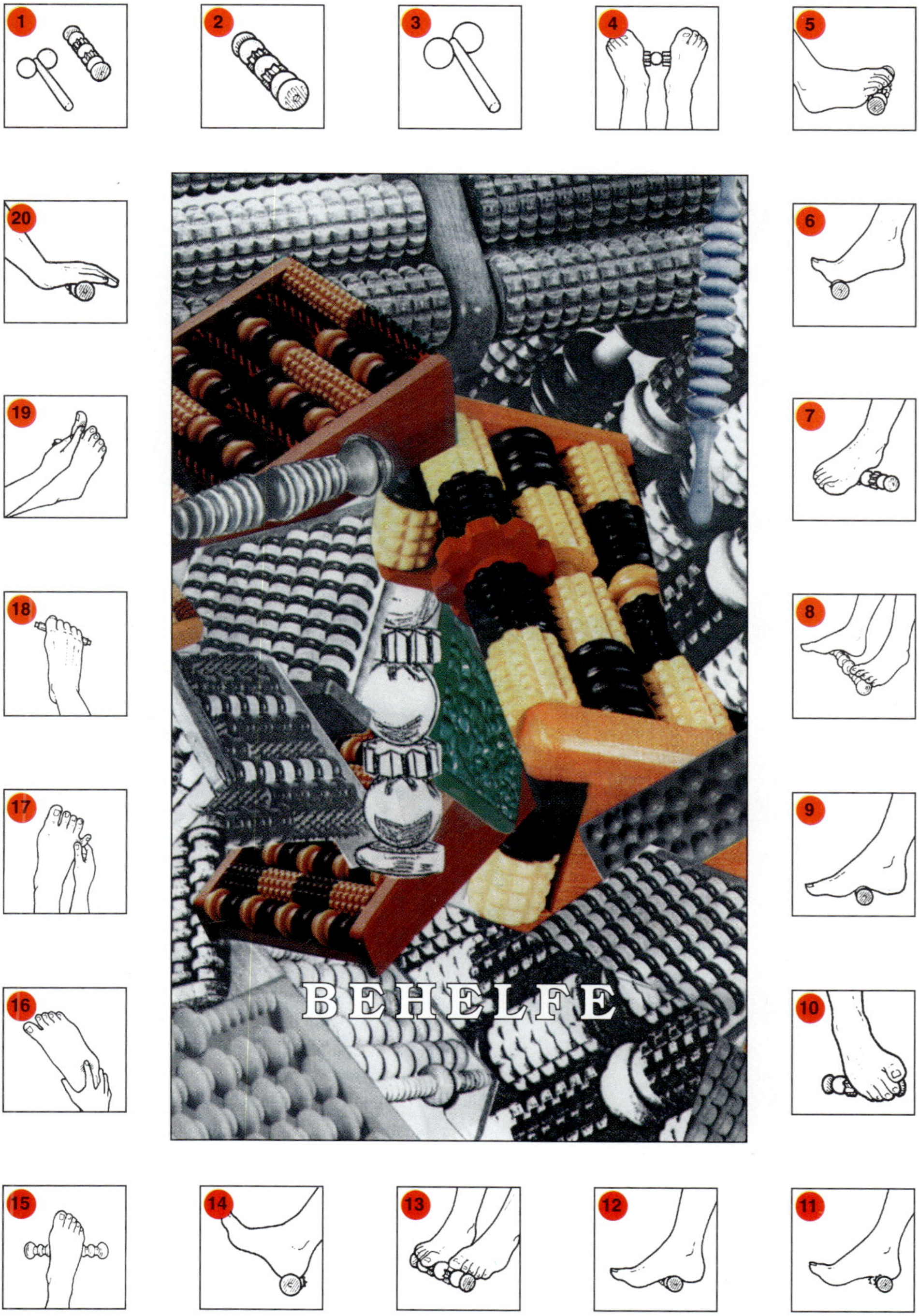
1
2
3
4
5
6
7
8
9
10
11
12
13
14
15
16
17
18
19
20
BEHELFE

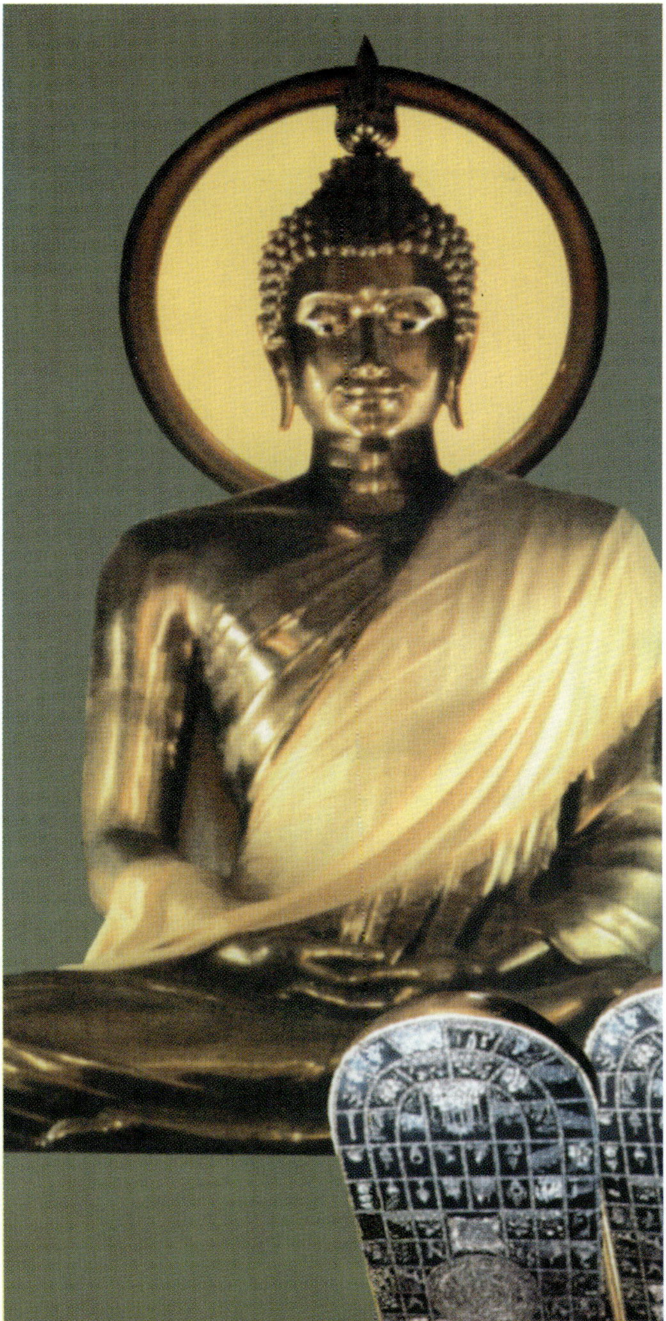

WO LIEGT DIE ALTERSGRENZE?

Es gibt keine. Bei einem meiner Kurse „Am Stoos" in der Schweiz konnte ich miterleben, wie die Eltern eines Babys in die FRZM eingeweiht wurden. Dieses Baby von 6 Monaten lag anfangs noch völlig apathisch da und nahm nicht im geringsten am Geschehen seiner Umwelt teil, blickte nicht auf seine Eltern und war nicht imstande, nach einem Gegenstand, den man ihm hinhielt, zu greifen. Die behandelnden Ärzte in Deutschland ließen den Eltern keine Hoffnung und teilten ihnen vorsichtig mit, daß dieses Kind nie würde eine normale Schule besuchen können. Sie waren verzweifelt und hoffnungslos und konnten Herrn Theiler nicht glauben, daß er ihnen versprach, dieser Zustand würde sich hier bessern. Überglücklich durften wir alle miterleben, wie das Baby am Tag vor der Abreise seinen Kopf nach den Eltern richtete, sie selbst mit seinen Augen suchte und zur Freude von uns allen von selbst nach einem ihm hingehaltenen Kochlöffel griff und fest umklammerte. Einen Kochlöffel deshalb, weil dieses Kind bisher noch gar kein Spielzeug besaß, es hätte damit auch nichts anfangen können.

Einen überzeugenderen Beweis für FRZM konnte es für uns gar nicht geben. Tränen der Freude rannen nicht nur über die Wangen der Eltern. Die Therapie hatte bis dahin 14 Tage gedauert und die Therapeuten arbeiteten mit unendlich viel Einfühlungsvermögen, das sie auch auf die Eltern übertrugen, die sich mit Feuereifer an die Sache machten. Hier konnte man dem Baby trotz größtem Einfühlungsvermögen nicht ganz ersparen, daß es ein wenig von den Schmerzen spürte, allerdings mußte man immer wieder beruhigen und dann wieder sanft weitermachen. Diese Massagen dauerten weit länger als bei Erwachsenen. Um den Preis dieses Erfolges mußte man ihm diese geringgehaltenen Schmerzen aufladen. Den Eltern blieb noch ein sehr umfangreiches Programm für zu Hause, doch der Anfang war gemacht, nun konnten sie mit Überzeugung zu Hause weitermachen.

Bei meinen eigenen Enkelkindern, zuletzt bei dem Jüngsten, Christopher, eben 6 Wochen alt, (Juli 1996), konnte und kann ich beobachten, daß er bei Massage auf den Füßen – man kann ja mit dem Daumen die ganze Sohle erfassen – einen ganz verklärten, wonnigen Blick bekommt, und man sieht ihm an, bitte mehr davon, es ist so schön.

Das andere Extrem, meine Mutter, rollte bis zu ihrem 99. Geburtstag und erfreute sich bester Gesundheit und versorgte ihren Haushalt zur Gänze bis zu ihrem 98. Lebensjahr. Der Roller hielt sie auf Trab. Sie war geistig und körperlich fit und hätte den Roller auch nicht mehr missen mögen. Allerdings hatte sie die Einstellung zur FRZM durch meine Begleitung Am Stoos überzeugt, denn sie durfte meine wiedergewonnene Gesundheit miterleben und sich noch viele Jahre mit mir freuen. Meine Meinung ist auch, ohne Roller hätte sie dieses gesegnete Alter nicht erleben dürfen, denn alt werden will jeder, krank werden keiner. Sie zeigte uns mit ihrer Einstellung, wie man mit 99 noch jung bleiben kann.

FRAGEN SIE IHREN ARZT

Hin und wieder hatte ich diesbezüglich schon einige Erwähnungen gemacht, nun möchte ich noch einmal ganz deutlich darüber schreiben. Leider ist die Reflexologie trotz zunehmenden Interesses noch immer viel zu wenig bekannt. Immer wieder fragte ich meine Kunden, die über gute Erfahrungen mit dem Zwölfer-Roller berichteten, was der zuständige Arzt dazu meint, und immer wieder hörte ich, was ich ohnehin schon wußte: der Arzt hört vielfach gar nicht hin, ignoriert es oder hat in Ermangelung eigener Erfahrung nur ein arrogantes, mitleidiges Lächeln parat. Andere Kunden meinten, sie würden ihren Arzt erst gar nicht fragen, denn die Antwort kann man sich ja denken. Ganz Mutige nahmen den Roller ins Krankenhaus mit und versteckten ihn, und die Mutigsten nahmen ihn mit und benützen ihn sogar vor den Augen des Krankenhauspersonals, weil sie, einmal begonnen, ja nicht unterbrechen sollten. Nun möchte ich jeden, der ähnliche Erfahrungen gemacht hat, animieren: STEHEN SIE DAZU!

Wenn Sie gute Erfahrungen machten, dann verheimlichen Sie diese nicht, es ist Ihr Körper, dem Sie Gutes tun wollten, oder taten. Wer sollte Sie aus welchem Grund daran hindern wollen? Voraussetzung ist natürlich eine gute Beratung und Information, die Ihnen versichert, daß dagegen im Krankenhaus nichts einzuwenden ist, und der über Ihre Diagnose Bescheid weiß. Diese Ärzte gibt es immer öfter, die sich erfreulicherweise nach ihrem Studium, mitunter auch paralell, der Komplementärmedizin widmen, weil sie wissen und spüren, daß zunehmend danach gefragt wird. Gehen Sie also nicht zum Internisten, um ihn zu fragen, ob ihre Mandeln heraus müssen sondern zum HNO-Facharzt, der dafür zuständig ist. Wenn Sie schon mit Ihrem Arzt im Gespräch sind, fragen Sie ihn weiter, was er von der FRZM hält, ob, und welche Erfahrungen er bereits gemacht hat. Lassen Sie sich nicht entmutigen, wenn er davon gar nichts hält; welche Argumente hat er dagegen? Lassen Sie sich von Argumenten, die nicht stichhaltig sind, nicht beeindrucken, drehen Sie den Spieß um. Wenn niemand von seinen Erfolgen berichtet, woher sollte ein Arzt dann Bescheid wissen.

Wenn er sich mit dieser Methode noch gar nicht vertraut gemacht hat, berichten Sie ihm von Ihren Erfahrungen und Fortschritten, nur so kann man die Erfolge dieser Methode bekanntmachen und verbreiten. Ich selbst hatte auf diesem Gebiet sehr viele beeindruckende Erlebnisse, die mich immer wieder dazu aufforderten, ja nicht aufgeben. Letzten Endes will ich auch mit diesem Buch nichts anderes, als zu beweisen, was man erreichen kann – wenn man will.

URSACHEN BEKÄMPFEN STATT SYMPTOME BEHANDELN

Für Rheuma und Polyarthritis, ebenso wie für das weite Feld der chronischen Erkrankungen, wird es wichtig sein, daß in Zukunft ein Weg gewählt wird, der keine Symptombehandlung mehr ist, sondern Ursachenbekämpfung. Das wird für das 3. Jahrtausend ein gewaltiges Umdenken erforderlich machen, wenn die Medizin auf Dauer erfolgreich sein und bleiben will. Die Psychologen werden mehr Arbeit bekommen, und es wird sich die wirtschaftliche Frage stellen, welcher Weg der billigere sein wird: ein friedliches Miteinander von klassischer Schulmedizin und Komplementärmedizin mit Abklärung der psychologischen Ursachen, oder jeder geht weiterhin den Weg für sich und mit mehrmaligen, teuren Behandlungen ohne Ende und einer Flut von Kosten, die niemand mehr tragen kann und will.

Diese Frage wird sich in Zukunft auch dem Patienten mit chronischen Erkrankungen stellen. Er wird lernen müssen, umzudenken, ob er sich mit den steigenden Kosten der Kassen- und Rezeptgebühren einverstanden erklärt oder sich auf die Suche nach Methoden begibt, die für ihn etwas unbequemer, für seine Gesundheit jedoch erfolgreicher und kostengünstiger werden. Der Patient mit chronischer Erkrankung wird mit unserem heutigen Gesundheitssystem auf der Strecke bleiben, und den Kostenbeitrag, den man von ihm erwarten wird, kann er gleich für eine erfolgreichere Behandlung mit dauerhafterem Erfolg einsetzen. Das aber auch nur dann, wenn er bereit ist, rechtzeitig Eigeninitiative und Eigenverantwortung für seine Gesundheit zu übernehmen. Wenn er bereit ist, seine Lebensführung zu ändern; nur dann wird er sich eine neuerliche Kur oder Operation ersparen, wenn ihm endlich klar wird, daß es an ihm liegt, beizeiten schon die Vernunft walten zu lassen. Es wird eine Zeit dauern, ehe Sie erkennen, wo Sie beginnen müssen, etwas zu ändern. Hoffentlich lehrt nicht erst die Erfahrung den einen oder anderen, klug zu werden.

ROLLGERÄTE UND FUSSPILZ

Bei den vielen Füßen, die ich sehr genau betrachtete, mußte ich feststellen, daß Fußpflege leider nicht so eine Selbstverständlichkeit ist, wie man annehmen möchte und oft nicht annähernd so intensiv, wie die Pflege der Hände, selbst wenn diese einer regelmäßigen Kontrolle und Schönheitskur unterzogen werden. Was ich hier meine, ist Fußpilz, der sich sehr vehement ausbreiten kann und nicht gewillt ist, von sich aus seinen Wirt wieder zu verlassen. Er ist ein treuer Begleiter, solange man ihn tun läßt, was er will. Verlassen Sie sich ja nicht darauf, daß sich dieses Übel von selbst erledigt. Abgesehen davon, daß er Ihre Gesundheit beeinträchtigt, breitet er sich ganz schnell aus und je länger Sie ihn gewähren lassen, umso länger wird der Kampf gegen ihn dauern. Noch dazu finde ich, ist es eine Zumutung für die Mitmenschen, mit Fußpilz öffentliche Badegelegenheiten zu benützen. Selbst innerhalb der Familie kann man die anderen anstecken und sollte entsprechende Vorsorge betreiben.

Also, Fußpilz gehört in die Hände von Fachleuten. Besuchen Sie in diesem Fall einen Hautarzt oder ein Fußpflegeinstitut und bringen Sie eine ganze Menge Geduld mit, denn Fußpilz ist sehr ausdauernd, viele Betroffene unterbrechen eine begonnene Behandlung, die ihre Zeit braucht. Seien Sie tolerant genug und vermeiden Sie während dieser Zeit den Besuch öffentlicher Anlagen, wo es möglich ist, andere anzustecken. In vieler Hinsicht kann der Fußpfleger, wenn er gleichzeitig auch Masseur ist, Ihnen helfen, die Sprache Ihrer Füße besser zu verstehen und wird Ihnen, nicht nur bei Fußpilz, sondern auch bei anderen Unregelmäßigkeiten oder Deformationen helfen, die Sprache Ihrer Füße besser zu verstehen. Sie werden sich wundern, was Füße alles erzählen können.

Damit Sie auch in diesem Fall problemlos mit einem Rollgerät arbeiten können, sollten Sie, Ihrer Familie zuliebe Ihre Füße mit einem Desinfektionsmittel behandeln und selbst mit dünnen Socken rollen. Im Zusammenhang mit einem Rollgerät, das auch von anderen benützt wird, besser ein Desinfektions-Puder verwenden, womit Sie den Roller gründlich einstreuen sollten.

Wenn sie vorhaben, sich ein Gerät zuzulegen, das Sie zunächst zur Probe rollen möchten, sollten Sie, und jeder andere auch, mit Socken auf dem fremden Gerät rollen und jeder verantwortungsbewußte Verkäufer wird dafür sorgen, daß das Gerät mit einem Desinfektionspuder behandelt wurde, es sollte sichtbar auf einem Platz, nächst den Geräten stehen.

PFLEGE IHRES ROLLGERÄTES

So sauber Sie auch mit Ihren Füßen umgehen sollten, bitte nicht mit Ihrem Roller. Baden mag er nämlich überhaupt nicht. Ich weiß, wovon ich spreche, denn ich habe so meine Erfahrungen. Manche Leute, die es besonders gut und gründlich meinten, steckten das gute Stück in die Badewanne und schrubbten es gründlich mit Bürste und Waschmittel. Sie wunderten sich dann, daß der Roller diese Vorgangsweise übelnahm. Das Holz quoll entsprechend auf, dadurch wurden die Löcher, in denen die Stangen fixiert sind, locker und die Stangen mußten sich lösen und herausfallen. Auch die Rollen quollen auf und verloren die Paßform. Überdies sind die Eisenstangen oft mit Silikon oder Ähnlichem besprüht, damit sie besser gleiten und nicht quietschen. Dieses Gleitmittel würde durch etwaige Naßbehandlung entfernt und ein neuerliches Schmieren ist gar nicht einfach. Sollte es dennoch nötig sein, geben Sie einige Tropfen Silikonspray in die Löcher der Rollen und schwenken anschließend den Roller nach links und rechts, um die Flüssigkeit besser zu verteilen. Wenn Sie sonst noch etwas Gutes tun wollen, können Sie ihn noch von Zeit zu Zeit trockenbürsten, das muß jedoch nicht sein. Er möchte es auch nicht besonders warm, bitte nicht in Ofennähe stellen, das Holz würde austrocknen und auch dann könnten sich die Stangen lösen und die Rollen fallen heraus.

Schließlich gab es auch noch Reklamationen, wenn der Hund ihn als sein Eigentum mißbrauchte, weil er daran so gut knabbern konnte. Bitte besorgen Sie ihm einen schönen Knochen, der Roller ist nur Ihnen vorbehalten.

POST, DIE MICH ERREICHTE

Innerhalb der vielen Jahre hat sich natürlich eine reiche Korrespondenz angesammelt, die ich auch noch gefördert habe, indem ich meine Kunden um ihre schriftliche Meinung und Stellungnahme ersuchte. Die erfreulichen Reaktionen blieben nicht aus, ich könnte ein eigenes Buch damit füllen. Hier möchte ich nur einige Beispiele bringen.

Beispielsweise war eine Frage, was man machen sollte, wenn aus Urlaubsgründen eine längere Pause eingetreten war.

Kommentar: Sollte jemand aus irgendwelchen Gründen wirklich aufhören oder eine längere Pause machen (müssen), dann bitte nachher wieder wie am Anfang beginnen und langsam die Zeiten steigern, denn die während der Pause wieder angesammelten Gift- und Schlackenstoffe müssen wieder sanft gelöst und abtransportiert werden. Intensiveres Vorgehen könnte Probleme bringen, denn der Körper käme mit dem Abtransport der Giftstoffe nicht nach. Eine Dame erhielt einen Roller geschenkt und war unsicher. Es dauerte lange, bis sie endlich schrieb.

Kommentar: Schade um jeden Tag, der durch solche Zweifel verloren ist und schade um den Erfolg, der durch Zweifel gefährdet ist. Ein schnellerer Entschluß hätte ihr besser genützt.

Dr. K. aus der Waldviertler Gesundheitsschule:

Prim. Dr. K. befaßte sich mit seinem Team mit naturnahen Alternativen, um seinen Gästen zu helfen, die bei ihm in Wochenendseminaren ihren Weg zur Gesundheit finden sollten, denn er meinte: Gesundheit ist erlernbar. Der Möglichkeiten gab es dort mehrere, u.a. Heilfasten, biologische Vollwertkochkurse, Energieflußübungen, Akupressur und Fußreflexzonenmassagen. Diese Seminare waren überaus begehrt, denn man konnte sich ein Wochenende lang mit Energie aufladen und volltanken. Wertvolle Möglichkeiten nahm man mit nach Hause, um sie dann weiter zu praktizieren.

Prim. Dr. K. hatte damals mit dem Roller bereits Freundschaft geschlossen und meinte dazu: „Es bedarf doch keiner besonderen Betonung, denn es ist inzwischen auf weiter Ebene bekannt, daß FRZM eine gute, wirksame Methode ist, denn jede Möglichkeit, die in einfacher, täglich zu Hause anwendbarer Form zur ganzheitlichen Gesunderhaltung beiträgt, ist zu begrüßen. Voraussetzung ist allerdings die Bereitschaft, selbst etwas zur Erhaltung seiner Gesundheit beizutragen, denn:

Wenn ein einzelner Mensch mit sich eins ist, wird seine Familie glücklich,
Wenn die Familie glücklich ist, wird die Gesellschaft gesund,
Wenn die Gesellschaft gesund ist, wird die Welt friedlich."

DAS PARADESTÜCK EINES NEGATIVBEISPIELES

Hier möchte ich von einer sehr netten, sehr intelligenten, äußerst lebensbejahenden Frau berichten, die zur gleichen Zeit mit mir im Krankenhaus lag. Damals ging es ihr, verglichen mit mir, glänzend. Auch nach dem Krankenhaus blieben wir noch im Kontakt und beobachteten gegenseitig unsere Entwicklung mit Interesse. Während es mit mir immer mehr bergab ging, ging es ihr vorübergehend besser. Ihr Hoch, (sie hatte nur mit einem Daumen Probleme), und mein Tief dauerten ungefähr ein Jahr. Dann erfuhr ich von dem Seminar in der Schweiz. Wir wollten beide dahin fahren und ich hatte bereits für uns beide gebucht. Leider konnte sie dann nicht mitfahren, denn sie mußte in der Wohnung Ordnung schaffen, Fenster putzen, ect. Also fuhr ich, wie bereits erwähnt, in Begleitung meiner Mutter, die nur mitgefahren war, um mir behilflich zu sein.

Als ich wieder zurückkam, trafen wir einander wieder und sie freute sich ehrlich über meine Besserung. Ausführlich berichtete ich ihr mit großem Enthusiasmus von der für mich neuen Methode. Sie hielt leider nichts von der Sache. Dann kam die große Wende. Während sich mein Zustand ohne Medikamente, jedoch mit FRZM ständig besserte, ging es ihr von Mal zu Mal schlechter. Man kann sich vorstellen, wie sehr ich angesichts meiner Fortschritte überzeugt war und wie sehr ich mich bemühte, auch sie zu überzeugen. Leider vergeblich. Ihr Zustand wurde schlimm und schlimmer, es folgten einige Spitalsaufenthalte mit intensiven Anwendungen von Gold bis Cortison. Wieder aus dem Krankenhaus erklärte sie mir allen Ernstes, sie wäre jetzt zufrieden, denn sie hätte ihre Polyarthritis inzwischen mit Medikamenten voll unter Kontrolle. Während sie mir verharmlosend von den ohnehin geringen Cortison-Dosen erzählte, erwähnte sie auch, daß ihr jetzt die Haare ausgingen, aber sie hoffe, daß sie wieder nachwachsen würden.

Zu diesem Zeitpunkt hatte man noch nicht so viel Erfahrung, es war zwischen 1984 bis 1986 und sie erhielt diese Dosen lange Zeit ununterbrochen. Außerdem hatte sie familiäre Probleme, die sie etwas starrköpfig zu lösen versuchte, denn sie war weder innerhalb noch außerhalb der Familie zu Gesprächen bereit. Die Familie zerfiel schließlich. Ich redete, ich redete, wollte ihr begreiflich machen, daß diese negative Denkungsart das Allerschlechteste für sie wäre, unter diesen Umständen KANN sie gar nicht gesund werden. Sie soll sich aussöhnen und wieder Frieden schließen, doch sie war in ihrer Meinung erstarrt und fuhr von einer Kur zur anderen, sie konnte es sich leisten, denn nach dem Zerfall der Familie hatte sie das Haus verkauft, um den Preis des Friedens und der Familie, denn sie beschuldigte ein Miglied der Familie zu Unrecht eines Vergehens. Dann trafen wir einander etwa halbjährlich und trotz weiterer Cortisongaben und drei bis vier Kuraufenthalten jährlich ging es ihr immer schlechter.

Ab 1992 wurden ihre Knochen brüchig und auf der Haut bildeten sich offene Wunden, die behandelt wurden, abheilten und an anderer Stelle wieder aufbrachen. Sie kam aus dem Bett nicht mehr heraus und wollte auch nicht mehr in die Öffentlichkeit gehen. Jetzt erst ließ sie sich kein weiteres Cortison mehr geben. Sie wollte auch keine weiteren Treffen, wir telefonierten nur mehr, aber auch diese Telefonate wurden immer seltener. Ab 1994 war sie dann ganz bettlägrig. Einen Besuch lehnte sie ab; schreiben konnte sie nicht mehr, auch lesen konnte sie nicht, weil es ihr unmöglich war, ein Buch zu halten. Ihr Mann ging in Pension und pflegte sie. Fast war es mir unangenehm, sie anzurufen, doch ich merkte, daß meine Anrufe sie freuten und rief das letzte Mal vor einer Woche an, es war der 15. Oktober 1996. Dabei erlebte ich eine große Überraschung. Nach meiner Frage, wie es ihr gehe, war ihre Antwort, „Sie meinen die Polyarthritis, ach so, die habe ich vergessen; Beschwerden? habe ich keine, es geht mir gut, ich bin zufrieden. Ich hatte im März einen Schlaganfall, seither bin ich sehr vergesslich, das ärgert mich ein bißchen."

Sie erzählte weiter, sie habe keine Schmerzen, keine Probleme mit Morgensteifigkeit, ist nicht mehr unbedingt an das Bett gefesselt und fährt mit ihrem Mann ein bis zwei Mal in der Woche ins Grüne irgendwo zum Essen, sie kann aber auch selbst Kleinigkeiten zubereiten, oder sie hilft ihrem Mann beim Essen richten. Während der Cortisonzeit hatte sie an Gewicht viel zugenommen und jetzt ist sie sehr, sehr schlank, hat aber auch sehr wenig Appetit und ißt nur kleinste Mengen.

An die familiären Probleme erinnerte sie sich nur ganz vage, fast kam ich mir in diesem Drama komisch vor, daß ich an etwas rührte, das sie offenbar abgelegt hatte. Meiner Meinung nach ist der Schleier des Vergessens die beste, barmherzigste Lösung für sie, jetzt ist alles verdrängt, sie hatte ja den Schlaganfall, nun kann sie auch ihr Schicksal annehmen.

Ich könnte mit weiteren Briefen ein eigenes Buch füllen, doch das war nicht die Absicht, ich wollte nur Betroffenen zeigen, daß sie mit ihren Schmerzen nicht allein sind, wollte aber auch aufzeigen, daß man nur Erfolge haben kann, wenn man bereit ist, zu probieren, denn schließlich, wer nicht wagt, kann nicht gewinnen. Ich hätte die Erlaubnis, den vollen Namen anzuführen, doch angesichts dieses Schicksals erschien es mir unfair.

BEI IHNEN GIBT ES KEINE STÖRUNGEN

Sie haben nun durch irgendeine Methode, Massage, treten auf einer Platte, laufen auf Steinen oder rollen versucht, ihren Gesundheitszustand zu ergründen. Siehe da, es hat sich nichts gezeigt, weder eine empfindliche Stelle noch ein unangenehmes Drücken. Sie sind zu beglückwünschen, wenn Sie zu den wenigen gehören, die absolut gesunde Füße haben, denn dann ist es auch Ihr Körper, der sich vollkommener Gesundheit erfreuen darf. Dann gehören Sie sicher auch zu den Menschen, die so natürlich wie nur möglich leben. Dennoch können Sie etwas für sich tun, damit es so bleibt und Sie sich Ihre Gesundheit erhalten. Sie können vorbeugend massieren, egal auf welche Art und Weise.

SIE HABEN DEN HILFERUF VERSTANDEN

und haben erkannt, daß etwas geschehen muß. Sie haben sich (hoffentlich) vorgenommen, für Ihre Gesundheit tätig zu werden. Nun kommen meistens die Gründe, warum dies nicht möglich ist, weil – nicht genügend Zeit vorhanden, weil – die nötigen Finanzen fehlen, weil – an Ihrem Wohnort kein Masseur ist, weil – Sie (NOCH) kein geeignetes Gerät besitzen, weil – Sie gerade Urlaub machen wollen, umso besser, genau die richtige Zeit, für sich etwas zu tun. Glauben Sie mir, solange Sie sich trotz aller Wenn und Aber selbst den Zeitpunkt wählen können, ist es immer noch besser, als das Schicksal bestimmt diesen Zeitpunkt. Ganz sicher ist es dann zu einer Zeit, die weitaus schlechter ist, als hätten Sie noch selbst wählen können und dann sagen müssen: hätt ich nur...

Nun haben Sie sich entschieden. Gehen wir daran, uns Ihre Füße näher zu betrachten. Sie fühlen gelegentlich schmerzhafte Druckpunkte. Die Intensität des Druckschmerzes an Ihren Reflexzonen richtet sich nach der Menge der Ablagerungen an Gift- und Schlackenstoffen in Form von Kristallen, kleiner oder größer, oft sind sie ganz deutlich zu fühlen und man meint, ein kleines Grießkörnchen zu ertasten, das nicht größer als ein Stecknadelkopf ist, manchmal läßt sich dieses Körnchen auch verschieben. Es kann auch sein, daß diese Stellen bläulich oder gerötet sind. Jedenfalls müssen diese Ablagerungen nun gezielt aufgelöst und wegmassiert werden. Je nach Schmerzhaftigkeit der Punkte sollte der Heilreiz dreimal täglich drei bis fünf und schließlich zehn bis fünfzehn Minuten dauern. Nach dem Auflösen und Wegmassieren müssen die Schlackenstoffe jetzt den Körper verlassen, um nicht durch neuerliche Blockaden Unheil anzurichten. Dieser Abbau kann über die Nieren, den Darm, die Leber, die Gallenblase, die Lunge oder die Haut und den Lymphbahnen erfolgen. Die zuständigen Organe werden mehr Sekrete absondern. Die Augen können tränen, die Nase kann zu laufen beginnen. Nieren und Darm werden vermehrt arbeiten. Dieser Ausscheidungsprozeß ist auch dafür verantwortlich, daß wir uns vorübergehend nicht wohl fühlen, der Körper muß sich auf diese Arbeit erst einstellen.

Es kann zu den unterschiedlichsten Reaktionen kommen, weil sich die zuständigen Organe augenblicklich überfordert fühlen, daher auch der Kreislauf mehr belastet wird. Sie werden das Gefühl haben, als wären die Zonen entzündet. Durch die Massage haben wir die Kristalle quasi aufgewirbelt, sie verursachen nun entzündungsähnliche Erscheinungen. Bei Unsicherheit sollten wir nun Information einholen, wie schon erwähnt, am besten bei einem Massageinstitut. Der Masseur, der jetzt mit Fachkenntnissen die Situation begutachtet, kann genau erklären, wieso und warum welche Zonen jetzt beleidigt sind. Wenn Sie seine Hilfe erbitten, könnte er Ihnen auch sagen ob Sie weitermachen sollen oder nur die Zeit ein wenig zurücknehmen. Es könnte aber auch sein, daß er Ihnen den Vorschlag macht, einige Male eine Massage machen zu lassen, bis dieser Schwerpunkt vorbei ist und Sie dann selbst wieder weitermachen können. Wichtig ist für Sie das Gefühl der Sicherheit und der Beratung. Ganz wichtig ist noch, daß Sie jetzt nicht aufgeben, sondern weitermachen, denn Reaktionen können Stunden dauern oder auch Tage. Der Körper reagiert auch nicht täglich gleich. Heute sind Sie hier und morgen da empfindlicher, manchmal wird es Ihnen erscheinen, als wäre eine Zone verrutscht. Glauben Sie mir, das alles ist normal, ich habe es erlebt. Vergessen sie bitte nie, FRZM ist eine Methode, bei der Schmerz bekämpft wird, das geht jedoch nicht ohne Schmerz ab, aber machen Sie nicht die RZM für die Schmerzen verantwortlich. Halten Sie durch, diese Hürde bleibt niemandem erspart, je massiver die Erkrankung, umso mehr muß die Gesundheit erkämpft werden. Halten Sie durch! und brechen Sie bitte eine Behandlung nicht mittendrin ab!!! Wenn Sie jetzt aufgeben und dann nach 6 Wochen weitermachen, müssen Sie wieder ganz von vorne beginnen; schade um die Zeit!

Ich selbst habe ein volles Jahr schwer gearbeitet, ich habe alle Höhen und Tiefen durchgemacht, alle Schmerzen durchlitten, aber ich habe durchgestanden und habe schließlich nur durch Erfahrung gelernt, eine Erfahrung, die ich nun an Sie weitergeben kann. Ich habe mit eisernem Willen, viel Konsequenz und Disziplin durchgehalten und mir schließlich meine Gesundheit wiedergegeben.

SOFORT AUFHÖREN

sollten Sie, wenn Fieber, Frösteln, Zähneklappern, Schüttelfrost, „inneres" Vibrieren, Schwitzen an Händen, Füßen oder am ganzen Körper oder ein sonstiges Unbehagen auftreten sollte. Dann ist der Körper überfordert und bedarf der Ruhe und Erholung. Wieder spreche ich aus Erfahrung, denn mir selbst ist es so ergangen. Vor lauter Eifer, schnell gesund zu werden, habe ich des Guten zu viel getan und bis zu einer Stunde(!) massiert. Mein Körper hat darauf mit nächtlichem Fieber und mit Schüttelfrost reagiert, das konnte er doch nie verarbeiten. Er war krank und kam nicht nach, die Gift- und Schlackenstoffe, die nun quasi aufgewirbelt waren, abzutransportieren. Später, wieder gesund, konnte ich auf Messen und Ausstellungen stundenlang rollen und strotzte nur so vor Vitalität, während andere Messeaussteller bereits am Vormittag K.O. gingen. Heute habe ich keine empfindliche Zone mehr und kann die Massage bei meiner Masseurin genießen und es kommt schon vor, daß ich dabei einschlafe.

Lange Zeit erhielt ich viele Anrufe, wo ich immer wieder gefragt wurde, ob es mir noch immer gut gehe und ob ich auch noch immer rolle. Ja, ich rollte und rolle noch regelmäßig und ich fühlte und fühle mich prächtig. Auch auf die Massage bei meiner Masseurin möchte ich nicht mehr verzichten, obwohl ich des Buches wegen doch kurzfristig Einschränkungen machen mußte.

GUTER ERFOLG ZEIGT SICH SO

Sie werden es erkennen, Sie müssen es erleben! Sie gehen nach einer FRZM wie auf Wolken, fühlen sich wohl, sind entspannt, haben ruhigen, erholsamen, erfrischenden Schlaf, Ihre körperliche und geistige Spannkraft nimmt zu und Sie werden richtigehend süchtig nach der Massage, weil Sie ein Wohlbehagen verspüren, das Sie nicht mehr werden missen wollen. Die FRZM gibt aber noch viel mehr als wir glauben oder ahnen können. Leider läßt sich das mit Worten schlecht beschreiben, Sie müssen es erfühlen! Bei mir war es so, ich hatte das Gefühl, das Leben hat mich auf einen neuen Platz gestellt, nun bin ich dabei, dieses neue Leben zu leben, man fühlt, die aus dem Gleichgewicht geratene Körper-Geist-Seele-Einheit ist nun wieder erfüllt von Harmonie und Kraft. Plötzlich werden Kräfte mobil und man kann sich an Dingen und Aktivitäten freuen, die man längst abgeschrieben hat. Das Leben ist wieder da, Ch'i durchfließt den Körper, man glaubt es kaum und denkt an Wunder. Erleben Sie es!

WAS IST EINE KONSENSUELLE ODER BEZUGSZONE?

Das Erstaunen war groß, wenn ich merkte, daß korpulente oder in ihrer Bewegung eingeschränkte Personen z.B. ihren äußeren Knöchel gar nicht oder nur schwer erreichen konnten, mühelos jedoch den Knöchel der Hand. Ein eingegipster Unterschenkel kann nicht erreicht werden, obwohl gerade er zur rascheren Heilung die gute Durchblutung ganz besonders nötig hätte. Wieder greifen wir zur Bezugszone und suchen jene Stelle am Unterarm, die der Bruchstelle des Unterschenkels entspricht. Haben Sie keine Sorge, sie spüren sofort, wenn Sie die richtige Stelle haben, sie macht sich durch einen Schmerz bemerkbar. Die Massage des Bezugspunktes regt die Durchblutung an der Bezugszone an und die Durchblutung wiederum mobilisiert die körpereigenen Heilkräfte und trägt wesentlich zur rascheren Kallusbildung bei. Bei der Gipsabnahme herrscht dann große Überraschung, wenn durch Massage der konsensuellen Zonen Kraft und Beweglichkeit wesentlich schneller wiederkehren. Wir haben eben durch die bessere Durchblutung nachgeholfen. Gerade bei Rheumakranken kann man mit dieser simplen Methode verblüffende Erfolge erzielen, noch dazu kann man ihnen damit das Leben wesentlich erleichtern, wenn man hier, wo die unerträglichen Schmerzen quälen, die Stelle ruhen läßt, dafür aber die konsensuelle Zone, die durch weniger Schmerzen geplagt ist, massiert. So kann man den Schulterbereich mit dem Beckengürtel austauschen. Wenn z.B. der rechte Schulterbereich schmerzt, massieren wir den rechten Beckengürtel, also immer die gleiche Seite, rechts für rechts und links für links.

Es sind jeweils zwei Zonen, die miteinander korrespondieren und nach Bedarf bearbeitet werden können.

Folgende Zonen gehören zueinander:
Nacken für Steißbein · Schultergelenk für Hüftgelenk · Schultergürtel für Hüftgürtel · Oberarm für Oberschenkel · Ellenbogen für Knie · Unterarm für Unterschenkel · Hand für Fuß · Handgelenk für Fußgelenk · Daumen für große Zehen · Finger für kleine Zehen, und natürlich umgekehrt.

WENN ES TROTZDEM NICHT KLAPPT

Aus Ihnen unerklärlichen Gründen läßt der Erfolg auf sich warten. Was machen Sie falsch, bzw. was machen Sie gar nicht, was ist zu tun? Nehmen Sie sich eine Stunde Zeit und denken Sie einmal nur an sich selbst. Das sind Sie Ihrer Gesundheit schuldig. Ein bißchen kann ich Ihnen dabei helfen, indem wir nun gemeinsam fragen: Haben Sie die richtige Einstellung, glauben Sie an Ihre Methode, sind Sie konsequent genug, wollen Sie wirklich Ihre Beschwerden loswerden, sind Sie auch mit Ihren Gedanken dabei oder hat Sie der Mut verlassen?

DIE RICHTIGE EINSTELLUNG

Gleichgültig, welche Beschwerden Sie haben und mittels welcher Maßnahmen Sie sie bekämpfen möchten, Sie sollten überzeugt sein, daß es die für Sie absolut richtige Methode ist, die Sie gewählt haben und mit der Sie ans Werk gehen. Schließlich haben Sie aus einer Fülle von

Möglichkeiten gerade diesen Weg gewählt, nun bekennen Sie sich auch dazu und verfolgen Sie ihn mit einer Beharrlichkeit, die nötig ist, um Ihr Ziel zu erreichen.

GLAUBEN SIE WIRKLICH

an diese Methode, die Sie gewählt haben, oder haben Sie Zweifel. Zweifel wären ein schlechter Begleiter für Sie und könnten nur dann berechtigt sein, wenn Sie sich über die gewählte Behandlungsmethode nicht gründlich genug informiert haben. Werden Sie nicht müde, immer wieder Fragen zu stellen und Informationen einzuholen. Das ist natürlich oft zeitraubend und lästig, doch ist es Ihr Körper, der der Hilfe bedarf. Überlassen Sie nicht anderen, was mit Ihnen geschehen soll, legen sie selbst die Marschrichtung fest.

Nach gründlicher, ärztlicher Aufklärung sollte eine gemeinsame Entscheidung getroffen werden, von der Sie auch überzeugt sind, daß dies für Sie der beste Weg ist. Bleiben dennoch Zweifel, suchen Sie Kontakt zu Personen, die Sie unabhängig voneinander über das Fragliche informieren können und geben Sie nicht auf, bis Ihr Wissensdurst gestillt ist, dann wird sich die Frage, ob Sie daran glauben, von selbst erledigen, und nicht nur das, dann erst werden Sie überzeugt sein von dem, was Sie tun (lassen) und dann erst haben Sie die richtige Grundlage geschaffen. Aber dann lassen Sie sich nicht mehr, durch nichts und niemanden beirren und verfolgen zielstrebig den gewählten Weg und sagen Sie sich immer vor: das ist mein Weg, ich habe ihn sorgfältig ausgesucht, es ist für mich die beste Möglichkeit, die mir helfen wird, ich bin davon überzeugt, daß ich es schaffe.

Durch meinen Aufenthalt im Krankenhaus mußte ich leider auch die Erfahrung machen, daß Personen, die sich mit den vorgeschriebenen Maßnahmen nicht einverstanden erklären konnten, die Medikamente einfach nicht nur nicht nahmen, sondern sie einfach wegwarfen. Das ist mit Sicherheit der falsche Weg. Nicht nur der Kosten wegen, für die wir alle bezahlen müssen, sondern auch der Schaden, der der Umwelt angetan wird. Hier hilft nur reden mit dem zuständigen Arzt und die Argumente, die zu diesem Handeln veranlaßten, ehrlich vorzubringen. Dann muß gemeinsam eine neue Lösung gefunden werden. Das Gleiche gilt für die Arztwahl, wenn man schon vorher genau weiß, dieses Medikament nehme ich nicht. Dann muß ich das aber sofort deponieren, weil ich es kenne, weil es – vermutlich – nicht wirkt, oder weil ich überhaupt nur ein homöopathisches Medikament nehme.

BIN ICH KONSEQUENT GENUG?

Ohne Konsequenz können Sie Ihr Ziel nicht erreichen. Sobald Sie sich ernsthaft vorgenommen haben, gesund zu werden, wird es nötig sein, die von Ihnen gewählten und akzeptierten Maßnahmen nach besten Kräften, mit eiserner Disziplin und Konsequenz durchzuziehen, mit der Erkenntnis, daß das beste Medikament nicht nützen kann, solange es in der Schublade liegt. Drei Tage Konsequenz und drei Tage Pause müssen ihr Ziel verfehlen. Erst ein neuerlicher Anlauf mit der Erfahrung – und nur mit dieser! daß es ohne Konsequenz nicht möglich ist, wird helfen können. Es ist mir völlig unverständlich, daß man nicht konsequent genug sein kann. Krankheit wird von uns als ein lästiges Übel und als unangenehmer Ausnahmezustand empfunden, mit meist erheblichen Nachteilen verbunden, derer wir uns im Normalfall so schnell als möglich entledigen möchten. Sie begleiten uns auf Schritt und Tritt und machen sich ja auch sehr unangenehm bemerkbar. Wie könnte man da vergessen, mit Konsequenz die vorgeschriebenen Maßnahmen einzuhalten.

WILL ICH WIRKLICH MEINE BESCHWERDEN LOSWERDEN?

Viele Menschen strengen sich (scheinbar) ganz enorm an, ihre Beschwerden loszuwerden. Sie scheuen weder Geld noch Zeit und haben mitunter ein ganzes Heer von Ärzten gleichzeitig für sich bemüht, die sie wieder regelmäßig wechseln, um dann wieder neue Maßnahmen zu ergreifen. Sie möchten damit ausdrücken: seht her, was ich alles mache! Das sind Alibihandlungen! Wenn die Krankheit tatsächlich vorhanden ist, dann wäre es allerdings besser, ein Mindestmaß an Mühe aufzuwenden, selbst etwas zu tun, und nicht für sich „geschehen lassen".

Mit erschreckender Gleichgültigkeit und Bequemlichkeit werden Unmengen von Medikamenten in sich hineingestopft, statt selbst Initiative zu ergreifen. Wie einfach ist es doch, nach einer Spritze zu verlangen, anstatt vielleicht eine vorgeschriebene Gymnastik einzuhalten, die doch ein bißchen Mühe erfordert und ganz ohne Nebenwirkung wäre. Dann gäbe es vielleicht noch die Möglichkeit, für kleinere Unpäßlichkeiten einen Tee zuzubereiten, ihn zu trinken oder damit zu baden, aber auch diese Mühe ist man oft nicht bereit, auf sich zu nehmen.

Dann gibt es noch, man glaubt es kaum, Menschen, die ihre Krankheit brauchen. Damit meine ich nicht Hypochonder, denn auch das sind echt Kranke. Sei es, um Aufmerksamkeit, Mitleid oder Beachtung auf sich zu lenken, oder auch gewisse Handlungen von Menschen zu erzwingen, die zu diesen sonst nicht bereit wären. Diese Vorgangsweise könnte man eigentlich unter „Erpressung" einreihen, obwohl es nicht so gemeint ist und meistens auch gar nicht erkannt wird. Erst wenn man der Vorgangsweise auf den Grund geht und der Betroffene für ein gutgemeintes Gespräch zugänglich ist, könnte er seine Krankheit wieder ablegen. Sie war ja nur Mittel zum Zweck. Mit viel Mühe und noch mehr Gesprächen kann man diesen Personen manchmal zur Einsicht verhelfen, sodaß sie dann froh sind, wenn man sie von ihrer scheinbaren Krankheit erlöst.

Oft genügt es schon, dem „Kranken" einmal mehr Aufmerksamkeit zukommen zu lassen, ihn liebevoll zu umsorgen und ein bißchen zu verwöhnen, dann erledigt sich die Sache von selbst.

Unangenehm wird es, wenn massive Krankheitsbilder in Erscheinung treten, deren Ursache nicht so prompt zu ergründen ist. Meist kann man so einem Prozeß, bei dem das Naheliegendste vom Betroffenen selbst zuletzt erkannt wird, nicht ohne fremde Hilfe beikommen. Eines steht fest, diese Vorgänge geschehen im Unterbewußtsein und es ist oft schwierig und langwierig, sie in das Bewußtsein zu holen. Daher ist es auch zwecklos, diesen Kranken Vorwürfe zu machen oder sie zu ermahnen, sich doch jetzt endlich zusammenzureißen. Viel Gefühl und Verständnis können wesentlich mehr helfen, und reden und zuhören (können).

BIN ICH AUCH MIT MEINEN GEDANKEN DABEI?

Es genügt bei weitem nicht, Anweisungen und empfohlene Maßnahmen gewissenhaft durchzuführen. Es ist eine absolute Notwendigkeit und Pflicht gegenüber Ihrem Körper, sich mit den Empfehlungen auch gedanklich auseinanderzusetzen. Sie haben das Recht zu wissen, warum Sie diese und nicht jene Pillen nehmen sollen. Es gibt doch tatsächlich Patienten, die sich einer Operation unterziehen sollen, ohne sich vorher über die ganze Tragweite des Geschehens zu informieren und beim Erwachen keine Ahnung haben, was denn eigentlich gemacht wurde. Ich meine jetzt nicht Fälle, die unterwegs passieren. Wenn sich jemand auf der Straße den Fuß bricht, dann muß er froh sein, so schnell wie möglich die rechte Hilfe zu bekommen. Ich spreche nur von Menschen, die zu diesem Zeitpunkt im Vollbesitz ihrer körperlichen und geistigen Kräfte stehen. Es muß Ihnen bewußt sein, wenn Sie selbst nichts tun, wird auch nichts geschehen, also machen Sie sich Ihre

Gedanken, beizeiten, und wenn wirklich einmal eine Operation nötig sein sollte, informieren Sie sich vorher und fragen Sie nachher, ob auch in diesem Sinne gehandelt wurde und nicht vielleicht ein Stück mehr herausgeschnitten wurde, als vorgesehen war, und warum.

Mir sind Fälle bekannt, wo Operationen an Gebärmutter, Eierstöcken, Prostata, ect., nötig waren, doch über Organe unter der Gürtellinie spricht man nicht, die sind tabu. Es ist nicht möglich, zu seiner Gesundung beizutragen, wenn man keine Ahnung hat, was denn eigentlich in Ordnung gebracht gehört, und wie. Nur wenn Sie imstande sind, sich geistig von den Vorgängen ein Bild zu machen, können sie ebenso geistig visualisieren, wie gesund und voll Energie Ihr Körper nun wieder funktionieren wird.

Genauso stellen Sie sich vor, wie es sein wird, wenn Sie wieder gesund sind, was Sie alles unternehmen werden, was Sie tun können, was jetzt (noch) nicht gelingt, bauen Sie Luftschlösser und planen Sie der Reihe nach, was Ihre nächsten Ziele sind. Nur positive Gedanken können Ihnen helfen, Ihr Ziel, in diesem Fall die Gesundheit, zu erreichen. Stecken Sie sich die Latte nicht zu hoch, sonst werden Sie demotiviert. Planen Sie lieber in kleinen Schritten, die aber auch erreichbar sind. Ihre ganze Konzentration muß darauf gerichtet sein und nichts ist wichtiger als der Gedanke, daß Sie überzeugt sind, Ihr Ziel zu erreichen. Dabei ist es wichtig, daß Sie nicht fragen, ob Sie es vielleicht schaffen könnten, vielleicht doch nicht, und was ist, wenn, oder wenn nicht. Ihre positiven Gedanken müssen den Kopf so vollfüllen, daß nicht der kleinste negative Gedanke Platz findet. Dann ist Ihr erster Gedanke morgens und der letzte abends, ICH BIN WIEDER GESUND; ICH HABE WIEDER KRAFT UND ENERGIE; ICH WEISS, ICH SCHAFFE DAS.

WENN OPERATION DIE LETZTE RETTUNG IST

Es könnte sein, daß für Sie alle Möglichkeiten ausgeschöpft sind und eines Tages eröffnet man Ihnen, nur mehr eine Operation kann Ihnen helfen, ein Gelenk zu retten. Dann brauchen Sie erst einmal Zeit, diese Eröffnung zu verkraften und zu überdenken. Sie werden sich erkundigen, ob nicht vielleicht doch noch – dieses – oder das?? Nein. Operation. Weil Sie sonst ein Gelenk nicht mehr gebrauchen können, die Schmerzen wirklich unerträglich geworden sind, weil nur mehr ein künstliches Gelenk helfen kann, oder ein Gelenk muß wieder gerade gestellt werden, oft mehrere gleichzeitig, wenn mehrere Finger sich nach außen neigen, oder aber ein Gelenk ist schon so weit zerstört, daß es nicht mehr gebraucht werden kann. Die orthopädische Chirurgie wird entscheiden zwischen Erhaltung, Ersatz, Wiederherstellung oder Reparatur eines Gelenkes. Ich habe Personen kennengelernt, die mir versicherten, sie unterziehen sich lieber einer Radikallösung als daß sie sich jahrelangen Versuchen mit Medikamenten hingeben und letztlich bleibt dann doch nur die Operation. Das wäre nicht mein Fall. Ich habe gekämpft, mit Erfolg, und die Synovektomie war nicht die erste Operation, die mir vorgeschlagen wurde und die ich verweigerte. Doch muß man es akzeptieren, wenn jemand diese Entscheidung für sich getroffen hat.

Nun ist die Entscheidung gefallen. Stehen Sie dazu und tun Sie auch jetzt noch alles, was in Ihrer Macht steht. Sicher hat man Ihnen genau erklärt, was bei der Operation gemacht werden muß. Sollte man es versäumen, Sie auch darüber aufzuklären, wie es nachher aussieht, vergessen Sie nicht, sich danach zu erkundigen. Sie müssen wissen, wie steht es nachher mit Ihrer Beweglichkeit. Oft können die Schmerzen reduziert werden, doch der Patient weiß nicht, daß dies zu Lasten der Beweglichkeit geschieht. Nur wenn er genau Bescheid weiß, kann er sich richtig entscheiden. Wenn dennoch Zweifel bleiben, zögern Sie nicht und holen Sie eine zweite Meinung von einem Facharzt ein. Es gibt mehrere Methoden; vielleicht entscheiden Sie sich für eine, von der Sie noch nicht gehört haben.

Noch etwas: informieren Sie sich am ersten Ort des Geschehens. Setzen Sie sich einen Vormittag lang in eine Orthopädieambulanz, reden Sie mit den Patienten, die die Sache hinter sich haben. Sind sie zufrieden, hätten sie es lieber anders gemacht? Haben sie jetzt mehr Schmerzen als zuvor? Sie können gar nicht genug Informationen einholen, daß es reicht. Dann denken Sie an die Alternative, wie sind die Möglichkeiten hier, was erwartet Sie hier. Wenn Ihre Schmerzen bereits unerträglich sind, dann wird eine Operation vermutlich doch die bessere Lösung sein. Eines muß dabei immer klar bleiben: mit einer Operation kann man Gelenke wieder gerade stellen oder wieder funktionstüchtig machen oder ein Gelenk ersetzen oder Schmerzen lindern, nie jedoch kann man dadurch eine Heilung erzielen, wahrscheinlich aber Medikamente einsparen, und an diesem positiven Ergebnis müssen Sie sich festhalten. Es ist auch nicht möglich, ein zerstörtes Gelenk zu regenerieren. Man hat mir gesagt, auch meine deformierten Hände könnten nie mehr gerade werden, ich würde nie mehr einen Faustschluß machen können und die Hände ganzflächig, gerade auf den Tisch legen können, die Kraftlosigkeit in meinen Händen würde immer bleiben. Es kommt auch darauf an, wie fest Sie an sich und Ihren Erfolg glauben.

Ein Wort an das Betreuungspersonal wie Ärzte, Krankenschwestern und Ergotherapeuten, sie haben ohnehin einen ganz schweren Stand, denn man kann es kaum allen Menschen recht machen. Was ich hier schreibe, ist aus meiner Erfahrung und aus meiner Sicht, bitte nehmen Sie es mir nicht krumm, wenn ich meine, man sollte den Patienten grundsätzlich nicht aus Barmherzigkeit belügen und ihm falsche Hoffnung machen, wo es keine Hoffnung mehr gibt. Wenn der Patient absolute Ehrlichkeit möchte, sollte man das respektieren. Auch ich wollte Ehrlichkeit. Aber – man sollte dem Patienten nicht den letzten Funken an Hoffnung nehmen, denn das könnte ihn zur Resignation veranlassen. Zugegeben, das ist eine Gratwanderung, die nur mit vielen Kenntnissen und Gespür möglich ist. Ich war bereit zu kämpfen und habe mir vorgenommen, nicht aufzugeben. Mein Beispiel soll demonstrieren, daß auch das scheinbar Unmögliche noch möglich werden kann.

BRINGE ICH DIE NÖTIGE GEDULD AUF?

Einfach ist es sicher nicht, wenn die Zeit lang und immer länger wird, der Tag überhaupt nicht vergeht und man schon die Zeitung zum zweiten Mal von vorne bis hinten und wieder zurückgelesen hat samt dem Inseratenteil. Doch wenn Sie auch an das Bett gefesselt sind, drehen Sie den Spieß einmal um, was war es denn, was Sie schon immer machen wollten, welche Möglichkeiten bieten sich Ihnen jetzt an, zu tun, was Sie schon lange wollten, abgesehen vom endlich einmal auszuschlafen und zu faulenzen. In Ermangelung anderer Möglichkeiten machen Sie das Beste daraus. Es wäre doch gelacht, den Erfolg nur deshalb in Frage zu stellen, weil es an Geduld mangelt.

Versuchen Sie, die Zeit nutzbringend anzuwenden, machen Sie etwas, wozu Sie nie die Zeit gefunden haben. Vielleicht wollten Sie sich schon immer mit Heilatmung befassen, oder mit Entspannungsübungen, doch der Alltagsstreß hat Sie daran gehindert, jedenfalls wäre beides ein positiver Aspekt für Ihren Krankenstand. Vielleicht fällt Ihnen noch Dringlicheres ein, vielleicht wollten Sie schon immer Verse dichten, einen Speisezettel für längere Zeit machen, sich mit einer Kalorientabelle befassen einen Diätplan erstellen. Luftschlösser bauen, wohin der nächste Urlaub zu planen wäre, Musik hören, die Sie immer schon genießen wollten, eine kleine Handarbeit, wie Sticken oder Stricken. Wichtig ist, daß Sie nicht ständig daran denken, wielange es noch dauert, sondern, was Sie noch alles tun können, um die Zeit nutzbringend anzuwenden. Welche Lektüre konnten Sie zu Hause nie lesen, weil die nötige Zeit und Ruhe fehlte. Hier kann auch die Familie helfend eingreifen und motivieren. Anstatt Blumen mitzubringen, mit dem Patienten besprechen, was hätte er wirklich gerne, was macht ihm ein bißchen Spaß, muntert ihn auf, lenkt von der Krankheit ab. Alles ist besser als die Zeitung, in der man nur von Raub, Mord und Totschlag lesen kann; selten ist Erfreuliches dabei. Viele Dinge könnten Sie sich jetzt aneignen, deren Nutzen nicht nur für den Augenblick gegeben ist, sondern auch weiterhin, wenn Sie wieder zu Hause sind.

HABE ICH ZU FRÜH AUFGEGEBEN?

Diese Frage dürfte es überhaupt nicht geben. Nur Schwache geben auf, aber Sie müssen stark sein, wenn Sie gewinnen wollen. Sollte es aus irgendwelchen Gründen doch passiert sein, daß Sie aufgeben WOLLTEN, dann machen Sie ganz schnell wieder eine Kehrtwendung und machen hier weiter, wo Sie beenden wollten, mit neuem Anlauf, frischem Mut, dem festen Willen und dem absoluten Vorsatz, nun ganz sicher durchzuhalten. Stellen Sie sich vor, wieviel Zeit Sie schon vertan haben und was Sie versäumen würden bei nochmaliger Unterbrechung. Mag sein, daß Ihre Behandlung schmerzhaft ist, Sie müssen die Zähne zusammenbeißen, um das durchzustehen, dann sehen Sie nur Ihr Ziel vor sich, das wird Ihre Belohnung sein. Mag sein, daß Sie deprimiert sind, weil nichts weitergeht, nichts ist wie sonst, alles stellt sich gegen Sie, Angst überfällt Sie, vor dem Augenblick, vor der Zukunft und überhaupt, da ist es schwer, wieder herauszufinden. Überlegen sie, mit wem Sie darüber reden können, vielleicht hilft Ihnen schon ein Gespräch, aber oft hat man gerade in so einer depressiven Phase keine Lust auf einen Ansprechpartner.

Dann träumen Sie, träumen darf man schließlich alles, was man sich ersehnt und doch nicht für möglich hält. Träumen Sie sich auf eine grüne, warme, bunte Wiese mit vielen bunten Blumen. Hier liegen Sie und sind umgeben von angenehmen, warmen Sonnenstrahlen. Sie fühlen diese wohlige Wirkung, wie Arme und Beine, ein Gelenk nach dem anderen von der Wärme durchflutet wird. Wohlbehagen überkommt Sie und Zuversicht, daß Sie durchhalten werden. Räumen Sie alle negativen Gedanken beiseite, dann werden ungeahnte, positive Gedanken Platz haben und Ihren Mut und Ihre Zuversicht mobilisieren.

HABEN MICH REAKTIONEN UNSICHER GEMACHT?

Eine Vielzahl von Krankheiten kann nicht ohne Krisen oder/und Reaktionen verlaufen. Es können erwünschte oder unerwünschte Reaktionen sein. Für den Betroffenen sind sie häufig unerwünscht.

Doch wenn Sie wissen, daß die Reaktion ein Kampf ist, der zwischen Krankheit und Gesundheit ausgetragen wird, wobei Sie durch Ihre wiedergewonnene Zuversicht überzeugt sind, daß die Gesundheit siegen wird, hilft das schon zum besseren Verständnis. Auf FRZM bezogen, würde das heißen, daß wir Vorgänge, die uns zunächst sinnlos erscheinen, eher akzeptieren können, wenn wir wissen, daß sie dazugehören, daß sie notwendig sind, um unser Ziel zu erreichen. Also wenn Ablagerungen weggearbeitet werden müssen, dann wird dieser Vorgang den Körper vorübergehend belasten, doch ist dies nötig, wenn wir uns unserer Gift- und Schlackenstoffe entledigen möchten. Würden wir ihnen dazu keine Gelegenheit geben und sie im Körper behalten, hätten wir ungleich mehr Nachteile, diese jedoch auf Dauer. So gesehen, werden wir nun nötige Reaktionen als kleineres Übel betrachten, selbst wenn sie uns zur Zeit riesig erscheinen. Mit dem Bewußtsein, die nächste Reaktion erfordert unseren ganzen Einsatz, aber, immer mit dem Ziel vor Augen, uns der Gesundheit schrittweise zu nähern, werden wir es besser, weil einsichtiger ertragen.

Wenn wir an Reaktionen bei physikalischen Therapien denken, wobei vorwiegend Wärme eingesetzt wird, dabei denke ich besonders an den Einsatz von Munari-, Moor- und Heublumenpackungen, die sehr warm bis heiß aufgetragen werden. Da war es dann z.B. bei mir so, daß der Wärmegrad von mir als zu stark empfunden wurde. Eindeutig wurde mir jedoch erklärt, das müsse so sein, nur dann könnte die heilende Wirkung einsetzen. Mag sein, daß die heftigen Reaktionen bei mir nur durch die Wärmebehandlung einsetzten oder auch in Kombination mit der restlichen, medikamentösen Therapie. Ich erhielt dagegen wieder eine massive, schmerzstillende Zusatztherapie, und die erforderte wieder magenschonende Medikamente.

Mit einem Wort, ein Teufelskreis, aus dem man schwer wieder herausfindet. Hier hatte ich Mühe mit dem Verständnis, jedenfalls empfand ich, wäre meine Behandlung viel zu agressiv. Es ist Gott sei Dank nicht immer so. Tausende von Behandlungen werden erfolgreich durchgeführt, allerdings nur bis zur nächsten Serie oder bis zur nächsten Kur, weil die Ursache nicht beseitigt werden konnte.

UNBEDINGTES ZUSAMMENSPIEL VON KÖRPER, SEELE und GEIST

In allen Lebenslagen kann es vorkommen, daß man Probleme mit der Gesundheit und Rückschläge erleiden muß, doch Probleme sind da, um gelöst zu werden, das kann man nur, wenn man sich ihnen stellt. Eine augenblickliche Verstimmung oder ein seelisches Tief sollten wir als vorübergehende Panne betrachten, nicht als einen Grund zu resignieren oder in Selbstmitleid zu zerfließen. Unser Leben besteht nun einmal aus Höhen und aus Tiefen, mitunter, wie bei mir, längere Zeit ununterbrochen nur aus Tiefen. Dagegen können wir nur erfolgreich ankämpfen, wenn wir entsprechende Maßnahmen einsetzen.

Ist Ihnen klar, daß unser Organismus nur dann klaglos funktionieren kann, wenn wir dafür sorgen, daß Körper, Geist und Seele unbedingt zusammenspielen, wie ein Konzert, das Harmonie verbreitet, oder: das teuerste Auto kann uns nicht zum Ziel führen, wenn wir gleichzeitig Gas geben und bremsen. Sie selbst müssen dafür Sorge tragen, daß jeder dieser Drei auf seinem Platz ausharrt und seine Pflichten wahrnimmt und erledigt. Würde nur einer davon ausfallen, kann das System des ganzen Teams nicht mehr funktionieren. Sie können also noch so gewissenhaft für die Bedürfnisse Ihres Körpers sorgen; wenn Sie nicht auch Geist und Seele berücksichtigen, müssen Sie das in sehr unerfreulicher Form zu spüren bekommen, und zwar so lange, bis Sie es tatsächlich begriffen haben; denn Ihre Beschwerden sind nur eine Mahnung, daß in Ihrem Leben etwas geändert gehört. Verstehen Sie diese Botschaft nicht, wird die Mahnung das nächste Mal massiver ausfallen, so lange, bis Sie begreifen und letzten Endes doch bereit sind, etwas zu ändern.

WENN DU NICHT BEREIT BIST, DEIN LEBEN ZU ÄNDERN, KANN DIR AUCH NICHT GEHOLFEN WERDEN

Hippokrates, 460 – 377 v. Chr.!!!

Dieses Zusammenspiel ist es auch, das entscheidend ist, wenn von vielen Personen mit gleichem Krankheitsbild einige schnell gesund werden, andere weniger schnell und mancher überhaupt nicht. Warum es möglich ist, daß mancher durch Placebos gesund wird und andere auf die stärksten Geschütze überhaupt nicht reagieren. Bei dem einen wird Zuversicht und (Selbst)vertrauen geholfen haben, während sie bei dem anderen fehlten.

Stellen Sie sich vor, Sie mobilisieren ein ganzes Heer, das Sie gegen Ihren Feind mobilisieren. Wenn es nicht vollzählig ist und auch nur einer davon fehlt, kann die Sache nicht funktionieren, das Ziel kann nicht erreicht werden. Wenn Sie jedoch etwas erreichen wollen, müssen Sie sich geschlossen gegen Ihren Feind stellen und nur wenn Sie wissen, wer Ihr Feind ist und was er von Ihnen will, können Sie sich ihm stellen. Dazu gehört unweigerlich Ihre vollkommene Mitarbeit bei der Organisation. Stecken Sie dieses Heer, das Sie unterstützt, in prächtige

Gewänder, malen Sie sich diese in allen Einzelheiten aus und vor allem, sorgen Sie dafür, daß dieses Heer keinen Schritt mehr von Ihrer Seite weicht. Sie wissen, daß Sie es ganz nötig brauchen und Sie sind überzeugt davon, daß Sie es nur gemeinsam schaffen. Denn, was wir wirklich wollen, werden wir auch schaffen, und wir finden auch ganz automatisch die nötigen Quellen für das erforderliche Wissen.

WILLST DU DEINEN KÖRPER HEILEN, MUSST DU ZUERST DIE SEELE HEILEN
Platon

Dazu möchte ich Ihnen einen Brief von Dr. med. Kurt Kastner, Facharzt für innere Medizin, den er mir am 20. 6. 1986 aus Allentsteig schrieb, nicht vorenthalten.

Liebe Frau Zwölfer!

In Anbetracht der weltumfassenden Zerstörung der Grundlagen unseres Lebens und unserer Gesundheit kommen den neuen, teils auf alten Erfahrungen aufbauenden Therapien und Behandlungsmethoden immer größere Bedeutung zu, soferne sie den ganzheitlichen Aufbau der Natur und damit den Menschen in seiner Gesamtheit berücksichtigen. Jedem Teil unseres aus Geist, Seele und Materie bestehenden Organismus kommt aufgrund der Zusammenhänge aus der Entwicklungsgeschichte des Menschen über Millionen von Jahren eine besondere Aufgabe mit spezifischen Funktionsmustern und Regelkreisen zu.

Störungen dieser Zusammmenhänge führen langfristig über Gesundheitsbeeinträchtigung zu Krankheit. Verschiedenste, gestörte Regelsysteme ausgleichende Methoden der Besserung oder Heilung, wie Akupunktur oder auch die Fußreflexzonenmassage, berücksichtigen diese Gedankengänge, nämlich Ausgleich und Harmonisierung zwischen widerstreitenden Organsystemen. Seit altersher kommt den Füßen neben der statischen Rolle eine wesentliche Bedeutung in der Ableitung von Energiestaus aus der unteren Körperhälfte zu. Auf die belebende und erneuernde Wirkung von Barfußgehen in der dafür geeigneten Umwelt sei hingewiesen. Die Fußreflexzonenmassage (ich selbst liebe die Abkürzung FRZM nicht sehr), ermöglicht eine gezielte Stimulation verschiedenster Organsysteme des gesamten Körpers, wo durch Anregung oder Entspannung heilsame Reaktionen auftreten können. Diese Stimulation kann durch gezielte Massage oder durch apparative Unterstützung oder Ergänzung derselben erzielt und beobachtet werden.

Für eine tiefergehende Gesundung sind neben dem wichtigsten, bejahenden, schöpferischen Lebensgefühl weitere Maßnahmen wie Diät, Ernährung, Fasten, freudvolle Bewegung und Naturbezug, sowie Liebe zu sich selbst und den Mitmenschen notwendig.

Dr. Kurt Kastner leitete damals, 1986, die Waldviertler Gesundheitsschule. Leider habe ich ihn aus den Augen verloren.

UNSER KÖRPER

Die Bedürfnisse unseres Körpers äußern sich in sehr vielfältiger Form und erwarten von uns, daß wir diese berücksichtigen. Meist wissen wir sehr genau, was er alles braucht und haben möchte, doch wir versuchen zuweilen, der Bequemlichkeit halber ihm das eine oder andere zu entziehen, weil wir meinen, das eine Mal würde er das doch verkraften können, ohne gleich zu grollen. Doch wir brauchen nun einmal eine gewisse Menge an Schlaf, Sauerstoff, Flüssigkeit, Erholung, Zuwendung, Liebe, Sexualität, Ruhe oder Unterhaltung, doch alles zu seiner Zeit.

Wird der Bedarf nach Ruhe oder Schlaf zwangsweise mit Streß getauscht, wird das Resultat sehr unangenehm sein. Einmal, zweimal, vielleicht auch zehnmal wird es der Körper hinnehmen, doch irgendwann, meist wenn es uns überhaupt nicht paßt, wird er sich dagegen auflehnen und uns zwingen, uns wieder seinen Bedürfnissen anzupassen. Tun wir das nicht, kommt unweigerlich einmal der Zusammenbruch. Jetzt wird uns die Rechnung präsentiert, für den Raubbau, den wir an unserem Körper trieben. Wenn wir uns die Nächte um die Ohren schlagen, dürfen wir uns nicht wundern, wenn wir unseren Körper nicht regenerieren können. Wir können auch nicht auf Vorrat schlafen und versäumten Schlaf können wir nicht mehr nachholen, wenngleich manche Menschen mit einem Mindestmaß an Schlaf zurechtkommen.

Dabei ist es ein Unterschied: soferne es noch vor Mitternacht ist, genügen vielleicht 5 Stunden, nach Mitternacht müssen es 7 Stunden sein. Hier werden individuelle Bedürfnisse entscheidend sein. Wir können uns auch gesundschlafen, wenn es einmal nötig ist, total abzuschalten und ein guter Geist in der Familie das erkennt und dafür sorgt, daß der Schläfer nicht gestört wird. Ein therapeutischer Heilschlaf konnte schon sehr oft helfen.

Wenn wir genügend ausgeruht sind, sollten wir auch noch für ausreichende Bewegung sorgen. Auch diesem Bedürfnis geben wir oft nicht in dem Maße nach als es nötig wäre. Damit meine ich nicht, je nachdem wie man Lust dazu verspürt, sondern wie es der Körper braucht. Beruf, Bequemlichkeit und nicht zuletzt der Einsatz der heißgeliebten Flimmerkästen erleichtern oft die guten Ausreden. Dennoch sollten wir jede Gelegenheit ergreifen, uns in der Natur zu bewegen, um frische Luft zu tanken. Ein Spaziergang in Wald und Wiese ist an kein Alter gebunden und sollte jeden erfreuen, sobald er sich selbst dazu ermuntert – oder ermuntern läßt. Weitere Möglichkeiten an Bewegung gibt es genügend, wenn auch der Rheumatiker nicht unbedingt einen Leistungssport wählen wird; doch Schwimmen und Bewegung im Wasser sind für den Rheumatiker die geeignetste Art, sich zu bewegen, weil es mit einer gewissen Leichtigkeit geschehen kann, die man angenehm empfindet.

UNSERE UMWELT

Was haben wir nur aus unserer Welt gemacht. Fast elf Jahre ist es her, daß der Zwischenfall in Tschernobyl passierte. Es war der 26. 4. 1986, und ich war gerade in der Schweiz bei einem Seminar. Ich erinnere mich noch sehr gut an die bedrückende Stimmung. Zu gewaltig war das Ereignis, als daß wir es hätten ignorieren können, war es doch keine „höhere Gewalt", sondern eine Katastrophe von Menschenhand geschaffen und verursacht. Was haben wir daraus gelernt? So gut wie nichts. Es wäre sinnlos, jetzt alles aufzuzählen, was dafür und dagegen spricht.

Wenn ich von Sauerstoff schreibe und guter Luft zum Schlafen, was davon ist richtig, was ist falsch? Wie wahr ist die Wahrheit, wer kennt die ganze Wahrheit? Was weiß der kleine Mann, wie Sie und ich, wirklich? Wo blieb die Menschlichkeit, als es in den Medien hieß, Gott sei Dank, der Wind dreht sich und nimmt Kurs auf dieses oder jenes Land und nicht auf Österreich! Ja lebte denn dort die zweite oder dritte Kategorie Menschen, denen Jod, Cäsium Strontium, Cadmium, Plutonium ect., ect. besser bekommt als uns, sind deren Kinder dagegen immun, wenn sie im Freien spielten oder spielt es weniger Rolle, wenn es sie trifft und nicht uns? Können wir es uns leisten, die Vorkommnisse in den diversen Atomkraftwerken zu ignorieren? Hier werden fünf Arbeiter und dort zehn strahlenverseucht oder kommen sonstwie zu Schaden. Man hört es in den Nachrichten und geht schon wieder zur Tagesordnung über und läßt in Teufelsküchen weiterschmoren. Denn solange nur „irgendwer" zu Schaden kommt und nicht einer von denen, die das Sagen haben, spielt es weniger Rolle. Man legt den Vorfall beiseite und geht zur Tagesordnung über.

Es ist wie mit der Krankheit; nie rechnet man, daß man einmal selbst davon betroffen sein könnte. Es sind ja ohnehin immer nur die anderen.

Doch nun ist es geschehen und jedes Opfer ist eines zuviel. Dennoch müssen wir lernen, damit zu leben und das Beste daraus zu machen, denn wir hatten den Segen gewollt, nun müssen wir auch mit dem Fluch leben. Ich erinnere mich, daß ich im Sommer 1986 nach einem Streifzug durch Wiese und Wald ohne Blumen nach Hause kam. Ich erinnere mich auch noch sehr genau, daß der weltweite Schock nach dem Vorfall monatelang andauerte. Heute müssen wir mit Bedauern feststellen, daß der Schock nicht ausreichte, daß daraus gelernt und genügend Konsequenzen gezogen worden wären. Wir können uns jedoch nicht der Illusion hingeben, daß die Natur für uns sorgen wird; denn wir haben keine zweite Welt im Rucksack.

Auch DDT hat nach vielen Jahren die Insekten immun gemacht. Nun beglücken wir die dritte Welt mit diesem Segen; für uns ist es ja giftig, sollen die schauen, wie sie damit zurechtkommen. Vielleicht geschieht ein Wunder, und es gelingt dem menschlichen Organismus, sich diesen Einflüssen anzupassen; schließlich ist er auch in Krisensituationen imstande, erhöhte Abwehrkräfte zu mobilisieren. Was wir sonst noch tun können? Erhöhte Aufmerksamkeit für unseren gesamten Lebensbereich, Kontrolle und vermehrte Sorgfalt bei der Auswahl all unserer Lebens- und Gebrauchsgüter. Besonders sorgfältige Maßnahmen zum Abbau von Gift- und Schlackenstoffen, um uns von diesen zu befreien. Sorgfältige Massage der Thymusdrüse, um das Immunsystem zu aktivieren und zusätzlich den Bereich der Thymusdrüse, beim Brustbein, sanft klopfen, und immer wieder dafür sorgen, daß wir jede Gelegenheit nützen, unsere Lebensenergie aufzubauen und zu stärken.

Eines weiß ich mit Sicherheit: Ängstlichkeit wäre fehl am Platz. Im Gegenteil, wir müssen uns befreien von allen negativen Gedanken im Zusammenhang mit der Zukunft, ihr dennoch und trotz allem mit Zuversicht und Vertrauen entgegengehen.

Manchmal träume ich (das ist der Fisch in mir), da beginne ich bei meiner Familie, nach rechts und links die Hände zu reichen. Ich brauche dazu gar nichts zu sagen. Wortlos versteht jeder, was gemeint ist und soweit es Menschen gibt, wird der Kreis immer größer und immer mehr schließen sich an, bis ein Dorf, eine Stadt, ein Land, ein ganzer Erdteil und schließlich alle Menschen dieser Erde einander die Hände reichen. Mit Hilfe des eigenen Kraftpotentials und der Kraft der Sonne werden wir es schaffen, genügend Kraft zu produzieren, alles Negative aufzulösen. Schließlich kann doch der Wille Berge versetzen.

AUS EINER REDE DES GROSSEN HÄUPTLINGS SEATTLE vom Stamm der Duwamish, aus dem Jahre 1855.

„Meine Worte sind wie Sterne, sie gehen nicht unter.

Der große Häuptling in Washington sendet Nachricht, daß er unser Land zu kaufen wünscht – aber wie kann man den Himmel kaufen oder verkaufen, oder die Wärme der Erde? Wenn wir die Frische der Luft und das Glitzern des Wassers nicht besitzen – wie könnt Ihr sie von uns kaufen? Wir sind ein Teil der Erde und sie ist ein Teil von uns. Die duftenden Blumen sind unsere Schwestern, die Rehe, das Pferd. Die Flüsse sind unsere Brüder – und Eure – und Ihr müßt von nun an den Flüssen Eure Güte geben, so wie jedem anderen Bruder auch.

Der Indianer mag das sanfte Geräusch des Windes, gereinigt vom Mittagsregen oder schwer vom Duft der Kiefern. Die Luft ist kostbar für den roten Mann – denn alle Dinge teilen denselben Atem: das Tier, der Baum, der Mensch. Ihr dürft nicht vergessen, daß die Luft kostbar ist, daß die Luft ihren Geist teilt mit all dem Leben, das sie enthält.

Lehrt Eure Kinder, was wir unsere Kinder lehren: die Erde ist unsere Mutter. Die Erde gehört nicht den Menschen, der Mensch gehört zur Erde. Dieses Land ist Gott wertvoll – und die Erde verletzen heißt, ihren Schöpfer verachten. Wenn wir Euch unser Land verkaufen, liebt es so, wie wir es lieben, kümmert Euch so, wie wir uns kümmerten und behaltet die Erinnerung an das Land, so wie es ist, wenn Ihr es nehmt. Und mit all Eurer Stärke, Eurem Geist, Eurem Herzen erhaltet es für Eure Kinder und liebt es so – wie Gott uns alle liebt."

Diese Botschaft an den Präsidenten der Vereinigten Staaten ist aktueller denn je, wir sollten diese bewegenden Worte verstehen lernen, dann wird ein Wunsch erfüllt, der alle anderen in den Schatten stellt.

TRINKEN

Flüssigkeit ist für unseren Körper wichtiger als Nahrung. Nahrung können wir länger entbehren als Wasser. Ganz bewußt schreibe ich WASSER, denn es ist für unseren Körper die natürlichste und beste Form der Flüssigkeitsaufnahme. Noch dazu, wo wir in Österreich in der glücklichen Lage sind, uns eines sehr schmackhaften Wassers erfreuen zu dürfen. Wir sollten mit ihm nicht zu sparsam umgehen, das meine ich auch besonders für Kinder, auch Kleinkinder. Es hat sich innerhalb der letzten Jahre eingebürgert, daß man den Babys Fertigtees verabreicht, die fast alle gezuckert sind und diese Getränke dann beibehält.

Somit sind die Kleinkinder bereits auf Zucker programmiert und lehnen dann Wasser ab, weil sie das Süße vermissen. Es ist dann sehr schwer, ihnen Wasser als gesundes Getränk zu vermitteln, besonders dann, wenn wir selbst nicht zu Wasser greifen, sondern zu süßen Säften und anderen Getränken, die nicht nur süß, sondern auch sehr ungesund sind. Hier könnten wir problemlos auf Teesorten wie Früchtetee, Kräutertee und auch mildes Mineralwasser ausweichen, das auch Kinder mögen.

Unsere Flüssigkeitsaufnahme sollte den Verlust durch die Ausscheidung über Niere, Darm, Lunge und Haut nicht nur ausgleichen, sondern übersteigen. In heißen Jahreszeiten noch entsprechend mehr. Entsteht ein Mangel an Flüssigkeitszufuhr, kann das Stoffwechselstörungen verursachen, Haut und Schleimhäute austrocknen und Darm- und Nierenfunktionen blockieren, ganz besonders bei alten Menschen, die vielfach Kreislaufprobleme haben, jedoch nicht erkennen, daß dies nur auf Mangel an Flüssigkeit zurückzuführen ist.

Es zeigt sich immer wieder, daß gerade Menschen, die es aus Gesundheitsgründen besonders nötig hätten, viel zu trinken, kein Bedürfnis dazu haben. Dazu kann man sich erziehen, ich weiß das aus Erfahrung, denn ich gehöre zu jenen, die mit ganz wenig Wasser zurechtkommen. Zusammen mit den Mahlzeiten sollte unser Flüssigkeitskonsum in etwa 2 l betragen, in Ausnahmefällen und vom Arzt besonders empfohlen, auch mehr. Wenn wir nun 0,5 l abziehen für Mahlzeiten oder versteckte Flüssigkeiten, bleiben noch immer ca. 1,5 l, die wir uns vormerken sollten, bis am Abend zu trinken. Wenn wir nur gelegentlich ein Glas Wasser trinken, meinen wir oft, wir hätten schon genug. Tatsächlich ist das viel zuwenig. Stellt man sich jedoch die fehlende Menge jeden Morgen in Form von Mineralwasser oder Tee schon zurecht, weiß man besser, was man noch zu trinken hat. Wenn man im Winter keine Lust verspürt, kaltes Wasser zu trinken, dann ist auch warmer Tee sehr gut.

Wenngleich unser Wasser eine hohe Qualität aufweist, ist es dennoch nicht jedermanns Sache, sich dafür zu begeistern. Daß ich für den Flüssigkeitskonsum weder Wein noch Schnaps oder andere Alkoholika meine, bedarf wohl keiner besonderen Erwähnung. Bier wäre noch das „Gesündeste" soferne man das unter gesund einreihen kann. Gegen ein gelegentliches Glas Wein, so naturbelassen, als möglich, ist sicher nichts einzuwenden. Obst- und Gemüsesäfte können von der Menge her natürlich dazugerechnet werden, doch sollten sie ohnehin nicht in größeren Mengen getrunken werden, sondern wie Milch, in kleinen

Schlückchen. Man könnte eine größere Menge, die wir in Form von Saft zu uns nehmen, auch nicht ohne Probleme verdauen, also sollten wir nur so viel an Saft zu uns nehmen, wie wir in Form von Obst oder Gemüse auch problemlos schaffen würden.

Frische Obst- und Gemüsesäfte werden gerne und mit viel Erfolg tageweise oder übers Wochenende zur Entschlackung oder zum Abnehmen genommen. Für diese Methoden gibt es überzeugte Freunde aber auch heftige Gegner. Sicher weiß aber jeder selbst, ob er ein empfindliches Verdauungssystem hat und wird in diesem Fall schon auf ärztliche Anordnung nur mit größter Vorsicht solche Säfte zu sich nehmen.

Kaffee gehört zu den Suchtmitteln und man ist davon schneller abhängig, als man glaubt. Dennoch ist er nicht auf jeden Fall und von vornherein zu verdammen. Wer niederen Blutdruck hat, darf sich schon gelegentlich eine Tasse Kaffee gönnen, um den „toten Punkt" zu überwinden, soferne sich Menge und Stärke nicht automatisch erhöhen, bis man den Überblick verloren hat. Gegen eine Schale Kaffee nach dem Mittagessen ist auch nichts einzuwenden; wir sollten aber unbedingt an dem traditionellen Glas Wasser festhalten, denn es hat seine Berechtigung. Es soll den zu erwartenden Flüssigkeitsverlust wieder ersetzen und die Stärke des Kaffees ein wenig lindern. In meinem engsten Familien- und Bekanntenkreis habe ich Personen, wo ich als Gastgeber mit meinem Gewissen in eine Konfliktsituation komme, wenn ich Kaffee nach Wunsch serviere. Würde ich Kaffee so zubereiten, daß es sich mit meinem Gewissen vereinbart, müßte ich sie zwangsbeglücken, dann bin ich wieder in einer Konfliktsituation.

Wenn man Kaffee als Teil seiner Lebensqualität betrachtet, dann sollte man sich eine, oder auch zwei Tassen mit gutem Gewissen gönnen, dabei sollte es aber auch bleiben. Kaffee, der an Menge und Stärke „Giftküche" präsentiert, kann nicht mehr zur guten Lebensqualität gerechnet werden. Schwarzer Kaffee ist unbedingt bekömmlicher, auch wenn Sie mir das – noch – nicht glauben. Ich habe das bei dem Seminar in der Schweiz gelernt, zunächst sehr widerwillig, weil auch ich es nicht glauben konnte und meine neuerworbenen Kenntnisse über FRZM mir keinen Freiraum ließen für andere Erkenntnisse. Erst beim zweiten Mal, als ich dort war, horchte ich mich herum und hörte viele Meinungen von Teilnehmern, die aus Erfahrung sprachen, wie man sich Magen- und Verdauungsprobleme einhandelt, weil man nicht weiß, daß Milchkaffee, entgegen der herkömmlichen Meinung schwer verdaulich ist. Ich habe dort vor 50 Teilnehmern versprochen, nie wieder Milchkaffee zu trinken – und gehalten.

Sollte jemand den Wunsch verspüren, endlich von diesem Laster loszukommen, könnte ich mir das so vorstellen: man reduziert die gewohnte Menge Kaffee und ersetzt sie durch Dinkel- oder Getreidekaffee, an den man sich eben gewöhnen muß, so lange, bis die gesamte Menge nur mehr Dinkel-oder Getreidekaffee ausmacht, mit dem Vorteil, daß dieser nicht nur sehr bekömmlich, sondern auch sehr verdauungsfördernd und gesundheitlich absolut vertretbar ist.

Was hat der geregelte Wasserhaushalt mit FRZM zu tun? Eine ganze Menge. Sie ahnen es schon? Unser Körper braucht diese Flüssigkeit sehr notwendig für den Abtransport der Gift- und Schlackenstoffe aus den sauren Stoffwechselprodukten über die Nieren. Durch die Massage der Ausscheidungsorgane Blase, Harnleiter und Nieren sorgen wir für deren bessere Funktion, weil diese aktiviert wird, und die Giftstoffe können gut mitgespült werden. Wenn wir also merken, daß wir vermehrt Harn abgeben, daß dieser trübe und übelriechend wird, zeigt uns der Körper an, daß er bereit ist, die Giftstoffe abzubauen. Wir sollten ihn dann unterstützen und eben sehr viel Flüssigkeit zu uns nehmen, je mehr, umso besser, mindestens aber so lange, bis der Harn wieder klarer wird.

Nur streifen möchte ich in diesem Zusammenhang das Thema SALZ. Unsere Speisen sollten schmackhaft und bekömmlich zubereitet werden. Dabei sollten wir Salz sparsamst verwenden. Die Gründe dafür sind sattsam bekannt, z.B., kann ein Zuviel den Blutdruck erhöhen, außerdem bindet es Wasser im Körper und schwemmt die Zellen auf. Dieser Zustand ist natürlich gerade bei Rheumatikern zu vermeiden, um geschwollene Knöchel ect. nicht noch mehr zu fördern. Vorsicht also nicht nur mit Salz in der Küche, sondern auch bei versteckten Werten in Wurst, Käse und weiteren Fertigprodukten. Eine gute Erfindung war hier das Kräutersalz und auch Meersalz oder Zellersalz sollten wir vorrätig haben. Eine ganz Menge an Würzmittel stehen uns zur Verfügung, wobei wir der Vielfalt an frischen oder getrockneten Kräutern den Vorzug geben sollten. Dann verbleiben uns noch Zitronensaft, Apfel- und Obstessig, Zwiebel, Knoblauch, Suppengrün, Kren, Hefepräparate, usw. Das schmackhafte Würzen hat außer dem Genuß noch die Aufgabe, unsere Verdauungsdrüsen anzuregen und somit die Verdauungsvorgänge zu aktivieren. Ein großer Flüssigkeitsverlust durch Schwitzen gestattet uns nicht nur, sondern gebietet uns, den eingebüßten Salzverlust wieder auszugleichen. Auch bei Erkrankungen, die mit Durchfällen und Erbrechen einhergehen, wird das der Fall sein. Für die auch von Ärzten empfohlenen Maßnahmen, wie Cola und

Salzgebäck, kann ich mich nur schwer begeistern, doch es wird allgemein angenommen, von Kindern natürlich am liebsten.

GEWICHTSPROBLEME

Das Außerachtlassen dieses Themas wäre eine schwere Verfehlung jedem Rheumatiker gegenüber, denn ich meine, jedes Gramm weniger kann dazu beitragen, Ihre Beschwerden zu reduzieren durch Schonung von Knochen und Gelenken. Mag sein, daß es Ihnen ohnehin nicht gut geht und Sie, wie ich, viele Kilos verlieren, weil Sie vor Schmerzen überhaupt nicht atmen können und Essen eine ungeheure Kraftanstrengung bedeutet; dann ignorieren Sie diese Zeilen einfach. Die Mehrzahl wird sich mit diesem Thema jedoch mehr oder minder erfolgreich herumschlagen. Mit wievielen Personen haben Sie, verehrte Leser schon über Gewichtsprobleme diskutiert? Mit wievielen Diäten und Kuren haben Sie sich schon herumgeschlagen, die alle vielversprechend und mehr oder weniger asketisch und konsequent durchgestanden wurden – bis zum nächsten Mal. Wenn die Schlankheitsdiäten oder Kuren wie Hollywoodkur, Mayo-Kur, Hay'sche Trennkost, Atkins-Diät oder die einseitigen Kuren wie Milch-, Semmel-, Trauben-, Sauerkraut-, Ananas-, Spargel-, Erdäpfel-, oder Weizenkur usw. alle nur halbsoviel Erfolg hätten, dürfte es kaum noch Übergewichtige geben. Jedes Jahr gibt es eine Anzahl neuer Diätbestseller mit der gleichen Erfolgsquote. Dabei kann doch irgendetwas nicht stimmen! Wo liegt der Haken? Wenn das herausgefunden ist, könnte man zu neuem Anlauf starten.

Es ist gar nicht so schwer, daraufzukommen. Wenn Sie grundsätzlich die Ausführungen der letzten Seiten beachten und den Vorsatz haben, dieses Mal eine generelle Umstellung Ihrer alteingefahrenen Lebensgewohnheiten vorzunehmen, dann müßte es nämlich dieses Mal nicht nur möglich sein, daß Sie sich einiger Kilos entledigen, sondern dieses reduzierte Gewicht auch beizubehalten.

Was ist es dann, was uns so überaus schwerfällt? Jeder weiß es: Konsequenz, Ausdauer, Disziplin, die richtige Einstellung, der Wille, Geduld, und die Angst, hungern zu müssen. Außerdem ist es nötig, sich einen Plan für mindestens vier Wochen zu machen und einen entsprechenden Zeitpunkt zu wählen, von dem man meint, daß er richtig wäre, weil es da gerade nicht Familienfesttage gibt oder man mit vermehrtem Gasthausbesuch, wie Urlaub oder Wochenende rechnen muß. Viele Personen an einem Tisch und natürlich Familienfeste, verführen zwangsläufig dazu, mehr zu essen und öfter hinzulangen; ebenso genießt man natürlich im Gasthaus, wenn man sich, ohne selbst kochen zu müssen, zum gedeckten Tisch setzen darf. Wenn wir uns zu Hause mit einer Hauptspeise genügen, werden es im Restaurant automatisch mehr und wir beginnen mit Suppe, wenn nicht sogar Vorspeise, Hauptspeise und Dessert. Innerhalb eines Urlaubes von 10 – 14 Tagen sammeln sich natürlich etliche Kilos an. Warum sind wir dann überrascht, wenn die Waage ein erschreckendes Resultat zeigt. Für den Rest des Urlaubs nicht mehr auf die Waage zu steigen, ist nicht die rechte Lösung.

Also bleibt uns nur eine generelle Umstellung unserer alteingefahrenen Lebensgewohnheiten. Dieser Entschluß beginnt bereits im Kopf, mit allem Drum und Dran. Genaue Planung, was werden wir ändern, wann beginnen wir, welche Produkte streichen wir und womit ersetzen wir das Gestrichene. Das heißt auch, wenn Sie sich endlich durchgerungen haben, Ihre Verhaltensweisen zu ändern, nicht, zu Ihrer ungesunden, falschen Kost zusätzlich noch Vollwertkost einzuverleiben, sondern anstatt. Es hat nur Sinn, wenn Sie wirklich konsequent sind und Nahrungsmittel, die Sie zu Hause haben, verbannen und Lebensmittel, die vollwertig sind, sowie frisches Gemüse, Salate, Milch- und Getreideprodukte, die Ihnen Lebensenergie spenden, anschaffen.

Wenn Sie bereits des öfteren vergeblich versucht haben, abzunehmen, dann beginnen Sie nun gleich mit dem Vorsatz, es diesmal ganz anders, eben besser und konsequenter zu machen, mit der Bereitschaft, sich grundsätzlich umzustellen. Vielleicht haben Sie sogar die Möglichkeit, Ihren Partner, eine Freundin, einen Freund, eine Arbeitskollegin dazu zu animieren. Hauptsache, Sie sind nicht allein und haben jemanden, sodaß Sie einander motivieren können. Vielleicht spielt dann auch noch der Ehrgeiz ein bißchen mit und außerdem kann man sich gegenseitig besser anspornen, wenn einer schlappmachen will; alleine sich durchzukämpfen, ist ganz sicher schwerer. Je mehr Teilnehmer Sie finden können, umso mehr gute Ideen werden gefunden. Über die gepurzelten Pfunde in der Gruppe buchzuführen, ist natürlich auch spannender als im Alleingang, doch Buchführen über Ihren Erfolg sollte Pflicht sein. Schon alleine das Gewicht täglich zu notieren, ist Ansporn, oder mahnt zur Vorsicht. Auf meinem Kalender steht täglich die Gewichtseintragung, allerdings einsam und verlassen, denn mein Mann meint, wenn er es nicht weiß, gibt es keine Konsequenzen, so wie es Menschen gibt, die meinen, wenn sie nicht zum Arzt gehen, wären sie gesund.

Zur Buchführung ist noch folgendes zu sagen: Schreiben Sie alles auf, was Sie zu sich nehmen. Denken Sie nicht, das spielt doch keine Rolle, es ist nicht erwähnenswert. Jede kleine Nuß ist erwähnenswert und hat, wenn auch eine geringe, Anzahl von Kalorien, die sich an einem Tag und in einer Woche summieren. Nur wenn Sie wirklich alles aufschreiben, haben Sie einen Überblick, wo Sie einsparen können. Wenn Sie wissen, wieviele Kalorien eine Schnitte Toast, ein Knäckebrot, eine Vollkornschnitte, eine Semmel oder ein Stück Gugelhupf haben, können Sie eine richtige Entscheidung treffen.

Gehen Sie nun daran, einen geeigneten Termin auszuwählen. Montag ist immer gut; vielleicht wurde am Wochenende ohnehin etwas mehr geschlemmt, als gut war. Ein Termin nach dem Urlaub oder ein Tag nach dem Weihnachts- bzw. Neujahrsurlaub; da ist man gewöhnlich besonders motiviert, weil man ohnehin weiß, daß man zuviel des Guten getan hat.

Der Kühlschrank muß leer sein; keine Reste, die unbedingt noch gegessen werden müssen, schon gar keine Reste von einer stattgefundenen Einladung am Tag zuvor, die eventuell doch etwas üppiger sind.

Nun suchen Sie noch ein Foto aus besseren Tagen, wo Sie noch rank und schlank waren. Wenn sie keines finden, dann wählen Sie aus einer Zeitschrift ein Bild, vielleicht von einem Idol. Sie müssen dieses Bild oder die Person sympatisch finden und vor allem nachahmenswert. Dieses Bild plazieren Sie nun so auf oder neben Ihrem Kühlschrank, daß Sie es jedesmal beim Öffnen ansehen müssen, Sie können ihm ohne weiteres einen mahnenden Blick unterstellen, wenn Sie sich dem Kühlschrank ohne Berechtigung nähern. Sie können mit ihm auch ein Übereinkommen treffen, oder ein Versprechen, in etwa: „Du wirst sehen, wie ich das diesmal schaffe, denn nun habe ich die richtige Einstellung, Konsequenz, Disziplin, ich freue mich richtig darauf, ganz motiviert zu beginnen". Behalten Sie dieses Bild ständig im Geist bei sich, es wird Ihr ständiger Begleiter sein und Sie verfolgen und morgens empfangen. Nun beschließen Sie, wieviel Ihr Zielgewicht sein soll. Wieviel sind Sie bereit, abzunehmen? Überlegen Sie gut und legen Sie sich die Latte nicht zu hoch. Sie müssen sich selbst die Chance einräumen, dieses Ziel – in angemessener Zeit – auch zu erreichen. Wenn sich die Sache zu lange hinzieht, verlieren Sie die Lust. Nehmen Sie sich lieber 5 kg vor und diese schaffen Sie auch, als 8 kg mit Ende nie. Sie selbst werden auch aus Erfahrung wissen, ob Sie eher leicht oder schwer abnehmen und wie realistisch 5 kg sind.

Jetzt fehlt noch ein Erfolgshonorar, eine Belohnung, die Sie sich versprechen. Denn 5 kg sind bereits eine Kleidergröße. Überlegen Sie schon einmal, welche Farbe Ihnen zusagen würde, ob es eine Bluse, ein

Rock oder ein Pulli sein sollte, der Ihnen dann, bereits eine Kleidergröße kleiner, besonders gut stehen würde. Auch dieses Bild tragen Sie nun ständig bei sich und malen es sich geistig aus.

Wenn Sie meinen, ärztlichen Rat oder Unterstützung zu brauchen, dann beraten Sie sich sicherheitshalber noch. Vielleicht möchten Sie zusätzlich ein Vitamin- oder Mineralstoffpräparat nehmen um Mangelerscheinungen vorzubeugen. Während einer Schwangerschaft jedoch sollte unbedingt der Hausarzt befragt werden, oder für den Fall, daß Medikamente eingenommen werden, kann eine Rückfrage beim Arzt nicht schaden, wie das beim Rheumatiker eher üblich ist, auch um das Immunsystem durch den schmäleren Speisezettel nicht zu gefährden.

Eine gute Unterstützung wäre noch ein homöopathisches Präparat, das Sie sich besorgen könnten. Lassen Sie sich in der Apotheke beraten; diese Mittel hemmen Ihren Appetit und sind garantiert ohne Nebenwirkungen. Oft gibt es mehrere Parallelmittel, aus denen Sie wählen können. Die Einnahme eines solchen Präparates sollte natürlich nur begrenzt dauern und nicht zur ständigen Gewohnheit werden. Sie sollen ja lernen, sich umzustellen und durch die richtige Wahl Ihrer Nahrungsmittel erkennen, was Sie früher falsch gemacht haben.

Andere Mittel, die propagiert werden und Wundererfolge prophezeien, erwähne ich überhaupt nicht, nicht nur weil ich sie gar nicht kenne, sondern auch, weil sie undiskutabel sind; oder kennen Sie einen einzigen Menschen, der mit einem solchen Wundermittel 20 kg abgenommen hat? Ich habe noch nie jemanden kennengelernt.

Die Möglichkeit eines Mißerfolges ziehen Sie überhaupt nicht in Betracht. Sie wissen, daß Sie es schaffen und nur mit dieser Einstellung gehen Sie ans Werk. Zur Einleitung dieser Umstellung sollten Sie Ihren Darm so gründlich als möglich, doch mit so wenig Chemie als möglich, entleeren.

Um Sie zu unterstützen, kann ich Sie mit einigen Tips und Tricks begleiten: Trinken Sie soviel Sie können, das nimmt Ihnen auch zu Beginn ein übermäßiges Hungergefühl. Sie können auswählen, was Ihnen schmeckt, jedoch ohne Kalorien. Das könnte morgens gleich einmal ein Glas lauwarmes Leitungswasser sein. Das Wasser füllt den Magen und beschleunigt die Verdauung; aber auch Mineralwasser oder stilles Mineralwasser. Je nachdem, wie Ihr Kreislauf funktioniert, können Sie auch zwischen einigen Sorten Tee entscheiden, Rosmarintee ist ganz besonders für den Kreislauf zu empfehlen, Kräutertee, Früchtetee, Schwarzer Tee, Grüner Tee. Dieser ist ein ganz besonderer Fettkiller, der auch blutreinigend wirkt und zusätzlich cholesterinsenkend, jedenfalls eines der wichtigsten Heil- und Schönheitsmittel Asiens. Er enthält auch eine Menge Wirkstoffe zur Belebung, viele Mineralstoffe und die Vitamine A, B und C. Er liefert Zink und hat einen hohen Fluorgehalt. Der Unterschied zu Schwarztee ist im Herstellungsverfahren. Der grüne Tee unterliegt keinem Fermentationsprozeß. Sein Geschmack ist allerdings etwas herber als der von Schwarztee.

MATETEE ist ein ebensogutes Mittel zur Abwechslung, ganz besonders im Sommer, weil er ein guter Durstlöscher ist. Ihn gibt es nun schon mit Orangengeschmack. Mate- oder auch Jesuitentee, weil Jesuitenmissionare ihn aus Argentinien nach Europa brachten, enthält Bitterstoffe, die Gifte aus dem Körper schwemmen. Das Tein hilft, daß viel Fett, aber wenig Kohlenhydrate verbrannt werden. Das wenige Koffein ist anregend und aufmunternd. Außerdem ist er sanft abführend. Wer ihn so nicht mag, könnte ihn mit ein bißchen Orangensaft strecken.

Ein weniger bekannter, doch nicht minder wirksamer Heiltrunk ist der LAPACHO TEE der Inkas. Ihn bekommen sie in der Apotheke oder im guten Reformhaus. Er hat eine ganze Menge guter Eigenschaften und ist in den südamerikanischen Anden beheimatet. Er wird „Baum des Lebens" genannt, beeinflußt den Verdauungstrakt, unterstützt die Entgiftung und das Immunsystem. Ist hilfreich bei Allergien und Hautproblemen wie Neurodermitis. Nicht länger als sechs Wochen nehmen.

GINSENG, die allesheilende Menschenwurzel, darf nicht vergessen werden. Es gibt sie als Wurzel, die immer frisch sein sollte, man bekommt sie als Tee, und dann gibt es noch Kapseln und einen Saft. Auch sie wirkt positiv auf unseren Stoffwechsel, auf unser Immunsystem, belebt, regeneriert, verjüngt die Zellen und das Gedächtnis, ist eine Quelle der Energie, erfreut die Seele und das Herz und stellt die Harmonie zwischen Yin und Yang wieder her, und, und, und ist sehr, sehr teuer.

KOMBUCHA, ein japanischer Teepilz. Im Rahmen der Selbsthilfegruppe wollte ich die Teilnehmer einmal überraschen und bot ihnen Kombucha an. Es stellte sich heraus, daß ich dabei die Überraschte war, denn ein gutes Drittel kannte die „Gichtqualle", oder Wunderpilz, göttlicher Tscha, Pilz des langen Lebens, Tee Kwaß u.v.a.m., aber DIE Kombucha oder DER Teepilz. Ein uraltes Volks- und Hausmittel, von dem viele Völker behaupten, ihr Land wäre Ausgangspunkt dieser zauberhaften Lebenskraft. An diesem Abend war einziges Thema

Kombucha, die Aufzählung seiner guten Eigenschaften nahm kein Ende, sie sind ähnlich der Ginsengwurzel.

Zubereitung von Kombucha:

In einem größeren, völlig sauberen, fettfreien Topf den Tee zubereiten: je 1 l kochendes Wasser und 1 TL oder 1 Beutel Schwarztee (ich nahm auch schon Grün- und Matetee), 3 Minuten ziehen lassen, je 1 l Wasser 100 g Zucker, auch für die Gesundheitsbewußten; kurz aufkochen, abseihen, auf Handwärme auskühlen, den Pilz, alten oder neu gekauften, aus der Mutterlauge nehmen und vorsichtig dazugeben. Bei mehreren Pilzen immer den oberen verwenden; alte Pilze vorher mit Apfelessig waschen, 1/4 l Mutterlauge dazu, locker, nicht luftdicht, mit Leinentuch oder dem Deckel eines Bowlengefäßes abdecken. 8–10 Tage bei ca. 23 Grad stehen lassen. Kälte liebt er nicht. Vor Raucherräumen fernhalten! Je länger er steht, umso säuerlicher wird er. Nach ca. 10 Tagen Pilz herausnehmen, mit Apfelessig waschen, in ein Gefäß geben und mit 1/4 l Mutterlauge abdecken, Tee kochen und wieder von vorne beginnen. Fertiges Getränk in Flaschen abfüllen und kühlen. Davon sollte täglich 1/8 l morgens, mittags und abends getrunken werden, pur oder mit Wasser, Mineralwasser oder Apfelsaft verdünnt.

Für Diabetiker gibt es eigene Anleitungen. Der Pilz ist in Drogerien, meistens auf Bestellung erhältnlich, aber, DER PILZ SOLLTE ALS SIPPENGESCHENK WEITERGEGEBEN WERDEN; Gesundheit!

Ein kaffeeähnliches Getränk ist Guarana, das sehr belebend auf den Kreislauf wirkt. Guarana gilt als DIE Wunderwurzel aus Brasilien und wird am Amazonas gewonnen. Wir brauchen jedoch nicht so weit zu reisen, wir bekommen sie auch schon in Wien und auf Gesundheitsmessen und im Reformhaus. Gleich zwei wohltuende Eigenschaften beschert uns Guarana: es bremst den Appetit, ohne unsere Leistung zu bremsen, denn unsere Leistungsfähigkeit wird noch gesteigert. Die Indianer schworen bereits auf dieses reine Naturprodukt, als noch kein Weißer den Regenwald betreten hatte. Alle diese exotischen Tees sind für uns erst gewöhnungsbedürftig, aber wir lieben ja auch andere, weniger gesunde Dinge, an die sich unser Gaumen sehr gut gewöhnt hat. An weiteren Getränken wären noch ganz speziell für Rheumatiker Johannisblättertee mit einer cortisonähnlichen Wirkung, Hagebuttentee für die Entwässerung, Berberitzentee für Kreislauf und Entgiftung, Apfelschalentee, der Herz und Kreislauf erfrischt, Zinnkrauttee und Malventee zu erwähnen, die ich selbst kenne und durchprobiert habe.

Natürlich kann auch unser Kaffee getrunken werden, ohne Zucker, und wie bereits erwähnt, auch ohne Milch. Weniger ist auch hier besser als mehr, denn zuviel Kaffee macht eher Appetit und läßt den Stoffwechsel einschlafen. Drei Tassen täglich sind gerade noch vertretbar und coffeinfreier Kaffee oder Dinkelkaffee gesünder als eine dunkelschwarze Brühe.

An Säften möchte ich noch erwähnen: Löwenzahnsaft spült die Nieren, Selleriesaft entwässert, Brennesselsaft, besonders im Frühling, säubert und bildet Blut und Sauerkrautsaft bringt die Darmflora in Ordnung. Säfte sollten nicht der Menge wegen, sondern der Wirkung wegen genommen werden, als nur in kleinen Mengen.

Ganz besonders hervorheben möchte ich noch den Breuß-Saft. Im Zusammenhang mit dem Abnehmen ist er besonders wertvoll, denn man kann sich davon etliche Tage bis Wochen ernähren, weil er alle Vitamin-und Mineralstoffe enthält, die wir brauchen. Ich selbst habe ihn am Wege meiner Genesung wiederholt eine Woche lang genommen, weil ich ohnehin nicht essen wollte. Es genügt, wenn man täglich drei bis 4 kleine Gläser davon trinkt, jedoch in kleinen Schlückchen nehmen und gut einspeicheln, fast kauen und dann erst schlucken. Er sättigt und gibt Kraft. Man bekommt ihn in guten Reformhäusern und Drogerien, auch im gehobeneren Lebensmittelhandel. Am besten, man nimmt das kleine Buch, das es dazu gibt, gleich dazu.

Eine weitere Empfehlung möchte ich weitergeben, die ich selbst gerne praktiziere. Die Zitronensaftkur. Das ist Ahornsirup und frisch gepreßter Zitronensaft. Bei dieser Kur sollte man jedoch keine andere Nahrung zu sich nehmen. Wenn ich abnehmen möchte, leite ich diese Periode entweder mit Breuß-Saft oder mit der Zitronensaftkur ein. Ich nehme dazu auf 1/2 l Glas 2 EL Zitronensaft und 2 EL Ahornsirup, außerdem eine Messerspitze Cayennepfeffer, der gehört unbedingt dazu. Dieses Gemisch beinhaltet wie der Breuß-Saft eine ganze Menge an Vitaminen und besonders die Mineralien Kalium, Natrium, Kalzium, Magnesium, Mangan, Zink und Eisen. Man kann also ohne weiteres einige Tage mit dem Saft allein zurechtkommen, ohne Mangel zu leiden. Ich mache mir gleich eine Tagesmenge von 3 l und ich trinke diesen Saft sehr gerne. Da vergesse ich, daß ich eigentlich ein „Trinkmuffel" bin. Ahornsirup ist auch ein ausgezeichnetes Mittel zum Süßen, besonders für Mehlspeisen.

Zitronensaft ist auch noch günstig in Wasser oder stillem Mineralwasser, sodaß es besser schmeckt. Zitronen aus biologischem Anbau sind natürlich vorzuziehen. Zitrone ist aber auch ein eigenständiger Fettkiller; sie unterstützt die Fettverbrennung, erhöht den Adrenalinspiegel und aktiviert den Stoffwechsel. Es muß aber nicht unbedingt Zitrone sein; wichtig ist das Vitamin C, also können Sie auch eine Kiwi oder Orange essen, (wenn Sie die Orange ganz essen, hält sie länger satt und Sie haben mehr Ballaststoffe, außerdem wirkt das Weiße der Orange gut auf das Immunsystem).

Wenn ich mir eine Zeitspanne des Abnehmens vorgenommen habe, dann möchte ich mir einige Dinge leisten, die mir ebensoviel Spaß machen, wie gutes, komplettes Essen; diese Einstellung kann ich nur weitergeben. Dazu gehört auch, daß Sie sich ein bißchen mehr Zeit nehmen für Persönliches. Morgens etwas länger duschen und eine ausgiebige Bürstenmassage von den Zehen herzwärts bis zum Hals. Man muß dabei nicht unbedingt die Nachrichten hören, sondern kann auch Musik hören, die man besonders mag. Dabei kann man schon einmal planen, was man alles einkaufen möchte, denn nichts soll dem Zufall oder Streß überlassen werden. Zum Schluß sollte kalt geduscht werden und anschließend wäre ein Massageöl gut, das erfrischt. Ich mische es mir schon vorher zurecht: zum Basis-Massageöl einige Tropfen Lemongrass oder Orangenöl, Eisenkraut oder Rosmarin und einige Tropfen Weizenkeimöl. Das tut der gebürsteten Haut sehr gut. Speziell für Rheuma könnte man noch Lavendel, Zitrone oder/und Wacholder geben – bitte Vorsicht, nur tropfenweise, und auch zur Fußmassage wäre diese Mischung gut.

Ich massiere, d.h., ich rubble zusätzlich noch meine Ohren mit dem Handtuch. Auch das wirkt anregend; speziell die Akupunkturpunkte auf den Ohrläppchen spiegeln den ganzen Kopfbereich und man ist sofort munter und gut aufgelegt. Also Ohrläppchen beidseitig gut massieren, dann kann man noch die restlichen Ohren gut rubbeln.

Weil man beim Abnehmen oft einen unangenehmen Geschmack im Mund hat, könnte man dann einen Tropfen Pfefferminzöl in das Mundwasser geben. Es gibt nicht nur einen guten Geschmack, sondern bremst auch den Appetit. Bitte auch hier Vorsicht und nicht mehr als einen Tropfen, sonst hat man das Gefühl auszutrocknen.

Spätestens jetzt sollte man an Bewegung denken und könnte am Zimmerrad fahren oder, soferne die Möglichkeit besteht, auch schwimmen gehen oder laufen. Wenn die Zeit morgens zu knapp wird, sollte man das Bewegungsprogramm verschieben auf einen Spaziergang am

Nachmittag, keinesfalls sollte man es streichen. Wer so sehr vom Rheuma geplagt ist, daß dies nicht möglich ist, sollte sich eben den Umständen entsprechend anpassen und nur das tun, was ihm möglich ist. Zum festen Vorsatz sollte jedoch gehören, keinen Lift zu benützen und vielleicht auch ein Stück des Weges zu Fuß rechtzeitig einzuplanen. Wem die Morgensteifigkeit noch zu sehr zu schaffen macht, sollte es auf später verlegen, aber jedenfalls fest einplanen. Jede Art der möglichen Bewegung sollte durchgezogen werden, je mehr, umso besser. Auch die Verbindung mit einer abendlichen Einladung, wenn möglich mit Tanzen, wäre eine gute Möglichkeit für vergnügliche Bewegung.

Auf das Frühstück nie verzichten. Es muß den Stoffwechsel anregen und dieser kurbelt die Fettverbrennung an. Auch eine andere Mahlzeit sollten Sie nicht streichen. Im Gegenteil, wenn Sie aus der Kalorienmenge einer Tagesration statt vier Mahlzeiten fünf machen, verbrennt Ihr Körper mehr Kalorien als wenn Sie eine Mahlzeit einsparen würden.

Während des Frühstücks sollten Sie nun überlegen oder mit der Familie den Speisezettel für diesen Tag besprechen. Nur für diesen Tag. Planen Sie keinen Vorrat ein, damit auch keine Reste bleiben und Sie sich dann genötigt fühlen, diese zu essen. Sie können für alle das gleiche kochen. Wer nicht abnimmt, bekommt entweder mehr Beilage oder zuvor eine Suppe. Machen Sie sich keine unnötige Mehrarbeit, sonst könnte das eine Ausrede sein, wie kompliziert für Sie Abnehmen ist. Wenn Sie ohnehin Probleme mit Ihrer Bewegung haben, werden Sie für jeden Handgriff, den Sie sparen können, dankbar sein.

Nun machen Sie einen Einkaufszettel. Die Kalorienzufuhr sollte pro Person, die abnehmen möchte, nicht mehr als 1.000 Kalorien betragen. Von diesem Plan weichen Sie nicht ab. Mehr wird nicht gekauft. Sollten Sie der Verführung nicht widerstehen können, weil Sie dennoch immer wieder mit nichtgeplanten Leckerbissen nach Hause kommen, schicken Sie, soferne dies möglich ist, lieber jemand anderen einkaufen.

Planen Sie auch schon ein Stück Gurke, Karotte, Tomate oder ein kleines Stück Obst ein, das Sie sich dann zu Hause, als Zwischenmahlzeit, genehmigen.

Zu Hause angekommen, verkneifen Sie sich, außer der geplanten Menge, beim Auspacken ein Stückchen hier oder da zu naschen. Erstens wäre das bei diesen kleinen Mengen schwer möglich und zweitens sollten Sie es sich zur Gewohnheit machen, gegessen wird nur zu den festgelegten Zeiten, am Eßplatz, beim Tisch, nicht im Stehen ganz schnell. Sie sind dann mehr versucht, hastig hinunterzuschlingen.

Kochen Sie schmackhaft, aber mit wenig Salz, dafür mehr an Gewürzen und frischen Kräutern. Diese erhöhen das Sättigungsgefühl, enthalten Vitamine und Mineralstoffe und sorgen für eine pünktliche Verdauung, die unbedingt sehr wichtig ist, jedoch bei den kleinen Mengen, die man ißt, oft genug Anlaß zur Sorge gibt. Kräuter und Gewürze regeln die Verdauung und bringen den Stoffwechsel auf Touren. Dadurch werden mehr Kalorien verbraucht. Je frischer Kräuter und Gewürze sind, umso schmackhafter werden unsere Gerichte. Die Auswahl ist groß und wir sollten mit Sorgfalt wählen: Zwiebel, Knoblauch, Paprika, Fenchel, Kren, Chilipfeffer, Tabascosoße, Pfeffer, Ingwer, Curry, Koriander, Muskat, Kümmel, Anis, Nelken, Zimt, Senf, Kräutersalz, Selleriesalz, und, und, und.

Decken Sie den Tisch sorgfältig. Es muß kein riesiger Blumenstrauß am Tisch stehen, aber regelmäßig eine Blume in einer kleinen Vase würde Sie auch erfreuen, abends eine Kerze oder Duftlampe. Wichtig ist ein liebevoller Lichtblick, AUCH für Sie allein! Möglichst KEIN Lesen oder Fernsehen während des Essens. Es gibt ohnehin nichts oder nur sehr wenig Erfreuliches an Neuigkeiten. Gute Musik ist wesentlich aufbauender, und Sie sollten sich völlig auf Ihre Mahlzeit konzentrieren. Gutes Kauen und Einspeicheln der Speisen ist oberstes Gesetz. Bis das Sättigungsgefühl eintritt, dauert es mindestens 20 Minuten; davor haben Sie immer noch das Bedürfnis, weiterzuessen. Trinken sollten Sie vor und nach dem Essen, das bekommt besser. Schwierig ist es bei Gästen, wenn man sie nicht gerade zwangsbeglücken möchte mit diesen unüblichen Gewohnheiten.

Unsere vorgegebenen Mengen sollten wir aufessen und auch kleine Zwischenmahlzeiten einplanen, um zu verhindern, daß sich Heißhunger einstellt, dem dann schwer beizukommen ist. Ganz wichtig ist dabei die Zufuhr von Kohlenhydraten. Bei einem Mangel könnte ein Serotonintief entstehen und damit ist der Heißhunger bereits vorprogrammiert. Der Heißhunger bezieht sich in erster Linie auf Süßes und Schokolade. Dieser Vorgang ist nicht ganz einfach zu verstehen, aber nur wenn wir ihn verstehen, können wir gegen ihn ankämpfen. Der Zucker geht in das Blut, der Blutzuckerspiegel steigt. Der Körper schüttet vermehrt Insulin aus, dadurch sinkt der Zuckerspiegel wieder und wir haben noch mehr Appetit auf Süßes oder Schokolade, verbunden mit einem Streßgefühl, denn Serotonin ist das sogenannte Glückshormon. Fehlt es uns, fällt auch unsere Stimmung in den Keller. Nun können wir mit einer winzigen Menge Süßem dem Übel abhelfen. Das kann aber auch eine halbe Banane sein oder ein kleines Stück von einem Vollkornriegel mit Honig. Damit es nicht gleich eine ganze Tafel wird, könnten wir sofort nach dem Einkauf die Schokolade in kleine Stücke brechen und einzeln in Stanniol verpacken, um bei Bedarf wirklich nur das kleine Stück zu nehmen. Allerdings dürfen wir dann nicht vergessen, die Schokolade bei unseren Kalorien zu berücksichtigen.

Deshalb ist es so wichtig, eine kleine Zwischenmahlzeit von etwa 100 Kalorien einzubauen, um Heißhunger erst gar nicht aufkommen zu lassen. Das könnte auch ein kleiner Apfel sein oder ein Joghurt und ganz besonders geeignet wäre eine Hawaiiananas, natürlich nur ein Stück davon, weil sie wertvolle Enzyme enthält, die den Stoffwechsel auf Hochtouren bringen daher die Fettdepots angegriffen werden. Das Bromelin der Ananas regt die Verdauung an und außerdem liefert sie uns noch viel Eisen und Kalzium. Es könnte auch ein Glas Ananas-, Tomaten- oder sonstiger Saft als Zwischenmahlzeit genommen werden, oder eine Kiwi, die oft wegen des bitterlichen Geschmacks abgelehnt wird; dann bitte die geschälte Kiwi kurz mit heißem Wasser übergießen, das nimmt die Wirkung des bitteren Enzyms. Bei Radieschen dürfen es schon einige mehr sein. Sie haben ganz wenige Kalorien. Auch ein Stück Rettich stillt den Appetit, auch eine kleine Portion rohes Sauerkraut wäre sehr gesund. Ihrer Fantasie sind keine Grenzen gesetzt.

Bei Heißhunger besteht auch noch die Gefahr, daß wir nicht erkennen, ob es tatsächlich Heißhunger oder vielleicht nur Langeweile ist. Ich merke das bei mir, wenn ich nicht so ausgelastet bin, wie es üblich ist, dann denke ich viel mehr an Essen und Genießen. Vielleicht fällt uns etwas ein, das uns einen kleinen Genuß bereitet und wir können auf das Glückshormon verzichten. Ablenken ist die Devise, ein Telefonat mit einem lieben Menschen, ein kleiner Spaziergang, jedoch nicht in die Konditorei.

Nun machen Sie Ihr Programm sorgfältig und konsequent schon eine oder zwei Wochen durch. Sie freuen sich über den Erfolg, da flattert Ihnen eine Einladung von lieben Freunden ins Haus. Ihre Begeisterung hält sich in Grenzen. Schon sind Sie in einem Gewissenskonflikt. Denn Sie wissen genau, wenn Sie sich nun gehen lassen, waren diese beiden Wochen völlig sinnlos. Also nehmen Sie die Einladung an, mit dem ernsten Vorsatz, ich will nicht zunehmen, alles, was diesen Vorsatz unterstützt, ist mir recht.

Wenn Sie den Gastgeber informieren, machen Sie nur auf sich aufmerksam und müssen mit entsprechenden guten Ratschlägen rechnen, wie „einmal ist keinmal", oder nur dieses oder jenes zu essen, da ist ganz wenig Fett, etc. drin usw. Nur von dem, was ich selbst zubereite, bin ich überzeugt, wieviel oder wie wenig drinnen ist. Ich habe schon Einladungen angenommen und mir beinhart meine Salatschüssel oder meinen Tee mitgenommen. Es kommt immer darauf an, wer die Gastgeber sind und wo meine Grenzen sind. Je besser die Freunde, umso mehr Verständnis darf ich erwarten.

Schließlich dürfte man nie mit einem Diätprogramm beginnen, weil immer irgendwo irgendetwas los ist. Wenn ich erstmalig wo eingeladen bin, darf ich mir diese Freiheit noch nicht nehmen und muß wohl oder übel darauf verzichten. Ebenso beim Alkoholkonsum. Hier ist es einfach eine Unart, alkoholische Getränke anzubieten, wenn man weiß, diese Person fährt mit dem Auto oder lehnt Alkohol ab. Wenn ich gar nicht mehr anders kann, weil ich genötigt werde, vielleicht doch – nur ein kleines Gläschen – von diesem oder jenem, der ist ganz besonders gut – dann muß ich mir mit einer Notlüge helfen, ich darf nicht, mein Arzt hat es mir verboten. Das wirkt. Der Gastgeber wollte es nicht anders.

Schöner ist es, wenn man sich anders helfen kann. Ich rede nicht viel und nehme einfach ganz wenig von dem ich glaube, es kommt meiner Diät am nächsten. Oder man kämpft sich durch alle Gänge, aber auch immer nur ganz wenig. Mit dem, was man auf dem Teller hat, kann man unendlich lange auskommen. Schließlich muß man ohnehin immer gut kauen, ich bin bekannt als langsame Esserin, meist bin ich die Letzte, mir spielt das keine Rolle. Solange Sie den Teller noch nicht leer haben, sind Sie sicher vor einem Nachschlag. Das darf Sie nicht aufhalten, dem Gastgeber die berechtigte Versicherung zu geben, wie gut und schmackhaft die Speisen sind. Je mehr Gäste, umso besser können Sie Ihrem Vorsatz treu bleiben und ein bißchen mogeln. Die Alternative ist, Sie möchten den Gastgeber nicht enttäuschen und langen gehörig zu, aus Höflichkeit, und morgen beginnen Sie neu mit der Diät, oder Sie lassen es sein. Also seien Sie ein konsequenter, aber weniger höflicher Gast, Ihnen zuliebe.

Wenn sich eine Gelegenheit zum Tanzen ergeben sollte, dann sieht die Sache schon wieder anders aus. Dann nützen Sie jede Gelegenheit, das Tanzbein zu schwingen und Sie dürfen ein Brötchen mehr essen. Trinken dürfen Sie so viel Sie können, natürlich Wasser, denn Tee wird es kaum geben, es sei denn, Sie nehmen ihn mit. Fruchtsäfte sollten Sie mit stillem Mineralwasser aufspritzen.

Wenn Sie abends eingeladen sind, sollten Sie auch nicht tagsüber schon hungern und sich auf Nulldiät setzen, denn dann riskieren Sie, mit Heißhunger mehr zu nehmen, als Sie eigentlich wollten. Anders ist die Sache, wenn Sie in ein Restaurant gehen wollen oder eingeladen sind. Hier können Sie sich schon freier verhalten und mit viel Salat das Auslangen finden. Ist es eine größere Festlichkeit, bleibt nur wieder, von überall ein bißchen zu essen und vielleicht schaffen Sie es, dann aufzustehen, ohne daß Sie sich überfüllt fühlen. Es gibt noch eine weitere Möglichkeit, die allerdings ein Risiko in sich birgt. Sie könnten vor dem Restaurant oder der Party zu Hause zwei hartgekochte Eier essen, sie haben nur wenige Kalorien, sättigen aber. Sie selbst müssen wissen, wie gut Sie es dann durchstehen, den anderen zuzuschauen und sich zu bescheiden, ohne sich zu bemitleiden. Denn könnten Sie das nicht, hätten Sie zwei Eier dazu als anstatt.

Nun sind die Festlichkeiten mit mehr oder weniger Erfolg vorbei. Der Tag danach. Der unvermeidliche Schritt auf die Waage zeigt, wie es heute weitergehen darf. Ist das Gewicht stabil geblieben? Gratulation. Ihre Disziplin ist beachtlich. Zeigt die Waage mehr, als Ihnen lieb ist, dann sollten Sie kein Drama daraus machen, allerdings Konsequenzen ziehen. Sofort einen Entschlackungstag einschalten. Entweder einen Tee-Tag oder einen Reis-Tag oder einen Erdäpfel-Tag oder einen Ananas-Tag oder einen Tag nur mit Rohkost. Besonders im Sommer fällt das leicht. Was Sie auch wählen, NUR das und sonst nichts, das wird Ihre Panne sicher wieder ausgleichen, aber, für das nächste Mal sollten wir gelernt haben.

Wenn der Abend kommt, bleibt in vielen Familien noch das unüberwindliche Fernsehprogramm, das dauert oft bis oder nach Mitternacht. Schade um den guten Schlaf, aber – des Menschen Wille ist sein Himmelreich. Es gibt auch Fernsehgemeinschaften; man trifft sich bei einer Familie, um gemeinsam – man glaubt es kaum – fernzusehen. Dann muß natürlich Knabbergebäck und Süßes auf den Tisch, um das Vergnügen noch zu vervollkommnen. Wenn Sie selbst nicht mitmachen möchten, greifen Sie zu einem Trick, langen Sie entweder nicht hin und wenn das schwer fällt, stellen Sie nur solche Dinge hin, die Sie selbst nicht mögen. Dafür können Sie literweise Tee oder Mineralwasser hinstellen, die meisten Leute haben ohnehin keine Ahnung, was sie während des Fernsehens zu sich nehmen, sie greifen ganz automatisch zum nächsten Knabbergebäck oder zur nächsten Zigarette, gedankenlos.

Sie können aber auch mit einem guten Fernsehprogramm einen Abend retten. Neben einem guten, kalorienarmen Getränk kann ein kleines Schüsserl mit Trockenfrüchten, Sonnenblumenkernen, Kürbiskernen, Pinienkernen und Nüssen – Vorsicht, kalorienreich – auf dem Tisch stehen. Eine Duftlampe mit ausgesuchtem Duft, reinen, ätherischen Ölen, die gleichzeitig beruhigen und entspannen. Da wäre zum Beispiel Lavendel, ein vorzüglich wirkender Duft für Rheumatiker. Ich mische gerne 3 Düfte und gebe zu Lavendel noch 2 Tropfen Rose, sehr kostbar, aber schöner als Fernsehen, und je nach Laune mische ich noch einen weiteren Lieblingsduft, wie Ylang Ylang oder andere hinzu. Zusätzlich könnten Sie noch Ihr Massageprogramm absolvieren und es sich anschließend bequem machen, indem Sie Ihre Beine hochlagern, die bei Rheuma ohnehin oft geschwollen sind. Die verbrauchte Mischung aus der Duftlampe gieße ich nicht weg, sondern verwende sie nach dem Duschen oder Fußbad für die Füße zum massieren oder ich gieße sie in die Blumenspritze für die Zimmerpflanzen zum betauen. Auch das Möbelpflegemittel kann man damit strecken und für angenehmen Zimmerduft sorgen.

Zurück zum Abendprogramm. Stellen Sie sich alles, was Sie gerne hätten, zurecht, sodaß Sie nicht mehr in die Küche gehen und zufällig noch den Kühlschrank öffnen müssen. Die Küche und der Kühlschrank bleiben ab 20 Uhr geschlossen! Ablenken, hatten wir schon, doch abends besteht neuerlich die Gefahr der Langeweile. Machen Sie sich ein Duftbad mit Musik zum Träumen. Handarbeiten ist gut und kreativ, außerdem kann man dabei nicht naschen oder gar Schokolade essen. Kramen Sie im Schatzkästchen: Briefe von lieben Menschen, die nicht mehr sind, von Ihren Kindern in den ersten Ferien, alte Fotos, die ersten Briefe der Kinder an das Christkind, die ersten selbstgeschriebenen Gedichte zu Geburtstag oder Muttertag, mit dem Nachsatz: „aber Du darfst es noch nicht wissen dürfen"! Alte Filme von den Kindern sind nun erst recht interessant für deren Ehepartner und die Enkelkinder. Wenn ich an dieses Schatzkästchen komme, ist meistens das Abendprogramm gelaufen, weil ich mich nicht mehr trennen kann, aber die Freude damit ist wichtiger und wertvoller, als das Fernsehprogramm hätte sein können. Daran sollten Sie denken, wenn Sie aus Langeweile den Kühlschrank stürmen möchten. Freude hat einen reichen Heilwert für Körper und Seele und kann Ihr Energiepotential ungemein erhöhen.

Zum Abschluß dieses Programmes habe ich eine weitere Unterstützung zusammengestellt. Mit Akupressur können Sie sich weiterhelfen und die jeweiligen Punkte drücken gegen Hunger, Heißhunger, für Verdauung, für den Stoffwechsel usw. (siehe S 205ff)

Dieses Thema wurde wesentlich ausführlicher, als ich geplant habe. Weil ich aber weiß, wieviele Mißerfolge sich dabei einstellen können, wollte ich keine der Möglichkeiten auslassen, die Sie anwenden können.

Jeder kann sich das heraussuchen, was ihm auch sympatisch ist und womit er sich befreunden kann.

Wenn Sie am Ende Ihrer vorgegebenen Zeit feststellen, Sie haben Ihr Ziel mit Leichtigkeit erreicht, vielleicht 3, 4 oder 5 kg abgenommen, dann gehen Sie vorsichtig wieder auf Normalkost über (es gibt genügend Literatur darüber), machen Sie sich einen Plan. Gleichzeitig können Sie sich schon vornehmen, wann Sie eine zweite Etappe einschalten, der Erfolg hat Sie hoffentlich dazu motiviert.

Sollten Sie am Ende Ihrer vorgegebenen Zeit jedoch feststellen, daß Sie keinen Erfolg verbuchen können, sollten Sie sich ernsthaft Gedanken darüber machen, warum und wieso, was haben Sie falsch gemacht. Entweder Sie wissen es ohnehin, oder Sie kommen nicht darauf, dann brauchen Sie Hilfe, möglichst von einem Arzt oder/und eine psychologische Beratung.

Dazu ein BRIEF von Dr. Waltraud SLADKY
Klinische Psychologin vom 20. 6. 1986

Als seit Jahren in der Praxis stehende Klinische Psychologin habe ich das Rollgerät von Frau Zwölfer an mir selbst getestet und es daraufhin auch vielen meiner Patienten empfohlen. Es geht mir in meiner psychotherapeutischen Arbeit besonders darum, die „Ganzheit des Menschen" wieder herstellen zu helfen, also Körper / Seele / Geist gleichermaßen zu aktivieren. Dazu ist besonders die aktive Mitarbeit des Patienten notwendig, daß er selbst für sein Kranksein / Gesundheit die Verantwortung übernimmt. Gerade deshalb ist so ein Gerät so hilfreich, weil es den Patienten zur Eigenarbeit auffordert und das Bewußtsein vermittelt, selbst jederzeit etwas für sich tun zu können.

Der rein physiologischen Wirkung des Rollers zur Besserung unterschiedlichster Krankheiten möchte ich gerne außerordentlich positive Wirkungen auf unser vegetatives Nervensystem, unsere Gefühle, hinzufügen (ist natürlich kein Ersatz für eine Psychotherapie, aber eine sehr wertvolle Unterstützung).

Diese Unterstützung ist auch besonders angezeigt bei verschiedenen Disharmonien, wie: Unruhe, Nervosität, Angstzustände, Schlaflosigkeit, Süchtigkeit, Depressionen, Apathie, Passivität, psychosomatische Störungen jeder Art, besonders chronischer Natur (Verdauung, Niere, Schmerzen, ect.) und Übergewicht. Aufregung / Angst / Nervosität sind Gefühle, bei denen „die Energien" kopfwärts strömen. In der Stimulierung der Reflexzonen werden diese Energien fußwärts, bodenwärts geleitet, was augenblicklich zur Beruhigung führt.

Wir lernen wieder sensitiv zu spüren und bekommen über die Sensitivierung der Fußsohlen durch den Druck des Rollers wieder „Boden unter den Füßen".

Besonders die positive Wirkung bei Essensproblemen (Übergewicht) möchte ich herausstellen:

Wenn jemand seine Eßgewohnheiten ändern möchte, eine Diät einhalten, Gewicht verlieren u.ä., so tritt meist ein Gefühl von Nervosität, Müdigkeit, Zerschlagenheit oder auch extremer Unruhe auf. Körper und Seele müssen sich erst neu einstellen. Dazu hilft natürlich jede Art von Entspannungstraining. Aber gerade die konkrete Arbeit auf so einem Rollgerät ist eine augenblickliche Momenterleichterung. Wer „zuviel Druck hat", gibt ihn ab, wer zu schlapp ist, kann sich neu beleben. So vermag der „Gang zum Roller" buchstäblich den „Gang zum Kühlschrank" abzulösen, bzw. umzuleiten.

Auch das nervös bedingte „Knabbern vor dem Fernseher" ist leicht zu lassen, wenn man seine Füße mit leichtem, gleichmäßigem „Rollen" beschäftigt und gleichzeitig tun Sie etwas sehr gutes für Ihre Gesundheit!

Aus diesem Grund ist dieses Rollen mit gutem Gewissen jedem, auch Kindern und alten Menschen zu empfehlen, seine Wirkung ist komplex, vielfältig und nur positiv.

Dr. Waltraud Sladky
(zu dieser Zeit im Gesundheitszentrum Lanserhof, Innsbruck)

Diese Zeilen könnten vielleicht der entscheidende Ansporn sein, wenn übergewichtige Rheumatiker ohnehin von ihrer „schwachen Seite" wissen. Vielleicht ist JETZT der Moment der Entscheidung: „AB MONTAG BEGINNE ICH".

DIE SEELE

Wenn der Verstand ein über dem Körper ausgrdrücktes Signal nicht begreift, was die Seele nicht verkraften kann, wird es unweigerlich zu Disharmonien kommen. So wie der Körper seine Bedürfnisse ausdrückt, dürfen wir jene der Seele auch nicht vernachlässigen. Viele von uns sind sich nicht bewußt, daß es nicht unbescheiden von uns ist, sondern daß wir ein Recht haben auf ein Mindestmaß an Anerkennung, Nähe, Zuneigung, Liebe, Zärtlichkeit, Sexualität, Achtung, Geborgenheit und (Selbst)Vertrauen. Wenn wir das Gefühl haben, eines davon käme zu kurz, werden wir mehr oder minder laut oder still nach Hilfe rufen. Oft ist es umgekehrt, wir erkennen gar nicht, daß uns etwas fehlt, weil wir nicht gelernt haben, danach zu fordern, in der irrigen Annahme, dann wären wir egoistisch. Bleibt nun dieser Hilferuf ungehört, weil er gar nicht in unser Bewußtsein dringt, wird unser Körper es in irgendeiner Form ausdrücken und versuchen, uns die Konfliktsituation verständlich zu machen.

Mitunter dauert es sehr lange, bis wir begreifen lernen, und versuchen, den Ursachen auf den Grund zu gehen. Weil wir glauben, Verhaltensweisen, die uns anerzogen wurden, wären ein Teil von uns selbst. Tatsächlich haben wir dieses Verhalten oder diese Meinung als die unsere übernommen und haben weiterhin so funktioniert, wie man es von uns erwartete, um nirgendwo anzuecken. Wir müssen erst lernen, daß es uns zusteht, unser eigenes Leben zu leben und unsere eigene Meinung zu haben. Daß es unser Recht ist, einen eigenen Freiraum zu haben, auf anderer Ebene, als von uns erwartet. Das dauert oft geraume Zeit und nicht selten bleibt dann einer der Beteiligten mit einem schlechten Gewissen zurück; dann entsteht Spannung und Disharmonie. Sie kann so lange dauern, bis die Veränderung sich wieder dem gewohnten Alltag anpassen kann, bis man imstande ist, Meinungsverschiedenheiten wertfrei und nicht agressiv auszutragen, bis jeder der Beteiligten zu einer für sich akzeptablen Lösung findet. Das kann in den unterschiedlichsten Beziehungen der Fall sein. Von Kindern zu Elternteilen, Großeltern, Partnern und Ehepartnern, Freundschaften, Chef zu Angestellten, Kindern untereinander, aber auch Fremden, die zu einer gewissen Beziehungsebene gefunden haben.

Wir können uns dieser Körper – Geist – Seele Einheit nicht oft und nachhaltig genug bewußt werden. Im allgemeinen Bewußtsein scheinen diese Erkenntnisse schon lange verankert zu sein. Sie kommen ganz deutlich in allgemein gebräuchlichen Redewendungen zum Ausdruck, aber offenbar werden die Erkenntnisse von Sigmund Freud und der modernen Psychologie noch immer erfolgreich verdrängt. Deshalb fällt es uns auch wesentlich leichter, bei anderen Zusammenhänge zu erfassen, wofür wir bei uns selbst eine Ewigkeit brauchen, um zu begreifen. Wir würden nicht einerseits sagen: „Dieses oder jenes bereitet mir Kopfzerbrechen" und andererseits diese Kopfschmerzen mit massiven Medikamenten zu bekämpfen versuchen.

Oft erkennt man bei Kopfschmerzen nicht, daß man mit sich selbst nicht zufrieden ist, etwas ändern sollte, jedoch dazu unfähig ist. Wann immer wir eine Redewendung hören, sollte uns bewußt sein, daß da mehr dahintersteckt, bzw. „darunter", denn es steckt ja im Unterbewußtsein und drückt so manches Leid(en) aus. „Dies oder jenes geht mir auf die Nerven" oder „mir reißt der Faden (die Geduld)", das ist ja ohnehin schon deutlich genug. „Das kann ich schon nicht mehr sehen", Probleme mit den Augen – oder „kann ich nicht mehr hören", wenn Geräusche stören. „Ich beiße auf Granit" oder „beiße mir die Zähne aus".

Versuchen Sie in jedem Fall, den Dingen auf den Grund zu gehen und das Übel an der Wurzel zu packen. Solange es kleine Unpäßlichkeiten sind, können Sie sie noch ignorieren. Je lästiger die Beschwerden werden, umso weniger können Sie ausweichen und irgendwann werden wir nicht mehr umhinkönnen, uns dem Problem zu stellen. Bei Schulter- und Nackenschmerzen kann man „die Angst im Nacken" fühlen oder sich weigern, von einer Sache die zweite Seite zu betrachten. Es kann auch sein, daß uns eine Last zu schwer auf den Schultern liegt, wir vermeinen, sie nicht mehr tragen zu können, oder etwas, das uns hindert, die Richtung zu ändern. Bei Rheuma sollten wir hinterfragen, wogegen wir Groll oder Verbitterung empfinden und bei Polyarthritis, was ist der Grund, daß wir uns ungeliebt fühlen oder nicht akzeptiert. An „gebrochenem Herzen" kann man sterben und über Magengeschwüre sollten wir uns nicht wundern, wenn uns immer wieder „etwas im Magen liegt" oder „wir nicht verdauen können". Wie oft „kommt die Galle hoch" oder „bleibt die Luft weg" wenn sich jemand bei Asthma erdrückt fühlt. „Aus der Haut fahren" könnten viele Kinder, die in Kinderheimen aufwachsen. Sie haben keine andere Möglichkeit, auf sich aufmerksam zu machen, als sich in dieser Form über zuwenig Streicheleinheiten zu beklagen und Kinder, die bettnässen, „weinen von unten". Strafe wäre hier völlig fehl am Platz, obgleich es nicht allzu lange her ist, daß man die Kinder in den Heimen quasi an den Pranger stellte, indem man sie die nassen Leintücher gut sichtbar vor den anderen eine Stunde lang halten ließ.

„Vor Schreck erstarren" kann bis zur Lähmung führen, ebenso wenn jemand „wie angewurzelt stehen bleibt". Es kann Ihnen aber auch noch der „Schreck in den Gliedern sitzen", dann sollte man sich nicht über eine Polyarthritis wundern. Ich habe meine Polyarthritis besiegt, nachdem ich die Zusammenhänge erkannt hatte und bereit war, mich selbst als eine psychosomatische Einheit anzunehmen. Doch nicht jeder wird es schaffen und kann die Konflikte erkennen, bzw. aufarbeiten und sich von den Symptomen losstrampeln. Dann wird es wichtig sein, sich um Hilfe zu kümmern, um sich mit dieser der Gesundheit zu nähern. Ganz wichtig ist, zu wissen, JEDE Erkrankung hat ihre psychische Ursache, auch ein gebrochener Fuß, und auch Krebs. Ich habe mich lange geweigert, daran zu glauben und habe durch unzählige Gespräche die abenteuerlichsten Geschichten kennengelernt, von denen viele in Tragödien endeten, weil man nicht glauben wollte, was Tatsache ist. Je schneller man in der Lage ist, gewisse Zusammenhänge zu verstehen oder zu begreifen, umso eher können wir den ersten Schritt in Richtung Genesung setzen.

Mit FRZM können wir einen weiteren Beitrag leisten, indem wir die Zonen des Solar plexus mit sanftem Druck, wie bereits beschrieben, bearbeiten. Dieses beruhigende Rollen können wir auch öfter am Tag und längere Zeit, bis zu 1/2 Stunde anwenden. Es kann uns zusätzlich helfen, so manches psychische Tief zu bewältigen.

DER GEIST

Wiederholt habe ich hier erwähnt, daß die Ganzheitsmethode auch den Geist miteinbezieht. Wenn wir nun gesundheitliche Schwierigkeiten haben und uns gewissenhaft informierten, was man dagegen tun könnte, werden wir nicht umhin können, zu fragen, ob auch unser geistiges Verhalten in Ordnung ist. Ob wir auch geistig mitbekommen und den Behandlungsvorgang geistig unterstützen können. Zu Beginn habe ich bereits erwähnt, Sie sollten kein angenehmer Patient sein, sondern sollten sich erkundigen, welche Therapie vorgesehen ist, und sollten aber auch verstehen, was dabei gemacht wird. Sie können nicht einen Vorgang geistig unterstützen, wenn Sie keine Ahnung haben, was soll wie und womit repariert werden. Wenn Sie es wissen und auch verstehen, können Sie sich die Vorgänge auch geistig und bildlich vor Augen führen, visualisieren, und farbig ausmalen, wie Sie diesen Vorgang noch unterstützen können, was Sie mit der Behandlung erreichen werden, wie Ihr Zustand dann sein wird. Ihre Gelenke sind beweglich, Sie können wieder laufen, Ihre Hände bewegen, Sie haben wieder Kraft in den Händen, können eine Teetasse problemlos halten, nichts fällt Ihnen aus den Händen, Morgensteifigkeit können Sie vergessen, das ist Vergangenheit, u.s.w.

Wenn Sie nachts nicht schlafen können, visualisieren Sie eine Wärmetherapie, Sie liegen am Strand, in der Sonne oder, Sie liegen im warmem Wasser, Sie fühlen, wie Sie von den Zehen bis zum Kopf erwärmt werden, dabei bewegen Sie Ihre Hände und Füße. Sie fühlen, wie leicht das geht und Sie denken dabei nicht, ja warum hören denn diese Schmerzen nicht auf, warum kann ich schon wieder nicht schlafen, diese Nacht ist schon wieder endlos. Nein. Sie fühlen es und Sie sagen sich das vor, Sie sind überrascht, wie gut Sie sich fühlen, daß Sie Ihre Finger, Zehen, ect. so gut bewegen können. Durch die wärmenden Sonnenstrahlen schaffen Sie es sogar, sich zu entspannen; Ihr Atem ist tief und regelmäßig, bis Sie einschlafen. So können Sie geistig mitarbeiten. Ihre Gedanken sind nur positiv. Negative Gedanken wären Grund genug, den gewünschten Erfolg fernzuhalten, weil negative Gedanken Energieräuber sind, also das Schlechteste, was Sie sich antun könnten.

Dazu gehört auch, daß man versucht, einen Schuldigen für seine Erkrankung zu finden. Geben Sie sich nicht diesem Irrtum, denn ein solcher ist diese Ansicht, hin. Es gibt niemanden, der Schuld hätte an Ihrer Erkrankung. Es gibt höchstens vielleicht Verhaltensweisen, die nicht richtig waren und die Sie durch eine andere Einstellung verbessern können. Warten Sie nicht, daß andere sich ändern. Nein. Denken Sie stattdessen, ich kann die Welt nicht ändern und auch die Menschen nicht, nicht diesen und nicht jenen, keinen, doch wenn ich selbst mich ändere, umstelle, neu besinne, meinen Ärger, meine Wut vergesse, anderen für ihr (vermeintliches) Fehlverhalten vergebe, mir selbst vergebe, weil niemand Schuld an irgendetwas hat, wenn ich loslassen kann, annehmen kann, mich selbst lieben, achten und akzeptieren kann, mit mir ins Reine kommen kann, DANN wird sich die ganze Welt ändern.

Es ist ein Prozeß, der reifen muß, einer bestimmten Zeit bedarf, ehe Sie sich zu dieser Ansicht durchringen, durchkämpfen können. Vielleicht hatten Sie bisher für eine Person in Ihrer Nähe nicht nur nichts Gutes empfunden, sondern sogar Unwillen, Widerstand, Ablehnung, Enttäuschung, Kummer, schließlich Haß. Sie hatten tausend, Ihrer Meinung nach berechtigte Gründe; dies sollten Sie nun ändern. Das dauert eine ganze Weile, bis man es abgebaut hat, und es dauert noch eine größere Weile, bis man selbst zur Einsicht kommt, nur durch Liebe können sich unsere getrennten Welten wieder vereinen. Erst müssen Sie Ihren inneren Frieden wiederfinden. Durch Liebe zu sich selbst und durch Selbstvertrauen und Zuversicht werden Sie wieder Freude empfinden und weitergeben können. Keine Schuldgefühle, keine Selbstbestrafung, keinen Groll, keinen Haß empfinden Sie mehr, denn Sie haben Ihre Einstellung geändert, und die beginnt im Kopf, bei Ihrem Geist, bei Ihren positiven Gedanken. Sie werden es zulassen, daß Sie diesen Menschen wieder mögen, ihm Liebe entgegenbringen können, ohne Wenn und Aber, einfach so, weil Gott ihn so gemeint hat. Dann haben Sie sich nicht nur selbst geholfen, sondern auch eine Basis geschaffen für Liebe, Frieden und Harmonie. Dann haben Sie es erfolgreich geschafft, auch Ihren Geist mit einzubeziehen.

Schließen Sie Frieden mit sich und Ihrer Innenwelt. Aktivieren Sie Ihren geistigen Mitarbeiter, produzieren Sie für sich einen Text, in dem alle Ihre Wünsche beinhaltet sind. Was Sie wirklich wollen und wünschen, (immer nur Positives), das werden Sie erreichen Sie müssen nur daran glauben und es so sehen, als wäre es bereits Wirklichkeit. Sie werden bekommen, was Sie sich wünschen. Nicht umsonst. Sie müssen etwas dafür tun. Ihr Leben ändern, Ihr Fehlverhalten erkennen und ändern, Ihre Einstellung überdenken, neue Vorsätze fassen – und natürlich auch durchziehen. NUR dann werden Sie bekommen, was Sie sich so sehr wünschen. Wenn Sie es dennoch nicht schaffen, weil Ihre Gedanken Purzelbäume schlagen und Sie auf der Stelle treten und nicht mehr wissen, in welcher Richtung es nun weitergehen soll, auch dann gibt es Hilfe, z.B.

BACHBLÜTEN, die Seelentherapie mit Blütenenergie

Der Name kommt vom englischen Arzt Dr. Edward Bach, der schon zu seiner Zeit, (1886 – 1936) erkannte, um gesund zu werden, muß man auch Geist und Seele bei der Behandlung miteinbeziehen. Dabei fällt die größere Arbeit dem Patienten zu. Er selbst muß bereit sein, die Ursachen seiner Erkrankung zu ergründen, die Bachblüten helfen nur dabei. Sie werden in Tropfen verabreicht, von denen es 38 Essenzen gibt. In Apotheken kann man sich anhand einer Liste selbst, oder mit Hilfe eines Fachmannes, jene auswählen, von denen wir meinen, hier ist mein Schwachpunkt, hier komme ich alleine nicht zurecht, hier wäre Hilfe gut. Voraussetzung dazu ist unsere Ehrlichkeit, um von den 38 Möglichkeiten die wichtigsten, derer wir bedürfen auszusuchen. Man kann auch mehrere mischen und nimmt sie dann, meistens 4 x 4 Tropfen, von der Hand, ohne Metallöffel, in den Mund. Oft fällt es gar nicht schwer, jene Eigenschaften, die unsere Energie rauben, zu erkennen, nur können wir nicht daran glauben, daß sie das Hindernis sein können, wenn wir trotz Behandlung nicht gesund werden können. Diese Eigenschaften können sehr vielfältig sein, auch wenn wir manchmal sagen wollen, das glaube ich nicht von mir, daß ich intolerant, schadenfroh, ängstlich, unsicher, inkonsequent, neidisch, gehässig, eifersüchtig, skeptisch, zweifelnd bin, oder es ist mir nicht bewußt, daß ich mir (unberechtigte) Vorwürfe mache, daß ich eine seelische Erschütterung noch nicht verkraftet habe, daß ich Macht und Autorität ausüben will, andere beherrschen will, daß ich keine Lebensaufgabe finde, daß ich keine Ziele habe, etc., etc.

Spezielle Tropfen gibt es auch für akute Notfälle, die Erste-Hilfe-Tropfen. Sie helfen der verstörten Seele auch über den ersten Schock hinweg bei Unfall, Verbrennung, Todesfall, auch als Sterbehilfe, um das Loslassen zu erleichtern. Für Kinder, Kleinkinder, Babys und Säuglinge gilt das Gleiche, denn Bachblüten sind völlig unschädlich, nebenwirkungsfrei, und problemlos den Kleinen in den Mund zu tropfen. Aufgrund ihrer Schwingungen wirken sie auch, wenn man sie im Gitterbett in Kopfnähe des Babys legt, z.B. beim Zahnen. Babys beruhigen sich sehr schnell mit dieser einfachen Hilfe. Die Wirkung kann innerhalb von Minuten, bei größeren Problemen innerhalb von Tagen oder Wochen einsetzen, manchmal ist auch ein Wechsel der Tropfen nötig. Bachblüten sind ebenso wirkungsvoll bei Tieren und Pflanzen einzusetzen.

Nun fällt es Ihnen leichter. Beginnen Sie wieder im Kopf, ordnen Sie zunächst Ihre Gedanken, was sind Ihre Ziele, welche Wünsche sind vordergründig. Feilen und formulieren Sie Ihre Gedanken so lange, bis Sie einen roten Faden durchgezogen haben, den Sie mit sich vereinbaren können. Mit Hilfe der Bachblüten wird es Ihnen leichter fallen, Ihre Entschlüsse zu formulieren und zu unterstützen.

So, in etwa könnten Ihre Gedanken kreisen: Es geht mir mit jedem Tag in jeder Hinsicht immer besser und besser. (Coué)

Alle meine Lebensbereiche entwickeln sich positiv, Körper, Geist, Seele, Ehe, Familie und Finanzen.
Meine positiven Energien fließen frei und unbehindert.
Nur das Beste kommt zu mir. Licht und Kraft durchströmen mich und wirken auch auf andere.
Durch die Kraft meiner positiven Gedanken werden meine Wünsche Wirklichkeit.

1. Wie immer auch Ihr Gott heißen mag, vergessen Sie ihn nicht.
2. Zur Erfüllung meiner Wünsche erbitte ich göttliche Führung.
3. Hier könnten Sie, auch schriftlich, oder auf Ihrem Spiegel Ihre Wünsche anbringen:
   Jetzt fühle ich den Aufwind, kann Ordnung schaffen, stehe jeden Tag eine Stunde früher auf.
   Ich kann andere akzeptieren, auch auf unterschiedlichen Wegen.
   Ich bin mit anderen Menschen verbunden, im Zuhören, Reden und Schweigen.
   Ich finde in jeder Lebenssituation eine Chance, zu lernen.
   Ich verzeihe anderen alles, was ich dachte, daß sie mir angetan haben.
   Mit großem innerem Mut gehe ich weiter.

Für jede Situation, von der Sie denken, daß sie Ihnen Schwierigkeiten bereite, können Sie sich Ihre Formel zusammenstellen. Hilfe und Beratung für Bachblüten finden Sie in fast jeder Apotheke. Beratung für Österreich: A-1070 Wien, Seidengasse 32/1/59, Telefon 526 56 51, umfangreiche Lektüre und Seminare.

Mit solchen oder ähnlichen Gedanken füllen Sie Ihren Kopf, sodaß nichts anderes, schon gar keine negativen Gedanken mehr Platz finden, bis sich Ihre negativen Gedanken auflösen oder Sie sie vergessen haben.

SICH SELBST MÖGEN

Was auch immer wir erreichen möchten und welches Ziel uns vor Augen schwebt, es wird nicht zu umgehen sein, daß wir uns damit näher auseinandersetzen und erfahren werden, nichts geht ohne unsere Mitarbeit, und diese Mitarbeit beginnt im Kopf. Fehlt uns nun dazu das so nötige Selbstbewußtsein, werden wir vieles nicht für möglich halten und meinen, dafür keine Gedanken zu verschwenden, weil wir es ohnehin nicht schaffen könnten.

Selbstbewußtsein ist auf Selbstvertrauen aufgebaut und auch das haben viele Menschen nicht (mitbekommen). Zu ihrem eigenen Leidwesen aber auch zu dem ihrer Mitmenschen. Oft geht dieser Mangel zurück auf die früheste Kindheit. Einiges hat sich schon geändert, vieles ist noch zu tun. Zu der besonderen Struktur unserer Gesellschaftsordnung zählen leider noch – oft gutgemeinte – doch überholte Erziehungsmethoden, die den Kindern durch fortgesetztes Trommelfeuer von „Tu das nicht" und „laß das doch", „das kannst Du nicht" schon den geringsten Keim des zarten Selbstvertrauens ersticken. So muß ihnen das Bewußtsein vermittelt werden, gewisse Tätigkeiten am besten gleich zu unterlassen, weil sie dazu ja doch nicht fähig wären, denn wenn ich dies oder jenes unterlasse, kann ich keinen Fehler machen. Fehler sind gefährlich und unrecht. Der sicherste Weg, einer Strafe oder Strafandrohung zu entgehen ist, sich möglichst passiv zu verhalten und auch Pflichten möglichst zu entgehen bis zur totalen Passivität. Hätte das Kind gelernt, daß Fehler der unvermeidliche Teil eines Lernprozesses sind und akzeptiert werden sollten, um korrigiert zu werden, blieben ihm spätere, schmerzliche Erfahrungen sicher erspart, oder sie würden sich auf ein Mindestmaß beschränken. Im Erwachsenenalter weiß fast jeder, wo gehobelt wird, da fallen Späne. Oft wird dieser Merksatz nur bei sich selbst angewendet, aber handelt es sich um ein Kind, vergißt man ihn wieder oder ist einfach nur gedankenlos. Wer einem Kind ein Geschirrtuch in die Hand drückt, muß damit rechnen, daß es Scherben geben kann. Wenn dann doch ein Malheur passiert, muß sich der Erwachsene überlegen, wie er es das nächste Mal besser macht. Nicht nur, daß es für den Augenblick nicht durch Lob oder Ansporn ermutigt wurde, können sich für sein weiteres Leben Minderwertigkeitsgefühle einstellen, die es immer wieder an sich zweifeln lassen müssen, da ihm ja kaum das so nötige Selbstvertrauen vermittelt wurde. In der Folge wird das Kind aus Unsicherheit in seiner Entschlußkraft gehemmt sein und nötigen Entscheidungen tunlichst aus dem Wege gehen.

Diese Vorgänge werden bei einmaligem Geschehen sicher kein Unheil anrichten, doch wiederholen sollten sie sich nicht. Wenn dieser Vorgang aber gar nicht erkannt wird und der Prozeß in diesem Sinne weitergeht, wird aus dem schüchternen, scheuen Kind ein unsicherer, gehemmter Mensch, den diese Verhaltensweisen stark belasten werden und manchmal ist er unfähig, sich hier selbst herauszumanövrieren. Es kann geraume Zeit dauern, bis er erkennt, wo er einen Nachholbedarf hat und weiß, wo er ansetzen muß, um an sich zu arbeiten, um sein Selbstvertrauen und Selbstbewußtsein, zwar etwas verspätet, aber doch, noch zu entwickeln. Das ist natürlich leichter geschrieben als getan. Menschen mit Minderwertigkeitsgefühlen, die tausend Tode sterben, wenn sie jemanden kennenlernen und sich mit schwitzenden Händen und zittrigen Knien am liebsten aus dem Staub machen würden, sind nicht zu beneiden. Sie müssen ihren ganzen Mut zusammennehmen für etwas, was einem anderen eine Selbstverständlichkeit bedeutet.

MIT VOLLER KRAFT VORAUS

Als es mir schon besser ging, erhielt ich von meinen Kindern nach und nach Bücher von Dr. Joseph Murphy und anderen, über positives Denken, geschenkt. Rückwirkend erkannte ich durch das Lesen, daß ich zur Zeit meiner Erkrankung – sicher instinktiv – genau so gehandelt habe, wie Murphy empfiehlt. Bis zu dieser Zeit hatte ich mich nie zuvor mit Murphy, Schellbach, Norman Vincent Peale oder Napoleon Hill befaßt. Nie zuvor hatte ich mich für die Kraft positiver Gedanken interessiert. Heute bin ich überzeugt, nicht nur, daß diese Krankheit nötig war, sondern auch, daß dies meine Methode war, mich (erfolgreich) dagegen zu wehren. Notwendig war sie deshalb, um meinem Leben eine entscheidende Wende zu geben.

Es begann schon damit, daß ich nicht bereit war, das „Urteil" der Ärzte zur Kenntnis zu nehmen. Ich meine natürlich die Diagnose Polyarthritis. Nicht sofort, denn anfangs begriff ich ja noch gar nicht recht, was diese Diagnose bedeutet und hoffte noch immer auf ein neues oder anderes Medikament oder eine neue Maßnahme. Ich hoffte eigentlich immer auf den Krankenhausaufenthalt, auf die Kur, auf den nächsten Arzt, den ich konsultieren würde. Jedes Mal fand ich mich voll von Optimismus bei einem neuen Arzt ein und hoffte, daß das Wunder geschähe, daß er sagt, ja, er hätte etwas dagegen, diese Krankheit, oder die Diagnose wäre ein Irrtum. Lange Zeit fand ich immer einen Grund, wieder zu hoffen. Ich glaube, solange ich auf fremde Hilfe hoffte, fand ich es nicht für nötig, selbst etwas zu tun. Sicher, ich tat, was mir empfohlen wurde, war diszipliniert, schmierte mit Salben, nahm gewissenhaft die Medikamente und sonst noch vieles mehr, wie bereits anfangs erwähnt, denn zunächst war ich ja – fast – der ideale Patient, der alles mit sich geschehen ließ, aber eben passiv geschehen ließ, ohne selbst in irgendeiner Weise aktiv zu werden.

Doch wirklich getan, mit aller Kraft, die mir zur Verfügung stand, was ich wirklich geben konnte, mit der tiefsten Überzeugung, hatte ich erst dann, als ich erkennen mußte, daß ich von nirgendwo Hilfe erwarten konnte, mich nicht auf jemanden verlassen konnte, wenn nicht auf mich selbst. Diese Erkenntnis war noch nicht die „Kraft positiver Gedanken". Damals war es die Kraft der Verzweiflung. Ich hatte keine andere Wahl, wenn ich nicht im Rollstuhl landen wollte; ich konnte mir ausrechnen, wie lange es noch dauern würde, bis dahin. Aber diese Erkenntnis war der Anfang, der Anfang von meinem Ziel, gesund zu werden. Ich mußte es jedoch erst einmal beschließen, mit meinen Gedanken im Kopf entstehen lassen, meinen Willen erkennen und mir bewußt werden, daß der Wille und der Glaube imstande sind, Berge zu versetzen. Erst dann kam etwas in Bewegung und es hieß nun, mit voller Kraft voraus.

Hier möchte ich eine kleine Geschichte einblenden, die damals durch die Fachpresse ging, damit Sie wirklich verstehen, was ich meine – und was möglich sein kann, mit dem Willen und dem Glauben.

Es stand in den Zeitungen die Geschichte eines kleinen Jungen, ich glaube mich zu erinnern, daß er zehnjährig war und Blutkrebs hatte. Es war in Amerika. Seine Eltern hatten, ehe er noch erkrankte, einen Kurs für „geistiges Heilen" besucht und weil der Junge nicht allein zu Hause bleiben wollte, nahm er an dem Seminar ebenfalls teil. Nun erkrankte er, und wie es schien, konnte ihm niemand helfen. Er erinnerte sich an den Kurs, was hier gelehrt wurde und die damit verbundenen Instruktionen, wie man sich einer Krankheit am besten entgegenstellt. Also stellte er sich vor, seine Krankheit wäre sein Feind, in diesem Fall, dem Alter des Jungen entsprechend, Indianer, und er selbst kämpft in Form der Gegner, als Trapper. Also seine Gedanken, die Trapper, gegen seine Blutzellen, die Indianer. Mit psychologischer Hilfe gelang es ihm, diese Vorgänge so zu visualisieren. Er begriff, wenn das nicht funktionieren würde, kann ihm niemand sonst helfen. Mit aller Intensität, die er aufbringen konnte, ließ er die beiden kämpfen und verfolgte diese Kämpfe geistig mit. Nach einigen Wochen waren die Indianer besiegt, seine Befunde völlig normal und er wurde aus dem Krankenhaus gesund und geheilt entlassen.

Sehr gut kann ich mich noch an die heftigen Diskussionen erinnern, die diese Nachricht auslöste. Es bildeten sich zwei Gruppen, die einen glaubten daran, die anderen bezeichneten es als eine der üblichen Zeitungsenten, für wie dumm man eigentlich die Leute hielte, so einen Blödsinn zu glauben. Übrigens – der Glaube war es, der ihm geholfen hat, und was denken Sie, wie wichtig es ihm war, oder ist, wer es glaubt, oder nicht, das einzige, was zählt, ist, er hat es geschafft. Es kann natürlich jeder für sich für den Fall einer Erkrankung entscheiden, welchen Weg er gehen möchte, ob er „glaubt" oder „nicht glaubt", das wird dann auch sein Urteil sein.

Nun werden Sie mich besser verstehen, wenn ich Ihnen sage, daß „mein Feind" der Rollstuhl war. Aber nicht nur einer, ich sah in meinem Geist gelegentlich nichts anderes als nur Rollstühle, ich hatte sie ja bestens in Erinnerung, als ich zur Kur war. Das zweite Bild, das ich ständig vor Augen hatte, war ich selbst. Nicht in dem Zustand meiner Erkrankung, sondern gesund und voll beweglich, wie in der Zeit vor meiner Erkrankung. Hier konnte ich nun wählen, ich mußte mich entscheiden. Vielleicht hätte ich mich nie mehr daran erinnert, wie es wirklich war, es wäre in meinem Unterbewußtsein begraben geblieben, wenn ich nicht Murphy gelesen hätte und mir die Situation nochmals hervorgeholt hätte.

Eines steht jedenfalls fest, hier kämpfte ich tatsächlich mit all meinem Einsatz, den ich zur Verfügung hatte, dieser Einsatz war meine eigene Kraft, und alle meine Kräfte hatte ich mobilisiert, die Körperlichen, die Seelischen und die Geistigen.

Außer meiner Kraft hatte ich noch meinen Roller. Mit ihm habe ich einen regelrechten Schlachtplan entwickelt. Etappenweise habe ich, nun völlig bewußt, gegen meine Krankheit gekämpft, jede Zone, die ich mit dem Roller bearbeitet habe, habe ich auch geistig angesprochen, daß ich jetzt hier die Schmerzen ausschalte, daß ich tiefer und längere Zeit schlafen kann, daß ich es heute schaffen werde, mit einem Medikament weniger auszukommen. Immer wieder habe ich mir Befehle vorgesagt, was gerade am aktuellsten war.

Schließlich habe ich der Reihe nach meine Gelenke vorgenommen und jeweils diese Zonen, die gerade dran waren, einzeln angesprochen, die Finger müssen wieder gerade werden, die Synovitis spüre ich gar nicht mehr, ich habe wieder mehr und mehr Kraft in den Händen und heute kann ich schon viel besser gehen als gestern. Ich habe alles um mich herum vergessen und mich dabei, so gut es meine Schmerzen erlaubten, entspannt. Dabei habe ich mir meine Bilder ausgemalt, wie ich wieder aussehen werde, wenn ich gesund bin, immer wieder, Tag und Nacht. Da fragte ich nicht mehr, ob ich es schaffe, ich betrachtete es als erwiesene Tatsache, und das zu einem Zeitpunkt, wo noch Welten standen zwischen krank und gesund.

Das alles ließ ich Revue passieren und dankte Gott, daß ich gesund werden durfte. Es war mir schon klar, daß ich meinen Teil dazu beigetragen habe, durch die Kraft meiner positiven Gedanken. Es hätte schon auch anders kommen können, wie bereits Hildegard v. Bingen meint : „oder Gott will nicht", dann wäre dieses Buch nie entstanden.

SELBSTHILFEGRUPPE

Unter der vielen Post, die ich erhielt, befanden sich des öfteren Anregungen für diverse Aktivitäten. Zusammenfassend und stellvertretend für alle in diesem Sinne ein Schreiben von Frau Hermine Komar aus Zeltweg, vom Oktober 1988.

Werte Frau Zwölfer!

... nun habe ich nach dem längeren Telefonat mit Ihnen wieder Mut gefaßt, aber wenn man, wie ich, seit 25 Jahren an der Polyarthritis leidet, sucht man unaufhörlich nach neuen Möglichkeiten und trotzdem verläßt mich dann doch wieder der Mut. Ich habe schon des öfteren von Erfolgen durch Fußreflexzonenmassage gehört, aber noch nie in diesem Ausmaß wie bei Ihnen. Ich lasse mich seit drei Wochen zusätzlich zu meinen Behandlungen auch massieren und kann nur sagen, wie viel wohler ich mich fühle. Nicht gleich bei der Massage, da muß ich schon die Zähne zusammenbeißen, aber am nächsten Tag fühle ich mich wie ausgewechselt. Natürlich kann man jetzt noch nichts sagen, aber ich hoffe immer wieder. Leider muß man in Österreich diese Behandlungen, im Gegensatz zu der BRD, selbst tragen, das geht schon ins Geld.

Jetzt hätte ich eine Frage, ob es nicht in Ihrer Möglichkeit stehen würde, einen Verein oder Ähnliches für Polyarthritis-Kranke zu gründen, denn diese ist eine fürchterliche Krankheit und es gibt bestimmt viele Möglichkeiten dafür, aber man weiß es nicht. Wenn mehrere zusammenkommen, könnte man darüber besser reden. Auch könnte man bei der Krankenkasse vielleicht mehr erreichen, z.B. für Massagen, wenn man geschlossen vorgeht. In den Ambulanzen bei den Gesprächen hört man immer wieder, wie sehr das gefragt ist. Sie wären für so etwas die richtige Person. Was in meiner Macht liegt, würde ich, und sicher auch andere, dazu beitragen, sie zu unterstützen.

Meine Antwort lautete: „Sehr geehrte Frau Komar, was Sie vorschlagen, ist bereits vor einem Jahr geschehen, denn ich habe die

Medizinische Selbsthilfegruppe der Stadt Wien für Erkrankte des rheumatischen Formenkreises (SHG)

übernommen und genau das im Sinn, was Sie zur Anregung gaben. Leider werden Sie sich aus Zeltweg ein bißchen schwertun, daran teilzunehmen.

Also hatten wir am 15. 10. 1987 DAS ERSTE TREFFEN DER SHG.

Die Teilnehmer waren sehr engagiert und ich merkte, daß sie bereit waren, jeder etwas zu geben, aber auch für sich selbst etwas mitzunehmen. Ich wünschte mir ärztliche Unterstützung und streckte meine Fühler aus. Schließlich war ich freudig überrascht, daß beide Ärzte, die ich ersuchte, mir ihre Hilfe zusagten. Schon im Dezember war es soweit. Also standen mir zur Seite die Herren Prim. Dr. Hans MAYR, Wien, 14., und Prim. Dr. Erich BAUER, Wien, 9.; ihn erwähnte ich bereits, leider ist er schon verstorben. Ihrer beider Fachwissen war für die Teilnehmer sehr wertvoll, weil diese sich ein bißchen geborgen fühlen konnten und nicht so im luftleeren Raum schwimmen mußten. Jeder Rheumatiker ist erfüllt von Kummer und Sorgen und glücklich, wenn er etwas von seiner Liste streichen kann.

Die beiden Herren kamen manchmal gleichzeitig und manchmal einzeln, wie es eben ihre Zeit erlaubte. Wir waren dankbar für jede Stunde und für jeden Ratschlag, den sie für uns hatten. Dr. Bauer war lange Zeit Vorstand der Rheumaklinik in Deutsch-Altenburg und konnte seine in China erworbenen Kenntnisse der TCM natürlich mit guten Erfolgen zur Anwendung bringen. Er kannte meine begründete Begeisterung für FRZM, riet mir aber immer, ich solle mich nicht so eingleisig bewegen, denn auch die Akupunktur wäre eine sehr wirksame Methode für den rheumatischen Formenkreis, die er selbst bei seinen Patienten anwendete und ebenso die Akupressur, die wir wie FRZM selbst, mit noch einfacheren Handgriffen anwenden könnten.

Diese Methode wäre leicht durchzuführen und zu verstehen. Immer wieder zeigte er uns wichtige Punkte und erklärte uns ihre Wirksamkeit. Er überließ mir ausreichende Unterlagen zu meiner Information, die ich beinahe ein bißchen widerwillig entgegennahm, weil ich meinte, ich fühle mich mit der Anwendung der FRZM alleine so sicher, daß ich glaubte, nichts könne mich mehr umwerfen.

Es gab natürlich noch vieles mehr, was für die Teilnehmer wissenswert war und die beiden Herren gaben sich alle Mühe, den Wissensdurst zu stillen. In dieser Funktion erlebten wir zuweilen Erschütterndes. Menschen, die nur noch sehr mühsam als Frühinvalide oder Frühpensionisten mit Stöcken, Krücken oder mit „Handikap", ein Transportunternehmen für Behinderte, unterwegs waren, kamen und nahmen interessiert teil.

Jeder Funke von Hoffnung war für sie wertvoll. Nie vergaß ich dabei, wenn ich derartiges sah, daß mir dieses Schicksal erspart bleiben durfte. Andererseits war es aber auch bestürzend, wenn man sah, daß Menschen keine Ahnung hatten, wie wichtig es ist, außer der vorgegebenen Therapie sonst noch etwas zu tun. So gut wir konnten, gaben wir eben Hilfestellung. Mitunter kamen Betroffene aufgelöst in totaler Hoffnungslosigkeit und gingen wieder, mit neuem Mut und neuem Hoffnungsschimmer. Nicht weil ihr Zustand nun besser war, aber sie hatten nun das Gefühl, gemeinsam ihn besser ertragen zu können. Telefonnummern wurden ausgetauscht für bessere Kontakte untereinander. Man muß äußerst vorsichtig sein zwischen falscher Hoffnung erwecken und den Impuls zu geben für eine gesunde Portion Optimismus. Es ist schon ein schönes Gefühl, wenn man den Leuten vermitteln kann „tu etwas, laß es zu, daß es Dir besser geht, warte nicht, was man Dir in die Hand gibt und suche selbst nach Möglichkeiten"! Dann spürt man die ersten zaghaften Reaktionen und weiß, jetzt wird er weiter an sich arbeiten. Die totale Hoffnungslosigkeit kann sich in spontane Aktivität ändern, man muß nur helfen, den ersten Schritt zu wagen.

Wir machten gemeinsame Bewegungsübungen und Dr. Bauer nahm den einen oder anderen vor für seine mit Vorliebe angewendeten chiropraktischen, aber erleichternden Handgriffe. Den Rest besorgten wir selbst für Hand- und Fußgymnastik mit Kugeln und Hölzchen für Finger, Hände und Füße. Dabei konnten die Gespräche problemlos weitergeführt werden.

Grundsätzlich waren wir Ansprechpartner für körperlich und seelisch Kranke, die in großen Nöten steckten und eine Vertrauensperson suchten, wo sie einfach ihren Kummer abladen konnten und einen Menschen fanden, der zuhören konnte und der sie verstand. Es läßt sich darüber streiten, ob es die beiden Ärzte waren, die über alle Vorgänge im Körper bestens Bescheid wußten oder ich, die ich an meinem Körper alles erlebt hatte, so bildeten wir ein komplettes Team, eben für Körper und Seele.

Es zeigte sich unterschiedliche Gesprächsbereitschaft, je nachdem, welche Personen anwesend waren. Mitunter zeigten sich die Leute mitteilsamer, wenn wir ganz alleine waren, oft zeigten sich die Damen sehr still, erst als der einzige Mann, der anwesend war, gegangen war, konnten sie reden, dann hängten wir eben noch ein Stündchen an und ich wußte, nun gehen sie erleichtert wieder nach Hause.

Es zeigte sich auch, daß die besten Fortschritte bei jenen zu verzeichnen waren, die mit ihrem Partner herkamen oder von denen man wußte, sie haben zu Hause eine gute Unterstützung und viel Verständnis im Familienkreis.

Gemeinsam besprachen wir zum Schluß der Runde den Speisezettel für die nächste Woche und tauschten dabei eifrig gesunde Rezepte aus.

Der endgültige Schluß war ein Glas Kombucha mit allen guten Wünschen für eine schmerzfreie, ruhige Nacht. Dieser Wunsch war meistens sehr inbrünstig und ich war die einzige in der Runde, die morgens erholt und schmerzfrei aufwachen durfte.

Zwei Jahre lang führte ich diese Gruppe, die Anzahl der Teilnehmer war sehr unterschiedlich, auch das Wetter spielte dabei eine wesentliche Rolle. Tatsache war, daß jene, denen es am schlechtesten ging und die Handikap brauchten, um herzukommen, die eifrigsten waren und jene, denen es besser ging, waren die weniger Eifrigen.

Schließlich ergab es sich, daß ich selbst wieder Probleme bekam, weil ich mich nicht genug distanzieren konnte vom Schicksal der Betroffenen. Ihre Probleme belasteten mich zum Teil so sehr, daß ich nachts nicht schlafen konnte, weil ich hier oder da Schmerzen hatte. Vom Verstand her wußte ich Bescheid, dennoch schaffte ich es nicht, den nötigen Abstand zu halten und mich selbst abzugrenzen.

Bei einem Termin im Dezember 1989 waren schließlich Dr. Mayr und ich alleine. Da erkannten wir, jetzt ist es genug. Neue Pflichten warteten auf ihn und auf mich. Die SHG war beendet.

Jetzt habe ich für alle Interessierten eine freudige Mitteilung. Es gibt eine neue

SELBSTHILFEGRUPPE für Menschen mit CHRONISCHER POLYARTHRITIS

jeden 1. Mittwoch im Monat ab 17.30 Uhr. GEGENSEITIGER ERFAHRUNGSAUSTAUSCH und VORTRÄGE im medizinischen Selbsthilfezentrum, 1020 Wien, Obere Augartenstraße 26–28. Kontaktaufnahme: Frau Erna HAUKE, Tel.: 310 70 88.

DAS IMMUNSYSTEM

Unser Immunsystem hat die Aufgabe, unseren Körper vor Feinden zu schützen und zu verteidigen. Diese Feinde sind solche, die wir ihm selbst zuführen, wie z.B. Alkohol, Nikotin, Koffein im Übermaß, ultraviolette Strahlen, Schadstoffe durch Umweltverschmutzung wie

Auspuffgase, Asbest, Formaldehyd, fehlende Bewegung, damit verbunden Sauerstoffmangel, zu wenig Schlaf, psychischer Streß und einseitige, falsche Ernährung. Andere Feinde, die sich von außen an uns heranmachen können sein: Bakterien, Viren, Pilze, Parasiten etc. Sie können unser Wohlbefinden empfindlich stören durch: grippale Infekte, Husten, Schnupfen, Stirnhöhlenentzündung, schlechte Wundheilung, viele chronische Erkrankungen, Allergien, Hautleiden, Neurodermitis, allgemeines Schlappsein, Ängste, Depressionen, Gliederschmerzen, Rheuma, Aids und Krebs, infektiöse Kinderkrankheiten und Stoffwechselstörungen.

WIE KÖNNEN WIR DAS IMMUNSYSTEM UNTERSTÜTZEN

Durch vermeiden oben genannter Schadstoffe · regelmäßige Entspannung · ausreichend Schlaf · vermeiden von Darmträgheit · ausreichend Bewegung in frischer Luft · durch Zuführen einer besonders vitamin- und mineralstoffreichen Ernährung mit viel Gemüse, Obst, Salaten und Vollwertprodukten · regelmäßige FRZM und

MITEINBEZIEHEN DER THYMUSDRÜSE

Die Thymusdrüse oder (innere Brustdrüse) liegt am Brustbein und ist in etwa so groß wie ein Apfel mit ca. 20 – 25 g Gewicht, das sich bis zur Pubertät hält. Dann beginnt sie zu schrumpfen und ihre Wirkung läßt ununterbrochen nach, soferne wir das zulassen. Sie bildet sich zurück und stellt immer mehr die Hormonproduktion, die das Immunsystem steuert, ein. Die Thymusdrüse ist DAS Immunitätsorgan, außerdem reinigt sie die Lymphflüssigkeit. Massieren der Lymphpunkte und der Thymusdrüse! *Siehe Zonentafel.*

Um ihre Funktion dennoch so lange als möglich aufrechtzuerhalten, müssen wir sie aktivieren, indem wir:

Die Thymusdrüse beim Brustbein leicht klopfen, damit ich nicht vergesse, mache ich das täglich beim Duschen, ich spreize die Finger der rechten Hand, und klopfe den Bereich mit einem Spielraum von ca. 5 cm hinauf und hinunter, damit ich ihn voll erfasse.
Die Thymusdrüse auch bei der FRZM sorgfältig miteinbeziehen, siehe Zonentabelle.
Durch verabreichen von Thymuspräparaten nach vorheriger Beratung mit dem Arzt.

Damit erreichen speziell Rheumatiker und Polyarthritiker ein besseres Allgemeinbefinden, weil mehrere Komponenten gleichzeitig angesprochen werden.

ENERGIESTROM IM KÖRPER

Jeder von uns ist durchströmt von Lebensenergie, (Chi, Prana, kosmische Lebenskräfte). Nicht nur jeder Mensch, sondern auch jedes Tier und jede Pflanze, einfach jedes Lebewesen. Energie durchdringt jede Materie. Unentbehrlich für jeden von uns. Nicht jedem ist die gleiche Güte beschieden. Leider sind wir Menschen dabei, viele Quellen, die es davon gibt, aus Gedankenlosigkeit zu (zer)stören und dadurch die Harmonie des Gleichgewichts aus der Bahn zu werfen. Es wird an uns liegen, ob es uns durch Umdenken und Vernunft – noch – gelingen wird, das Gleichgewicht der Ordnung wieder herzustellen. Bei der größten Kapazität an positivem Denken fällt es sehr schwer, sich hier gute Chancen auszurechnen, denn Leben ohne Energie gibt es nicht und Gesundheit ohne Energie ist ebenso unmöglich. Hier gelten die gleichen Regeln wie bei der Umwelt: zurück zu den Gesetzen der Natur.

Nun kommt es aber darauf an, ob uns auch positive Energie durchströmt, denn es gibt auch die negative Energie, von der hätten wir nichts und außerdem bringt uns nur fließende Energie die Harmonie, wenn sie im Gleichklang schwingt. Tut sie das nicht, wird der Energiestrom durch Blockaden gestört und unterbrochen, im schlimmsten Fall hört der Lebensstrom auf zu fließen.

Wir fühlen uns so gut oder schlecht, als wir mit positiver, fließender Energie versorgt werden. Manche von uns strotzen nur so vor Lebenskraft, andere kommen gerade noch irgendwie über die Runden und bei jenen, die krank sind, körperlich, geistig oder seelisch, oder von überall etwas, ist die Energie auf Sparflamme gestellt. Die Resonanz wird immer schwächer, das Befinden immer schlechter, es entsteht eine Disharmonie und daraus wieder Blockaden.

Es wird an uns liegen, wie wir damit umgehen, ob wir bereit sind, uns genügend positive Energien zuzuführen und negative Energien gar nicht an uns heranlassen. Dafür gibt es ganz simple Spielregeln. Wir müssen sie nur beachten, sie wiederholen sich immer wieder, ganz gleich, in welchem Zusammenhang oder unter welchem Titel oder welchem Thema ich sie auch anspreche. Das Positive fördern, das Negative ausschalten. Wenn wir unser Leben so einrichten, daß Liebe, Freude, Harmonie, vergeben können, Ehrlichkeit und sinnvolle Lebensgestaltung unter Miteinbeziehung und Hilfe für andere vorherrschend sind, sind wir beinahe schon am Ziel. Wir müssen nur noch die Waage auch auf der anderen Seite ausgleichen. Wenn ich meine, das Negative nicht an uns heranlassen, genügt es nicht, uns nur davon abzuschirmen.

Wir müssen auch bestimmte Verhaltensweisen überdenken und notfalls auch ändern.

Das erscheint im ersten Moment ganz einfach zu verstehen, nicht immer jedoch so einfach durchzuführen. Dafür gibt es allgemeingültige Gesetze, die wir nur verstehen müssen: positives Handeln bringt immer positive Energie, negatives Handeln raubt uns kostbare Energie. In der Folge schädigt es unser Immunsystem, in der Folge schädigt es unser Wohlbefinden und wir haben keine Erklärung dafür.

Die Unterschiede beginnen schon morgens beim Erwachen. Der eine freut sich darüber, daß er gut geschlafen hat, erholt, frisch und munter springt er aus dem Bett, macht die Vorhänge auf und sagt sich, das wird heute ein schöner Tag, ich werde dies und das – im besten Sinne – erledigen, vorsichtshalber werde ich einen Regenschirm mitnehmen. Er schaltet Musik ein, die ihn erfreut, setzt sich zeitgerecht und erwartungsvoll zum Frühstückstisch, genießt vollwertiges, inhaltsreiches Frühstück, verbreitet gute Stimmung und möchte seiner Familie sagen: „schön, daß es Euch gibt". Seine Tätigkeit geht ihm von der Hand, Erfolg wird ihn begleiten, er hat seinen Tag gut programmiert.

Nicht so der andere Typ, schwerfällig müht er sich aus dem Bett, läßt den Vorhang zu, er will gar nicht wissen, welch gräßliches Wetter draußen ist, das paßt natürlich dazu, wie schlecht er geschlafen hat und meint vergrämt, ach Gott, was heute wieder alles zu erledigen ist, dazu habe ich überhaupt keine Lust, und außerdem werde ich da wieder zu spät kommen. Er schaltet Rockmusik ein oder anderes Geräusch, schließlich braucht er diese Kulisse, Hauptsache, laut muß es sein, damit man sich nicht mit den eigenen Gedanken abmühen muß. Viel zu spät setzt er sich zum Frühstück, verbreitet Mißstimmung und wundert sich, daß jeder schaut, so schnell als möglich zu flüchten. Der Kaffee schmeckt natürlich gräßlich und das Gebäck ist sicher schon drei Tage alt. Er stellt fest, daß auch ungesundes Frühstück gut schmeckt, Hauptsache der Teller ist voll. Daß er ständig müde ist, ist ihm ein Rätsel. Ein freundliches „Auf Wiedersehen und einen schönen Tag noch", kann er nicht mehr anbringen, zu wem auch? Viel zu spät geht er weg und ärgert sich, daß ihm die Straßenbahn davonfährt. Er hat seinen Tag denkbar schlecht programmiert.

An seiner Arbeitsstätte schaut er immer wieder auf die Uhr, Hauptsache der Tag vergeht irgendwie, endlich ist es so weit, er macht sich zur nächsten Bierkneipe auf den Weg und geht irgendwann verdrossen nach Hause und bringt seiner Familie Mißmut mit. Er hat Kopfweh und wartet, daß er bedauert wird. Gott sei Dank gibt es ein Fernsehgerät, mit dem man seinen Abend verbringen kann.

Keine Frage, wer in seinem Leben auf die „Butterseite" fällt, schließlich ist jeder seines Glückes Schmied und des Menschen Wille ist sein Himmelreich – oder auch nicht.

Vielleicht ging es Ihnen selbst schon so, daß man wohin kommt und blitzartig die Spannung fühlen kann, die im Raum herrscht. Man möchte sofort wieder umkehren. Das ist ein gesunder Instinkt, der sich dagegen wehrt. Leider läßt sich das nicht immer durchführen, so gut es aber möglich ist, sollten wir unsere Antennen ausfahren und fühlen, welch eine Stimmung und Atmosphäre herrscht, damit man rechtzeitig umschalten kann, entweder man geht auf Distanz oder es gelingt doch noch, zu flüchten, ehe man von einer unerträglichen Spannung erfaßt wird, die uns dann selbst negativ programmiert.

Diese Mißtöne können sehr vielfältig sein und vielen Menschen fällt es gar nicht mehr auf, wie sogenannte Unterhaltungen auf Kosten anderer geführt werden. Erst wenn man aufmerksam hinhört, kann man erkennen, wie schnell sich ein negativer Trend einschleicht. Vielen fällt es schwer, ein Gespräch zu führen, das frei ist von Zynismus, Tratsch und Aggressionen, sie brauchen ein Opfer, über das man herziehen kann, um sich selbst in die Sonne zu stellen. Kein Wunder, wenn dann einer von beiden oder beide, oder alle im wahrsten Sinne des Wortes „sauer" reagieren.

Zusammenfassend könnte man sagen, wenn wir über jemanden nichts Gutes oder Schönes sagen können, sollten wir es bleiben lassen. Es wäre also einer Überlegung wert, darüber nachzudenken, daß Spaß nicht gleichzusetzen ist mit negativem Reden über andere, andere lächerlich machen, nörgeln oder sich mißachtend, selbstherrlich oder lieblos zu verhalten. Wir sollten nach Tunlichkeit auch Haß, Zorn, Wut, Ärger, Lüge, Geiz, Stolz, Intoleranz, Arroganz, Überheblichkeit, Habgier, Herrschsucht und Streß vermeiden, denn es ist unsere kostbare Energie, die wir sinnlos verpulvern.

Oft verbietet die gute Kinderstube, seinen Gefühlen freien Lauf zu lassen, wenn man an einer Unterhaltung teilnimmt, die in diese Richtung geht, wo es an Toleranz dem Nächsten gegenüber mangelt. Wir sollten nicht vergessen, daß niemand das Recht hat, andere ihres Glaubens, der Religion oder Hautfarbe zu diskriminieren. „Liebe deinen Nächsten wie dich selbst" ist oberstes Gebot jeder Religion und sollte für jeden zwingend sein, schon um seiner selbst willen.

Wir wissen alle, wie wichtig dagegen ehrliche, gute Gespräche sind, die wir mit einem Menschen auf gleicher Wellenlänge führen dürfen. Sie geben, wenn nötig, Kraft und Stärke und wenn wir es zulassen, auch Hilfe, damit wir unser Fehlverhalten erkennen können.

Ich erwähnte den Fall der lieben Dame, „Paradestück eines Negativbeispieles", die genügend Geld hatte, einige Male jährlich auf Kur zu fahren, sich jede erdenkliche Behandlung zu leisten, aber dennoch nicht gesund werden konnte, weil sie nicht imstande war, verzeihen zu können. Sie hatte innerhalb der Familie jemanden eines Vergehens beschuldigt, ohne zu wissen, ob es stimmte. Sie war hart und erstarrt in ihrem Verhalten, bis die Familie sich auflöste. Am schlimmsten betroffen war allerdings sie selbst. Derjenige, den sie beschuldigte, ihr Mann, ist nun der einzige, der sich um sie kümmert. Hätte sie ihn nicht, könnte sie nicht mehr zu Hause sein und müßte in ein Pflegeheim. Da war es doch barmherziger, sie hatte einen Schlaganfall und seither alles vergessen.

3. TEIL

DIE NEUE ATTACKE

Es war März 1992, als wir gerade in Deutschland Urlaub machten. Seit Tagen schon fühlte ich mich nicht wohl, wollte jedoch nicht wahrhaben, was sich hier anbahnte. Ein leises Ziehen in den Kniekehlen, ein verdächtiger Schmerz in den Schultern und ein bekanntes, spannendes Gefühl an den Fußknöcheln, das ich vergeblich versuchte, abzuschütteln. Es wurde bohrender und mahnender, aber noch immer reagierte ich nicht. Ich redete mir ein, es wäre eine vorübergehende Unpäßlichkeit. Bisher hatte ich stets das Gefühl gehabt, sollte je wieder einmal ein Rückfall eintreten, wäre das für mich kein Problem, ich hatte ja stets mein „heißes Eisen" meinen Roller griffbereit, auch während des Urlaubs.

Nun war mir aber innerhalb der letzten Tage schon aufgefallen, daß meine Reaktion beim Rollen nicht so war, wie es meinen Beschwerden nach hätte sein sollen. Ich spürte ja genau, wo meine Schmerzen waren; entsprechend hätte ich beim Rollen unangenehm reagieren müssen, jedoch nichts geschah. Es war, als würde ich ins „Leere" rollen. Während der letzten Jahre hatte ich nie eine Pause gemacht. Gesundheitsbewußt rollte ich mein Programm zu Hause und regelmäßig alle 14 Tage besuchte ich meine Masseurin. Nirgendwo hatte ich eine Zone, die Schmerzen bereitete. Nun waren die Schmerzen innerhalb von 8 Tagen überall, noch dazu war schlechtes, nasses Wetter, das begünstigte diesen Vorgang noch, sodaß auch die Nächte zunehmend schlafloser wurden. Ich konnte es einfach nicht glauben, daß das Rollen nicht funktionierte.

Der Urlaub machte immer weniger Spaß, weil ich schnell müde wurde. Das einzige, was ich machte, war öfter warm baden. Während dieser Zeit ging ich daran, mein Gewissen zu erforschen. Was war geschehen, was hatte ich falsch gemacht? Wenn ich die letzten Jahre Revue passieren ließ, mußte ich zugeben, daß der Streß wieder nach und nach Einzug hielt, mir kam es jedoch nicht so vor, als wäre es zuviel, oder ich war bereits an einen gewissen Lebensrhythmus gewöhnt. Mit Streß ist nicht unbedingt Hektik gemeint, sondern auch Verhaltensstreß, indem man sich Ereignissen gegenüber nicht genügend abgrenzen kann oder Vorfällen mehr Wichtigkeit beimißt als unbedingt nötig.

Auch wenn man gewiße Situationen, die verjährt und eigentlich vergangen sind, nicht loslassen kann. Das muß jedoch noch gar nicht bis zum Bewußtsein vorgedrungen sein. Es sind eben kleine oder größere Stolpersteine, die sich auf den Lebenswegen finden und vor denen niemand gefeit ist. Viele Ereignisse standen auf der Streßskala obenauf, kein Wunder, daß der Pulverturm einmal in die Luft gehen mußte. Die Ernährung konnte es nicht sein, denn nach wie vor ernährte ich mich noch immer bewußt. Außerdem fiel mir nur noch ein, daß ich viel träumte, von meiner Kindheit, von meiner Mutter. Die Träume hatten jedoch nie ein Ende, sie blieben immer offen. Meine krampfhafte Rekonstruierung ging immer daneben. Es war wie steckengebliebenes Gähnen.

Nun überlegte ich mit meinem Mann, daß wir einen Arzt aufsuchen. Wir blätterten im Telefonbuch und wählten einen Homöopathen für Irisdiagnose in Bad Säckingen/Rh. Er stellte fest, ich hätte eine Totalblockade, wobei es im Augenblick gleichgültig wäre, was ich mache, es wäre zwecklos, ich müsse mich in Geduld üben. Er gab mir wohl eine Eigenblutinjektion als Sofortmaßnahme und meinte, es wäre zweckmäßig, mich nach dem Urlaub in Wien behandeln zu lassen.

Ganz gab ich mich damit nicht zufrieden. Diese Art der Untätigkeit liegt mir nicht. Auf dem Rückweg dachte ich an Dr. Bauer, was er wohl raten würde. Ich mußte daran denken, daß er mir einmal gesagt hatte, verlasssen Sie sich nicht so unbedingt und ausschließlich auf die FRZM, es gibt auch andere Methoden, die man nicht vergessen darf und die sich ebensogut für den Rheumatischen Formenkreis eignen.

Also war das Naheliegendste, daß ich etwas in Richtung Akupressur unternehme. Akupunktur war mir zu riskant, denn wenn ich auch hier nicht reagieren würde, wäre der Einsatz von Zeit und Geld sinnlos gewesen. Würde ich jedoch selbst tätig werden, hätte ich genug Geduld, denn irgendwann muß ich doch wieder reagieren, und die Blockade lösen. Also machten wir uns auf den Weg, und ich besorgte mir zunächst einmal Bachblüten, Erste-Hilfe-Tropfen, denn einen gewissen Schock hat die ganze Sache doch ausgelöst, und es war mir bewußt, daß Angst und Spannung wesentlich zur weiteren Muskelverspannung beitragen würden. Es durfte keine Panik entstehen. RESCUE Nr. 39, 4 x 4 Tropfen würden mir dabei helfen und mich vor einem zu großen Energieverlust bewahren. Außerdem besorgte ich mir China-Öl. Diese Dinge habe ich immer zu Hause, aufgrund meines jahrelangen, guten Zustandes aber nicht mitgenommen. Ebenso zu Hause hatte ich meine Unterlagen über Akupressur, die ich mir nun aber besorgen mußte, denn auswendig wußte ich die Punkte nicht. Ich hatte sie ja noch nie bei mir angewendet.

In einem Orthopädiefachgeschäft wo ich ein passendes Buch erstehen wollte, entdeckte ich ein Gerät, mit dem man die Akupunkturpunkte bearbeiten konnte, ein sogenanntes Schallwellengerät. Ich ließ mich lange und ausführlich beraten und war der Überzeugung, das ist gerade jetzt für meinen Zustand das Richtige. Ein genau beschriebenes, bebildertes Anleitungsbuch informierte mich sehr gründlich, auch über die 3 unterschiedlichen Einsätze. Das Gerät hat eine Tiefenwirkung von 6 cm, wobei die Akupunkturpunkte stimuliert werden, sodaß ein bestimmtes Schwingungsmuster jene Resonanz auslöst, die letztlich die körpereigenen Heilkräfte aktiviert.

Ich machte mir sogleich eine Skizze von jenen Punkten, die für mich wichtig waren, um nicht immer mühsam im Buch herumblättern zu müssen. Dabei vergaß ich nicht mein immer wieder erwähntes Ganzheitsprinzip.

Das sah dann so aus:

Aspirinpunkt · Steifer Hals · Schulter · Rücken · Hexenschuß · Steißbein · Knie · Geschwollene Beine · Müde Beine · Fußknöchel · Handgelenke · Ellenbogen · Lebensfreude · Verdauung und Stoffwechsel.

Als ich nun beginnen wollte, stellte ich fest, daß ich doch ein bißchen unsicher war, ob ich auch wirklich die rechten Punkte treffe. Das störte mich so sehr, daß ich neuerlich das Orthopädiefachgeschäft aufsuchte, um mein Leid zu klagen. Ich wußte, wenn ich unsicher bin, würde ich ganz sicher das Gerät gar nicht anwenden. Der Herr wußte Hilfe. Es gab und gibt noch immer ein Suchgerät, das ein akustisches Signal gibt, um den richtigen Punkt anzuzeigen und gleich zu akupressieren.

Jetzt stand nichts mehr im Wege. Ich behandelte mich mit den erstandenen Geräten und innerhalb kurzer Zeit konnte ich auf das Suchgerät verzichten, da ich die Punkte schon kannte. Dennoch bereute ich den Kauf nicht, denn ich war sicher, daß ich nichts falsch machte. Zusätzlich kümmerte ich mich vermehrt um die Thymusdrüse für das Immunsystem, indem ich nun ganz konsequent beim Duschen das Brustbein klopfte und die Reflexzone bei Luft- und Speiseröhre mit 2 Fingern von oben und unten gut massierte. Anschließend massierte ich die betroffenen, schmerzhaften Stellen mit China-Öl ein. Nun mußte ich mich in Geduld üben. Einmal mußte ich ja wieder reagieren, ich versuchte es auch täglich mit dem Roller. Am dritten Tag vernahm ich ein leises Prickeln auf der Nierenzone. Jetzt war mir wieder leichter. Die Spannung über den ungewöhnlichen Zustand löste sich auf. Es ging mir wohl noch nicht gut, aber da ich so kurzfristig reagiert hatte, wußte ich, mein Zustand würde sich umgehend wieder normalisieren. Ich war wieder beruhigt, obgleich ich die Ursache dieses Zwischenfalls noch ergründen mußte. Den Rest würde ich auch noch schaffen; in zwei Tagen war unsere Heimfahrt geplant. Die Bachblüten konnte ich ruhigen Gewissens absetzen.

BIORESONANZTHERAPIE

In Wien wollte ich eine Ärztin für Bioresonanztherapie aufsuchen, die mir schon des längeren empfohlen war. Gott sei Dank hatte ich keinen Bedarf gehabt. Jetzt mußte ich feststellen, daß es gar nicht einfach war, einen Termin zu bekommen, aber dann kam die ganz Sache in Bewegung. Von 10. 4. bis 20. 5. 1992 hatte ich 6 Termine zur Behandlung. Es war mir wichtig zu deponieren, daß die Behandlung unbedingt eine Überreaktion vermeiden sollte. Ich käme lieber einmal öfter, als eine Reaktion zu riskieren. Schnell war eine Vertrauensbasis aufgebaut, denn ich schätzte die sorgfältige, vorsichtige Vorgangsweise.

Innerhalb dieser Zeit wurden Stoffwechsel, Darm, Leber, Nieren mittels Schwingungen und Homöopathika saniert, die Energiewerte angekurbelt und eine Fußknöcheltherapie durchgeführt. Weiters erwies sich ein Zinkmangel, den ich insoferne ausglich, indem ich mir anhand von Tabellen jene Lebensmittel auswählte, die den meisten Zinkgehalt haben.

Das 6. Mal, am 27. 5. 1992 war keine Therapie mehr ratsam, da die Blockaden aufgelöst waren und Yang bereits überschießend war, es wurde lediglich die Thymusdrüse noch aktiviert, die Therapie war beendet.

Allerdings hatte ich sie wieder in Eigeninitiative mit FRZM, beim Masseur und später wieder mit dem Roller sehr unterstützt. Das Gerät für Akupressur habe ich sorgfältig aufbewahrt, und hoffe, ich werde es nicht mehr brauchen. Lediglich die Ohren rubble ich, wie bereits erwähnt, nach dem Duschen mit Daumen und Zeigefinger durchgreifend und massiere das ganze Ohr für die Ohrakupressurpunkte. Auch hier kann der elektrische Punktsucher helfen, besser aber mit einem Partner. Literatur im Fachhandel.

Was wirklich der auslösende Faktor war, wußte ich – zu diesem Zeitpunkt – auch noch nicht. Meinem großen Ruhebedürfnis nach zu schließen, vermutete ich Streß, doch war ich mir nicht sicher. Jedenfalls wollte ich Streß vermeiden und so gut als möglich abschalten, dafür mußte ich aber etwas tun, denn von selbst geschieht nichts.

EVELINE

ist Psychotherapeutin und veranstaltete ein Seminar für Entspannung, Streßbekämpfung, Trance, Visualisieren, Selbsthypnose und Fremdhypnose. Genau das Richtige für mich.

Auf Evelines Frage, warum ich dieses Seminar besuche, antwortete ich, daß ich das Gefühl habe, die Stolpersteine auf meinem Weg wären noch nicht endgültig weggeschafft. Um Ursachen zu ergründen und neuerliche Rückfälle zu vermeiden, bin ich hier.

Wir waren 8 Teilnehmer, darunter 2 Fachkräfte, die in dieser Sparte schon jahrelang tätig waren und nun Erfahrungen sammeln wollten. Unter den Teilnehmern waren welche, die Zweifel hatten, ob sie für Hypnose überhaupt geeignet wären. Hier meinte Eveline, wir lassen uns überraschen. Sie begann mit grundsätzlichen Erklärungen; der Rest ist mir leider unbekannt, weil ich so schnell wegkippte.

Noch wußte ich nicht, ob es das Können von Eveline war, daß ich als Letzte der Rückholung trotzte. Nun, es ging ja weiter, und ich mußte leider die Erfahrung machen, daß ich von den Ausführungen Evelines so gut wie nichts mitbekam, weil ich stets in Trance war, ehe sie beim Thema war. Ich bedauerte das sehr, denn schließlich war ich ja hier, um meine Erfahrungen zu diesem Thema zu machen. Auf mein Ersuchen, das Versäumte für mich nachzuholen, meinte sie, es wird schon so seine Richtigkeit haben, aber wir können ja für solche Fälle den Text auf Band aufnehmen und dann untereinander austauschen. Jeweils nach einer Runde Trance tauschten wir unsere Erlebnisse aus und erfuhren dabei, wie präzise unser Unterbewußtsein arbeitet. Ich spürte, wie die anderen auch, daß hier etwas Verborgenes schlummert, das an die Oberfläche drängt und der Aufklärung bedarf. Je besser und gründlicher ich entspannen konnte, umso lebendiger waren die Bilder und Farben, die mir erschienen, bis ich eines Tages meine Mutter im Bild hatte. Diese Tatsache wühlte mich sehr auf, von Entspannung keine Rede mehr.

Eveline war dazu da, um unsere Gedanken, und Emotionen zu lenken und Auffälligkeiten zu regulieren. Sie wäre keine gute Psychologin, wenn ihr meine Reaktion entgangen wäre. Also unterhielten wir uns anschließend allein über dieses Thema und nach drei Sätzen hatte sie heraus, daß hier einiges vergraben war, was gehoben werden sollte. In groben Zügen erzählte ich ihr, was ich ein Leben lang unter Verschluß gehalten hatte, verschwieg auch nicht die Haßgefühle meiner Mutter gegenüber, und sie erklärte mir, was ich bei anderen immer schon wußte, wie stark diese negativen Gedanken mit meiner Erkrankung verbunden sind und wie stark diese Spannungen in mir Blockaden auslösen müssen, denn diese Spannungen setzen sich als Muskelverspannungen fort und meine Energie ist es, die dabei auf der Strecke bleibt. Das alles wußte ich längst, nur vermutete ich, das Thema Mutter wäre für mich abgehakt, indem ich meiner Mutter den schwarzen Peter zuschob und sie verurteilte. Eveline riet mir, Frieden zu schließen. Solange ich dazu nicht fähig bin, wird immer wieder ein gesundheitliches Problem auftauchen, immer wieder werden Stolpersteine auf meinem Weg liegen, bis ich begriffen habe, nur ich selbst kann sie wegschaffen. Nun bin ich bereit, das versiegelte Buch zu öffnen. Zu jedem Zeitpunkt, wo ich es anfassen wollte, schmerzte es – noch immer – zu sehr. Ich wagte nicht einmal in meinen Träumen das Thema fertigzuträumen. Immer war nur der Anfang da, der Rest wurde beiseite gelegt. Heute führe ich das erste friedliche Zwiegespräch mit meiner Mutter.

MÜTTER

Meine Wiege stand nicht nur nicht auf Rosen gebettet, sondern war eher auf Dornen gestellt. Bis zum Zeitpunkt meiner Geburt gab es für mich kaum einen Unterschied zu anderen Babies, sehr wohl aber für meine Mutter. Zum Zeitpunkt der Entlassung aus dem Krankenhaus für Mutter und Kind war die Sache bei mir anders als bei anderen Kindern. Meine Mutter ging alleine und ich blieb zurück. Ich hatte gerade noch einen Namen, sonst nichts. Niemand freute sich auf mich, niemand hieß mich willkommen. Kein Vater, keine Mutter, keine Großmutter, kein Großvater, einfach niemand. Ein Leben lang fragte ich mich, und auch Dich, Mutter, warum? meine Gedanken an Dich, Mutter, waren bisher stets mit Groll, und fast schäme ich mich dafür, auch von Haß begleitet. Obwohl Haß und Schuldgefühle darüber sich stets abwechselten, denn ich dachte immer nur an mich und war von Mitleid mit mir erfüllt. Heute möchte ich an Dich denken und reden mit Dir, auch wennn ich die Antwort nie erfahren werde. Heute möchte ich versuchen, mich in Deine Lage zu versetzen, denn auch ich bin Mutter.

Ich möchte wissen, was Du fühltest, was Du dachtest, als ich mich bemerkbar machte. War Dein Leben erfüllt von Hoffnung und Zukunftsplänen? Hattest Du die gleichen, unbeschreiblich glücklichen Gefühle wie ich, als ich schwanger war? Neun Monate wohnte ich in Deinem Bauch. Da mußte doch eine gewisse Beziehung entstanden sein. Hattest auch Du die Hand meines Vaters an Deinen Bauch geführt, um meine ersten Bewegungen und das erste Strampeln zu verfolgen, oder durftest Du Dich schon zu diesem Zeitpunkt nicht freuen, daß hier ein kleiner, neuer Mensch heranwächst, ein Kind, Euer Kind!? Hattest Du Dir Gedanken gemacht, ob Du genug Milch haben würdest, um mich selbst zu stillen oder wußtest Du bereits zu diesem Zeitpunkt, daß Du das nie tun würdest? Vielleicht hattest Du mit mir Zwiesprache gehalten, wie auch ich mit meinen Kindern in meinem Bauch? Allerdings mit dem Unterschied, daß Du mir vielleicht Deinen Kummer und Deine Sorgen anvertrautest. Vermutlich hattest Du niemanden sonst und warst allein in Deinem Jammer. Wünschtest Du Dir einen Buben oder ein Mädchen, oder war auch bei Dir die Hauptsache, gesund soll es sein. Freutest Du dich voll Ungeduld, mich das erste Mal in die Arme zu nehmen, blond oder schwarz, mit blauen Augen oder braunen? Hattest Du meinen Vater in Deine Gedanken mit einbezogen und konntest nicht erwarten, voll Ungeduld in seinem Gesicht zu lesen, wie er seiner Freude Ausdruck geben würde, wenn ich erst da bin?

Wohl nicht! Nur in meinen kühnsten Träumen, wenn meine Fantasie mit mir durchgeht, entstehen sie, diese Bilder, diese Luftschlösser, die die Sehnsucht malt und die ich lieber sehen würde als die rauhe Wirklichkeit, denn wer gibt schon gerne zu, ich wurde abgelegt, mich hat man vergessen.

Aber heute bin ich bei Dir, liebe Mutter, heute bist Du mir nahe und ich fühle mit Dir. Ich fühle Deine Gedanken, Deinen Kummer, Deinen Schmerz, Deinen Zustand, schwankend zwischen Glück und Sorgen, Tränen der Freude und Tränen von Leid. Wieviel Leid muß Dir widerfahren sein, wieviele Tränen mußtest Du in Deine Polster weinen, wieviele Schuldgefühle mußtest Du ertragen und wieviele Zweifel hatten Dich gepackt und nicht mehr losgelassen, ehe Du Dich zu diesem Entschluß durchgerungen hattest, mich in der Klinik zu hinterlassen. Ein kleines Bündel Mensch, das Dir gehörte und das Du aufgeben mußtest. Du konntest mir nichts hinterlassen, oder hattest Du mich noch mit einer Portion Streicheleinheiten versorgt?

Liebe Mutter, das Urteil war gesprochen und vollzogen, für Dich und für mich. Heute kann ich mir vorstellen, daß es übermenschlicher

Kräfte bedurft haben muß, allein aus der Kinderklinik zu gehen, vielleicht traurig, hilflos, nachdenklich, mit Deinen Gedanken bei mir. Hörtest Du meine ungeweinten Tränen oder spürtest Du Deine eigenen, hattest Du jemanden an Deiner Seite, der Dich tröstete oder warst Du ganz allein, nur ein grenzenloser Schmerz begleitete Dich?

Heute bin ich imstande, ohne Groll zu rekonstruieren. Es wäre übertrieben, zu sagen, ohne Wehmut, daß ich es nicht erleben durfte, nach dem Krankenhaus von den Eltern sehnsüchtig erwartet zu werden, in das mit viel Liebe vorbereitete Körbchen gelegt zu werden, voll Wärme und Geborgenheit in die liebevolle Atmosphäre der Familie aufgenommen zu werden. Was ich mitbekommen habe, war eine Neurodermitis. Denn die Seele weinte. Ich habe später liebevolle Pflegeeltern bekommen. Dennoch, das Bewußtsein, Vater und Mutter zu haben, hat mir gefehlt.

Mein Weg war bereits damals schon mit vielen Stolpersteinen gesäumt. Ich hatte lediglich einen winzigen Anteil einer Säuglingsschwester, die eben für alle da war, ich hatte Nahrung und Reinlichkeit nach Vorschrift. Zu dieser Zeit, vor 65 Jahren, machte man sich noch keine Sorgen, ob ein Baby sonst noch Bedürfnisse hat. Jeder erhielt das Gleiche, abgefüllt in einem Fläschchen und für gut befunden, basta. Ich war eine Nummer mit einem Schildchen auf der Hand, auf dem geschrieben stand: „wer will mich, ich suche eine Familie".

Liebe Mutter, lieber Vater, ich möchte mit Euch Frieden schließen, denn ich habe kein Recht, Euch zu verurteilen, es würde mich selbst ins Unrecht setzen. Niemand darf andere verurteilen, um besser zu sein als diese. Ich habe eingesehen, daß man die natürlichen Wurzeln nicht verleugnen kann und darf, ich empfinde diese Wurzeln nicht mehr als Makel und bekenne mich dazu. Ich sehe ein, daß schlechte Wurzeln, aus welchen Gründen auch immer, besser sind als gar keine. Ich gebe Euch die Achtung und die Ehre zurück, die Euch gebührt und die trennend auf mich wirkte. Es tut mir leid, Ihr habt mir sehr gefehlt.

Ich setze mich jetzt auf einen Regenbogen in die Mitte, auf einer Seite sitzt Du, liebe Mutter und auf der anderen Seite sitzt Du, lieber Vater. Wir umarmen einander und Wir schaukeln sanft im Abendwind. Wir werden von den letzten Sonnenstrahlen gegrüßt, sie schicken uns harmonisches Gleichgewicht, Liebe, Frieden und Harmonie. Es geht mir gut.

DER ERSTE FRIEDE

Der erste Friede, der wichtigste, ist der,
welcher in die Seelen der Menschen einzieht,
wenn sie ihre Verwandtschaft,
ihre Harmonie mit dem Universum einsehen,
und wissen, daß im Mittelpunkt der Welt
das große Geheimnis wohnt,
und daß diese Mitte tatsächlich überall ist.
Sie ist in jedem von uns.
Dies ist der wirkliche Friede.
Und alle anderen sind lediglich Spiegelungen davon.
Der zweite Friede ist der, welcher zwischen einzelnen
geschlossen wird.
Und der dritte ist der zwischen den Völkern.
Doch vor allem sollt Ihr sehen,
daß es nie Frieden zwischen den Völkern geben kann,
wenn nicht der erste Friede vorhanden ist,
der – wie ich schon sagte –
innerhalb der Menschenseele wohnt!

Hehaka Sapa – Black Elk – Schwarzer Hirsch, Ogalalla-Sioux,
Hüter der heiligen Pfeife

Jeder, der zu diesem Thema ein Problem hat, mag sein, daß es ihm bisher noch gar nicht bewußt wurde, sollte daran arbeiten, es aufzulösen. Seinetwegen und auch seiner Familie wegen. Es könnte sein, daß sich dieses Thema innerhalb der Familie fortsetzt, soferne es nicht unterbrochen und aufgelöst wird.

Verlange von dir alles – und von anderen nichts, dann hast du Frieden. **Konfuzius**

Das Buch zu diesem Thema: Ordnungen der Liebe, Bert Hellinger
ISBN 3-927809-31-4, Carl Auer Systeme

ALLERGIE

Was Allergie bedeutet, weiß heute fast schon jedes Kind, meistens aus eigener Erfahrung. Vielleicht mögen Sie nun denken, Allergie in diesem Buch ist eigentlich eine Themenverfehlung. So sehe ich das nicht. Genaugenommen, würde das Thema Allergie unmittelbar zum Thema UMWELT gehören, denn sie ist es, die uns auf etwas allergisch reagieren läßt. Wie weit haben wir Luft, Wasser, Erde, Wald und Nahrungsmittel durch Gift, Chemie und Schadstoffe verdorben und denaturiert bzw. manipuliert. Es gibt heute nichts mehr, wogegen man nicht allergisch reagieren könnte und die Anzahl der Ursachen und der Betroffenen steigt drastisch. Der Stoffwechsel und ein geschwächtes Immunsystem sind das nächste, das ich mit dem rheumatischen Formenkreis in Verbindung bringen möchte.

Wer ein angeschlagenes Immunsystem hat, der fühlt sich krank, weil auch sein Energiepotential in den Keller sinkt. Gemeinsamkeiten wie Streß, psychische Belastungen und Spannungen können also sowohl Rheuma als auch Hautprobleme oder/und Allergien durch das gestörte Immunsystem begünstigen. Die Ursachen, wie und wo man sich eine Allergie einhandelt, sind zahlreich und durch die immer neu hinzukommenden Allergene werden von unseren kriminalistischen Fähigkeiten Hochleistungen erwartet. Ich selbst habe die Erfahrung gemacht, daß es sein kann, man hat ein Allergen gerade im Griff, meldet sich schon ein neues an und die Forschungsarbeit beginnt von vorne, weil selbst die besten Testmethoden unvollkommen sind und unterschiedliche Werte anzeigen können. Grundsätzlich ist Allergie keine Krankheit, auch wenn man krank reagiert, sondern eine Überreaktion, Empfindlichkeitsstörung oder Unverträglichkeitsreaktion unterschiedlicher Auslösefaktoren wie, Nahrungsmittel, Reinigungsmittel, Kosmetika, Insektizide, Kunstdünger, Herbizide, Pestizide, Tierhaare, Pollen, Gräser, Hausstaubmilbe (deren Kot), Treibgas, Metalle, Schwermetalle, Hölzer, Baumaterialien, Bekleidung und deren Farben und Appreturen, Schimmelpilze, Pflanzen und noch vieles, vieles a.m.

Möchten wir uns an der „guten, frischen" Luft bewegen, müssen wir uns vor Ozon-, UV- und Sonnenstrahlen schützen und vorsichtig sein.

Die unangenehmen Auswirkungen sind vielfältiger Natur, wobei oft einige Störungen gleichzeitig auftreten können: geschwollene und tränende Augen, oft mit laufender Nase, Heuschnupfen, Lichtempfindlichkeit, Husten, Bronchitis, Asthma, Lungenasthma und eine ganze Menge an unangenehmen Hauterscheinungen, wobei Neurodermitiker gerade prädestiniert sind für Allergien jeder Art. Bei mir selbst lösten Allergien die Neurodermitis ab. Früher gab es lediglich Antihistamine. Gott sei Dank gibt es jetzt die Bioresonanztherapie, mit der man sich schneller und dauerhafter Erleichterung verschaffen kann. Auch Cortison gäbe es noch.

Viele Personen nehmen jahrelang Medikamente und ahnen nicht, daß Ihre Störungen durch ein Allergen ausgelöst sind. Solange sie nicht wissen, mit welchem Allergen sie es zu tun haben, das sie nun ausschalten müssen, wird auch kein Medikament helfen können.

DER STÖRENFRIED, DIE E-NUMMERN

Ich selbst litt nach Löschung meiner Allergien von Soja, Hirse, Haselnüssen und Spinat weiterhin an einer Überempfindlichkeit meiner Haut. Da diese ausschließlich während unserer Urlaube auftauchte, dachte ich an eine Sonnenallergie, das wurde jedoch von Ärzten an den Urlaubsorten verneint. Wieder zu Hause fand ich eine Testung nicht mehr nötig, denn die Beschwerden waren wieder weg. Bis ich einmal den Urlaub unterbrach, nach Wien fuhr und sofort einen Bioresonanztest durchführte, der ergab, daß ich gegen die E-Nummer 622 allergisch reagiere. Dank Bioresonanztherapie konnte ich nun von diesem Übel befreit werden. Dennoch muß ich auch selbst etwas tun. Wir verzichten seither während unserer Urlaube auf gemütliches Essen im Gasthaus, denn, wenn ich das Essen selbst zubereite, weiß ich, was drinnen ist und worauf ich achten muß. Keine E-Nummern.

WAS VERSTEHT MAN UNTER E-NUMMERN

Unter sogenannten E-Nummern verbergen sich Zusatzstoffe innerhalb der Lebensmittel, die die Produkte durch Farbe, Geschmack, Haltbarkeit, Verdickung oder Trennbarkeit verbessern sollen. Diese Zusatzstoffe bestehen aus diversen chemischen Zusätzen, die bei vielen Menschen eine Überempfindlichkeit auslösen, wobei diese Betroffenen dann im wahrsten Sinn des Wortes „sauer" reagieren. Bei mir war es E 622, dahinter verbirgt sich der Stoff GLUTAMAT. Es ist ein Zusatzstoff, der den Eigengeschmack steigert und hilft, Salz einzusparen. Glutamat wird aus dem Gluten, dem Weizeneiweiß gewonnen und vorwiegend in der asiatischen Küche, in Fertiggerichten, Tiefkühlkost, Chips, Fertigsuppen, Soßen, Wurst und Fleischwaren verwendet.

Diese Angaben sind der Broschüre „E-Nummernliste" entnommen, die in Österreich kostenlos unter der Tel.-Nr.: 01 / 58 883-104, oder Euro-Hotline: 0660 / 5299, Verleger: AKNÖ, erhältlich ist. Nun gibt es aber auch schon kleine Broschüren in den Buchhandlungen. Ebenso ersichtlich ist das Registrierungsland durch Strichcode an den Verpackungen der Lebensmittel.

Es gibt von diesen E-Nummern eine ganze Menge, und es werden ständig mehr. Bei meinen Einkäufen nahm ich sie immer wieder auf den Packungen wahr, allerdings hatte ich keine Ahnung, wie zahlreich sie sind. Selbst vor Babykost machen sie nicht halt. Allerdings gibt es sehr wohl auch Babykost OHNE E-Nummern.

Diese kennzeichnungspflichtigen E-Nummern sind zZt. üblich. Meine Information von Dezember 1996 könnte allerdings schon wieder überholt sein.

Farbstoffe	E 100 - 180
Konservierungsmittel	E 200 - 297
Antioxydantien	E 300 - 385, E 270 - 296
Verdickungsmittel	E 400 - 495
Säureregulatoren	E 500 - 538
Diverse, von	E 540 - 1518
Geschmacksverstärker	E 620 - 640
Glutamat	E 622
Trennmittel	E 901 - 921
Zuckeraustauschstoffe	E 950 - 999, E 420 - 421 und
Enzyme	E 1100 - E 1450

Ich muß also selbst entscheiden zwischen dem Angebot an konservierten Produkten oder Frischware mit etwas mehr Zeitaufwand.

AMALGAM

Amalgam ist so ein „heißes Eisen", daß ich es besonders hervorheben möchte, denn irgendwann in seinem Leben kommt vermutlich jeder Mensch mit diesem Stoff in Berührung, ist es doch das häufigste Füllmaterial für kariöse Zähne. Nicht jeder aber muß darauf allergisch reagieren und sehr wenige Menschen wissen um die verheerenden Auswirkungen, die sich durch Amalgam ergeben können.

Mein Ansprechpartner zu diesem Thema ist Frau Martha SURAN; sie hat eine wahre Odyssee in diesem Zusammenhang durchgemacht und widmet ihr Leben Amalgamgeschädigten mit Rat und Tat. Wir kennen einander aus der Zeit meiner Selbsthilfegruppe. Bereits damals war sie im Rollstuhl mit einer unaussprechlichen Diagnose: Enzephalomyelitis – Diseminata, lt. ihrer Erklärung eine Bezeichnung in Ermangelung besserer Erkenntnisse. Es dauerte Jahre, bis die Ursache der Amalgamschädigung erkannt UND anerkannt und durch mehrere Gutachten belegt wurde. Es wurde eine hochgradige Quecksilbervergiftung diagnostiziert. Ihre jahrzehntelangen Beschwerden gehen zurück in die 40er Jahre, wo ihr Kopf unter Eiter stand. Nach Erkennen der Situation blieben „nur noch" Schwindel, Migräne und Lähmungserscheinungen, bis sie auf den Rollstuhl angewiesen war.

Sie bildete aufgrund ihrer reichen Erfahrungen eine **SELBSTHILFE-GRUPPE der BEHINDERTEN für GANZHEITSMEDIZIN für Amalgamberatung · Martha SURAN · Putzendoplergasse 3/63/7/46 · A-1230 Wien · Tel. 667 59 56**

In dieser Funktion ist sie informiert über eine erkleckliche Anzahl von Schicksalen im In- und Ausland, sowie über deren Ermittlingsverfahren und Urteile. Außerdem hat sie namhafte Ärzte zur Beratung an ihrer Seite, wie Med.-Rat Dr. Erwin Schramm und Frau Dr. Fidelia Heinisch.

Betroffene mögen sich an Frau Suran wenden. Ausdrücklich betonen möchte ich allerdings, daß es sehr viele Beschwerden gibt, die den rheumatischen Formenkreis betreffen, weil die Beschwerden sehr ähnlich sind, nur mit dem Unterschied, daß es sich um eine allergische Ursache handelt, die erst erforscht werden muß, um dann anders als echte rheumatische Beschwerden behandelt werden müssen. Außerdem können durch Ablagerungen im Gehirn und im Nervensystem schwerste Nervenerkrankungen entstehen, Multiple Sklerose, Alzheimer und Parkinson könnten darauf zurückzuführen sein. Nur wer keine Ahnung hat, wird nie diese Ursache vermuten. In einer heutigen Tageszeitung lese ich soeben einen Artikel über einen jungen Mann, Schwermetallvergiftung durch Amalgam, sein Leben eine Qual, höllische Schmerzen, Fenstersturz aus dem 28. Stock in Berlin. Gleichzeitig wird von Panikmache im Zusammenhang mit Amalgam gesprochen.

Nun wollte ich dem geschätzten Leser auch die andere Seite aufzeigen, wenn nicht Amalgam, was dann? Ich nahm Kontakt auf mit einigen Zahnärzten und dem ZAHNÄRZTLICHEN INTERESSENVERBAND ÖSTERREICHS, doch das befriedigte mich nicht recht, denn man ist der Meinung, solange Amalgam im Kassenvertrag der WHO zugelassen ist und in der Kunststoffindustrie keine echte Alternative gefunden wäre, müßten wir mit Amalgam leben und es eben akzeptieren, denn das Problem läge daran, daß bis heute noch kein Stoff gefunden wurde, der den Härtegrad des Amalgam habe. Übrigens würden wir mit unserer Nahrung weit mehr Schadstoffe zu uns nehmen als durch Amalgam. Was bleibt zu tun? Grundsätzlich würde ich meinen, unbedingt eine Austestung über die Verträglichkeit VOR der Behandlung. Vom zahnärztlichen Interessenverband erhielt ich freundlicherweise Unterlagen, die jeder anfordern kann, aus denen ersichtlich ist, welche Zahnärzte welche ganzheitlichen Behandlungen durchführen. Diese Möglichkeiten sind weit gestreut und umfassen im Rahmen der Zahnheilkunde:

Akupunktur · Amalgamverträglichkeitstestung · Amalgamausleitung · Bachblütenbehandlung · Bioresonanztherapie · Elektroakupunktur · Herdsuche · Kiefergelenksbehandlung · Kirliandiagnostik · Materialtestung · Schwermetallausleitung und noch einige mehr.

Diese Information gilt für Zahnärzte in ganz Österreich und ist erhältlich bei: Zahnärztlicher Interessenverband Österreichs, 1010 Wien, Gartenbaupromenade 2/8/15, Tel. 513 37 31

Außerdem hat mir noch Dr. Herwig Rotter (siehe: was die Fachkräfte meinen), weitergeholfen, indem er mir eine kleine Broschüre zeigte, die ich bestens weiterempfehlen kann, weil sie so ziemlich alle Fragen beinhaltet, die zur Information beitragen, wann für wen welche Materialien empfohlen werden können oder für bestimmte Personenkreise strikt abgelehnt werden.

Kleiner RATGEBER: DIE ZAHNFIBEL · Anleitung zur kostengünstigen Zahnbehandlung · Verlag des ÖGB, ISBN 3-7035-05532

SAUER UND BASISCH

Ein ganz wichtiges Thema ist noch der Ausgleich in unserem Körper zwischen Säuren und Basenbildnern, weil eine Übersäuerung viele weitere Beschwerden verursachen kann. Daß wir mit ausgewogener Ernährung das richtige Verhältnis schaffen können, kostet wohl ein wenig Mühe, bringt jedoch unvergleichlich viel. Wenn wir ein Verhältnis von 1/4 bis 1/5 Säurebildner und 3/4 bis 4/5 Basenbildner schaffen könnten, wäre das ein gutes Verhältnis.

Daß wir jedoch auch noch anders „sauer reagieren" können, nehmen wir nicht ernst genug. Nicht nur, daß wir unsere Energie sinnlos verpulvern, sondern unseren Körper auch noch zusätzlich schädigen, wenn wir mißmutig sind, Ärger, Groll und Haß in uns hineinfressen oder im mitmenschlichen Bereich säen und verbreiten. Die negative Auswirkung kommt auf jeden Fall auf uns zurück, denn was wir säen, werden wir auch ernten, wir müssen diesen Vorgang nur verstehen lernen. Wer gestreßt ist, reagiert ebenfalls sauer und manche Menschen reagieren sauer bei Lärm oder sogenannter Musik, die noch in der Magengrube weiterdröhnt und jede Form der Unterhaltung abrupt beendet; da hilft nur noch flüchten.

Im Zusammenhang mit Rheuma sollten wir nun Übersäuerung meiden, denn vermehrte Säure bildet Giftstoffe, die sich in Form von Schlacken im Bindegewebe, den Knochen, Gelenken und Knorpeln ablagern. Nur die basische Ernährung, mit der wir dann den Ausgleich finden müssen, macht uns widerstandsfähig genug gegen Übersäuerung.

Was dürfen wir nun, und was sollten wir besser lassen oder nur beschränkt genießen? Hier einige Anhaltspunkte.

Zu den Basenbildnern zählen wir: Apfel, wenig Banane, Birne, Blattgemüse, Erdäpfel, Fisch, frische Kräuter, gedünstetes Gemüse, Gurke, Haselnüsse, Karfiol, Kichererbsen, Knoblauch, Kohlrübe, Kokosnüsse, Kraut, Kräutertee, Kürbis, Mandeln, Maronen, Melone, Obers, Oliven, Petersilie, Pilze, rote Rüben, Sojabohnen, schwarzen Rettich, stilles Mineralwasser, Trockenfrüchte, Wurzelgemüse, Zitronen, Zwiebel.

Zu den Säurebildnern gehören: Akute Erkrankungen, Antibiotika, aufgewärmtes Essen, Bier, Cortison, Eier, Eis, erhitztes Fett, Essig, Fleisch, Fruchtjoghurt, Gebackenes, Gebratenes, Hektik, Honig, Hülsenfrüchte, Kaffee, Käse, Kompott, kohlensäurehältige Getränke, Konserven, Marmelade, Medikamente, Mehlspeisen, Rindsuppe, Rohkost, Sekt, süße Getränke, Süßigkeiten, Schokolade, Streß, Tee, Topfen, zu wenig trinken, Wein, Weißmehl, Wurst, Vollkorngetreide und Zucker.

DAS Buch zu diesem Thema mit sehr vielen Maßnahmen bei Übersäuerung: „Durch Entsäuerung zu seelischer und körperlicher Gesundheit" von Ingeborg OETINGER, zu beziehen bei „Biologische Forschung", D-74613 Öhringen-Ohrnberg, Ruckhardtshauserstraße 7.

AUCH SIE HAT IHRE POLYARTHRITIS BESIEGT

Frau Helga BREIDEL · Ernährungsberaterin
Dr. H. Maierstraße 69 · A-1180 Wien, Tel. 440 29 81

Sie schreibt: **POLYARTHRITIS, Schicksal oder Herausforderung?**

Eine Erkrankung, die sich in unseren Körper gewissermaßen unbemerkt einschleicht, sich mit zarten Andeutungen bemerkbar macht, um dann urplötzlich massiv und überdeutlich zuzuschlagen.

Die ersten, zarten Anzeichen, nahm ich jahrelang fast gar nicht wahr – zuerst die leichte Unbeweglichkeit der Fingergelenke am Morgen, nach einiger Zeit dann schon mit Schmerzen verbunden, es waren für mich fast alltägliche Kleinigkeiten, bis dann plötzlich meine Handgelenke (vor allem das linke), sich ungeheuer deutlich in Form von Schwellungen und sehr starken Schmerzen bemerkbar machten. Das Tragen eines kleinen Tellers, das Bewegen einer Türschnalle – Unmöglichkeiten in diesem Zustand. Und das mir, der bewegungsfreudigen Jungvierzigerin. Meine erste Sorge war: Nun kann ich ja keinen Handstand mehr machen. Nicht mehr am Reck oder am Stufenbarren turnen, keine Gymnastik mehr!

Einreibungen und Salbenverbände mit Propolis brachten für einige Wochen Besserung, dann kam der nächste Überfall und so ging es fort.

Eine Zeitlang war ich irgendwie bereit, dieses Spiel mitzumachen, dann ging es mir aber schon ungeheuer auf die Nerven und ich suchte einen Naturheilarzt (jetzt nennt man ihn Ganzheitsmediziner) auf. Dieser untersuchte und besah sich meine Handgelenke und gab seinen Kommentar: „Chronische Polyarthritis".

Er erklärte mir auch das Wesen dieser Autoimmunerkrankung und die Möglichkeit einer Desensibilisierung von abgenommenem Eigenblut sowie einer nachfolgenden Injektionskur mit demselben. Diese Behandlung schien mir sehr aufwendig (auch teuer) und war mir nicht sonderlich sympatisch.

In meiner Funktion als Ernährungsberaterin kam ich mir nach 14 Jahren vollwertiger Ernährung mit sehr wenig Fleisch (ohne Schwein, nur etwas Rind und Geflügel) schon etwas gefoppt vor, dergestalt nämlich, daß mir überhaupt so etwas geschehen konnte. Irgendwie war ich darüber äußerst beleidigt.

Da fiel mir ein Buch zu: „Krankheit als Weg" von Thorwald Detlefsen und Rüdiger Dahlke. Eigentlich wollte ich mir über das Asthma bronchiale, das meine jüngste Tochter befallen hatte, Klarheit verschaffen. Dann entdeckte ich allerdings auch einen Abschnitt über die Erkrankung Polyarthritis und die speziellen Wesenszüge der Erkrankten. Diese Ausführungen fand ich für mich absolut unzutreffend.

Einige Monate später besuchte ich ein Wochenendseminar bei dem deutschen Ernährungszahnarzt Dr. Schnitzer. Dieser Mann ist ein sehr engagierter und überzeugter Vegetarier. Kein Wunder, daß ich ebenso überzeugt nach Hause zurückkehrte, meine Familie damit etwas vergewaltigte und nun ebenso engagiert und auch recht schmackhaft vegetarisch kochte. Was soll ich sagen, nach exakt drei Monaten war bei mir jegliches Verlangen nach Fleisch verschwunden, aber auch meine Schwellungen und Schmerzschübe der Handgelenke. Ich konnte nun wieder alles machen – Kopfstehen, auf Händen gehen, Teig kneten, Türen öffnen – es war eine Wonne.

In einer besinnlichen Stunde nahm ich plötzlich wieder das oben erwähnte Buch zur Hand und begann es, diesmal vom Anfang an, zu lesen. Also, es klang alles so ziemlich einleuchtend und vernünftig, dann kam ich wieder zu der Stelle über den Polyarthritiker – gewissermaßen die personifizierte Sturheit.

Aber – diese Sturheit wird umgelenkt, um so von der mangelnden geistigen Beweglichkeit abzulenken. Mir fielen die Bemerkungen meiner Töchter ein über ihre „sture" Mutter, worauf ich ihnen natürlich sofort sowohl mangelnde Urteilsfähigkeit als überhaupt töchterliche

Böswilligkeit unterstellen mußte. Ich erinnerte mich an das Reversieren mit dem Auto auf knapp 6 Quadratmetern, was einen Engländer zu der Bemerkung veranlaßte: „You never give up". – „No, I never give up". That's it. Die Sturen geben niemals auf und auch nur selten und äußerst widerwillig nach.

Dann – und das ist der springende Punkt – kam mir der Gedanke, daß wir unsere Sturheit ja nicht ohne Grund mitbekommen haben. Wir müssen nur akzeptieren, daß wir sie haben und sie nicht verstecken oder bemänteln.

Dann nämlich ist die Polyarthritis die Stunde der Wahrheit: die täuschende Beweglichkeit verschwindet – der Körper wird nach und nach steif – und du bist konfrontiert mit der Tatsache, daß eben die Starre dein Wesenszug ist, wenn du bereit bist, es dann zu erkennen.

Also kein Charakter- oder Wesenszug macht uns krank, sondern das Verdrängen und Kaschieren bringt dann eben diese Züge als körperliche Merkmale mehr oder weniger schmerzhaft ans Licht. Akzeptanz macht es aber dann auch möglich, an dieser Eigenschaft zu arbeiten, zu lernen, mit ihr umzugehen, bis man dann zu der befreienden Erkenntnis kommt, daß Sturheit ja gar nicht immer notwendig ist und, daß ein bißchen Nachgeben, Loslassen, Vertrauen in die anderen und nicht die totale Kontrolle – uns endlich auch leichter leben läßt.

Ich wünsche allen Betroffenen, die schon auf diesem Weg sind: Finden auch Sie Ihre befreiende Möglichkeit des leichteren Lebens und denken Sie auch daran, daß fleischlose Nahrung für viele schon den Einstieg in die notwendige geistige Weiterentwicklung unterstützt hat.

Die Lernprozesse hören freilich nicht auf, allerdings die Polyarthritis ist für mich schon lange kein Thema mehr. Die Beweglichkeit ist wieder ganz vorhanden aber auch andere, kleine Unpäßlichkeiten lassen mich nicht auf den Lorbeeren ausruhen, sondern wollen mich immer wieder in die vorgegebene Richtung weisen.

Seien wir daher immer wieder aufs neue lernbereit und offen für Veränderung und Entwicklung.

4. TEIL

BITTE UM HILFE

Jahrelange Gespräche und Diskussionen mit der näheren Umwelt haben mir gezeigt, daß ich wohl für mich selbst gefühlsmäßig weiß, was ich bei Unpäßlichkeit machen kann, jedoch bei der Vermittlung an andere des nötigen Fachwissens entbehre. Das war der Grund, Fachkräfte um ihre Hilfe zu bitten. Das Resultat liegt jetzt multipliziert vor, denn gewisse Begriffe und Erläuterungen wiederholen sich gelegentlich. Das empfinde ich jedoch nicht nachteilig, denn umso eindringlicher wird dem Leser vermittelt, man kann es drehen und wenden wie man will, man kommt immer wieder zum Ausgangspunkt zurück, daß sich z.B. alles immer wieder um die fließende Energie dreht. Durch die unbeabsichtigte Wiederholung von unterschiedlichen Seiten, denn keiner meiner Helfer wußte um den Text der anderen, erhielten diese Informationen gewissermaßen den Sinn der Automatisierung mit dem Resultat, daß nahezu jeder Suchende für sich das Wichtigste herausfinden müßte, als ersten Schritt für den weiteren Weg.

Dem geschätzten Leser möchte ich aufzeigen, wie weit Gesundheit aus ganzheitlicher Sicht reichen kann, nicht nur von Körper, Geist und Seele, sondern auch, vom Keller bis zum Dach. Sie würden sich verrechnen, wenn Sie meinten, Ihre vier Wände genügen, sich um sie zu kümmern. Wenn es im Keller rinnt und stinkt, bleiben noch immer genügend Risikofaktoren, die zu beachten sind und die der Gesundheit im Wege stehen.

DANKE

Ein ganz großes, herzliches Dankeschön an alle Fachkräfte, die mir, trotz eigener Vollbeschäftigung ihre Zeit geschenkt und mir spontan und uneigennützig geholfen haben. Es sind durchwegs wichtige Themen, die ich meinen Lesern nicht vorenthalten, aber von Fachkräften bringen wollte, die es besser wissen als ich.

OA. Dr. Leo Auerbach und Dr. Jutta Hellan

Martin Rupert Bauer

Roland Eigner

Dr. Andreas Höll

Brigitte Kussmann

Eveline Paula Leitl

Ing. Wilhelm Mohorn

Dr. Andrea Perger

Dr. Herwig Rotter

Ludwig Szaga-Doktor

Kräuterpfarrer Hermann-Josef Weidinger

BRIGITTE KUSSMANN · 01 / 49 59 278

EIN TRIP DURCH DEN ERNÄHRUNGS-DSCHUNGEL

Steigen Sie ein – staunen Sie mit

Die „bewußte Ernährung" ist für mich ein Bestandteil meiner Lebensweise geworden. Vor Jahren machte ich mir keine Gedanken über den Chemie-Cocktail auf meinem Teller. Erst als der Druck von Krankheiten und Allergien immer schwerer auf mir lastete, wurde ich zum Nachdenken und zum Handeln gezwungen.

Es ist doch paradox, daß trotz medizinischen Fortschritts die Krankheiten zunehmen und die Spitäler immer bombastischer und überfüllter werden. Anstelle der früheren Infektionskrankheiten treten jetzt andere Erkrankungen. Ernährungsbedingte Zivilisationskrankheiten, angeführt vom Gebißverfall, Erkrankungen des Bewegungsapparates, Stoffwechselerkrankungen, Erkrankungen der Verdauungsorgane, Gefäßerkrankungen bis hin zu Allergien.

Die meisten Menschen essen und trinken Dinge, die nur noch durch den Packungsaufdruck mit dem ursprünglichen Naturprodukt verbunden sind, und wundern sich über Ernährungsprobleme. Wer gesunde Eltern und Großeltern hat, kann sich in seinem Lebensstil und seiner Ernährung einige Extravaganzen leisten. Das sind dann die vielzitierten bis ins hohe Alter „gesunden" Raucher.

Der Darm ist unser größtes Organ und nimmt über seine Zotten wichtige Nährstoffe auf. Zugleich ist er wesentlicher Teil unseres Immunsystems. Grund genug dafür zu sorgen, daß er durch richtige Ernährung leistungsfähig bleibt.

Wir Menschen sind ein lebendiger Organismus, der lebende Substanzen zum Aufbau, zur Regenerierung und zum Fortbestehen braucht. Wenn wir energielose, sprich tote Produkte zu uns nehmen, und künstliche Stoffe in unserer Nahrung enthalten sind, darf es uns nicht wundern, wenn Gesundheit, Energie und Lebensfreude uns verlassen. Für die Gesunderhaltung der Menschheit und unseres Planeten Erde ist es unumgänglich, unsere Lebensmittel gesund und lebendig zu erhalten.

DIE AUSWIRKUNG DER VERSCHIEDENEN ANBAUMETHODEN IN DER LANDWIRTSCHAFT AUF MENSCH UND NATUR

Derzeit herkömmliche Agrarwirtschaft: Gespritzt wird zur Beschleunigung der Reife, zur Verhinderung des Abfallens von Früchten, zur Vergrößerung des Ertrages und im Kampf gegen Schädlinge und Unkraut. In unserer „normalen" Landwirtschaft werden Pflanzen während ihres Wachstums oft zwanzig- bis dreißigmal mit Gift besprüht! Diese chemischen Kampfstoffe sind auf keiner Verpackung verzeichnet und trotzdem lassen sich Spuren der zahllosen Fungizide, Insektizide, Akarizide, Molluskizide, Nematozide, Rodentizide und Herbizide in der Nahrung nachweisen.

Ein Schneewittchen-Apfel gefällig? Die Europäische Gemeinschaft diktiert den Durchmesser von Äpfel. So dürfen Äpfel mit weniger als 55 Millimeter Durchmesser in der EU nicht mehr zum Verkauf angeboten werden. Die „Extraklasse" muß mindestens 60 Millimeter Durchmesser haben. Alles andere muß vernichtet oder ans Vieh verfüttert werden. Die Begründung lautet, „die Qualität des angebotenen Obstes soll verbessert werden".

Für die Eurokraten machen also nicht weniger Giftrückstände, mehr Vitamin C, mehr Sortenreichtum, mehr Spurenelemente und Mineralstoffe die Qualität des Apfels aus, sondern sein Durchmesser und das „schöne" Äußere. Um solche Schneewittchen-Äpfel zu erzeugen, wird gern mit einem „Wachstumsregulator" etwas nachgeholfen. Das Gift sorgt dafür, daß alle Früchte in Einheitsgröße wachsen und verzögert die Reifung, so daß alle gleichzeitig geerntet werden können. Es durchdringt die Äpfel bis ins Gehäuse, da nützt Abreiben und Abwaschen nichts. Es zählt zu den gefährlichen krebserzeugenden Pestiziden.

Eine andere Giftkeule sind die Tiermedikamente. In Österreich sollen jährlich 4.000 Tonnen antibiotische Tabletten zur Infektionsverhinderung eingesetzt werden! Die Veterinärmedizin ist gezwungen, mit immer neuen, oftmals schweren Geschützen aufzufahren. Ein Beispiel dafür ist der knallharte Kampf gegen Salmonellen in Legebatterien. Ein Ei mit zehn Salmonellen ist, gelagert bei Zimmertemperatur, nach nur zwei Tagen mit 1.000 Millionen Salmonellen verseucht. Atemberaubend daher auch die Geschwindigkeit, mit der die unangenehmen Bakterien gegen Antibiotika resistent werden. Es wurden bereits Anzeichen beobachtet, daß auch andere Bakterienstämme beim Menschen eine Resistenz gegen Humanantibiotika zeigen. Eine tiergerechte Freilandhaltung könnte ein Weg aus der tödlichen Salmonellenspirale sein.

Ein weiterer zweifelhafter Punkt in der Intensiv-Landwirtschaft ist die Verwendung von Hybridpflanzen. Diese Pflanzen sind nach der Ernte nicht mehr keimfähig, und daher tot. In jüngster Zeit kommt auch der Einsatz von genmanipulierten Produkten zum Tragen.

Eine Alternative dazu bietet der biologische Landbau, seit Jahrtausenden die natürlichste Art der Bewirtschaftung. Die Rückkehr zum organisch biologischen Landbau (weglassen von Spritzmittel und Kunstdünger bzw. direktes Ausführen von Stallmist), stellt in der Qualität der Produkte, als auch für die Böden eine wesentliche Verbesserung dar. Eine weitere Steigerung ist die dynamische Wirtschaftsweise. Sie ist die konsequenteste und umfassendste Landbaumethode. Sie wird seit 1924 mit großem Erfolg praktiziert. Die Böden werden mit organischen Komposten und Pflegepräparaten (Heilkräuterauszügen und homöopathischen Konzentrationen) gedüngt. Sie bringen gesunde Pflanzen von höchster Nahrungsmittelqualität hervor. Treibende Mineraldünger, chemisch-synthetische Pflanzenschutz- und Unkrautbekämpfungsmittel sowie Hybridpflanzen und genmanipulierte Pflanzen werden nicht verwendet. Eine weitere Voraussetzung ist die richtige Aussaat (Pflanz)zeit und der richtige Erntezeitpunkt, wobei dem Einfluß der Gestirne besondere Bedeutung zugemessen wird. Die nach diesen Richtlinien wirtschaftenden Bauern haben sich zum Demeter-Verband zusammengeschlossen. Ihre Produkte sind mit dem Schriftzug „Demeter" gekennzeichnet. Ein besonders aromatischer Geschmack und überdurchschnittliche Haltbarkeit sind das Gütezeichen aller Demeter-Lebensmittel. „Demeter" (griech. „Mutter Erde"), ist der Name der griechischen Göttin der Fruchtbarkeit.

Nach Untersuchungen im Institut für Bodenkultur in Wien beinhaltet z.B. ein Paprika in Demeter-Qualität ca. die 600-fache Menge an Aromastoffen gegenüber einem, der mit Kunstdünger gezogen wurde.

BIO-SCHMÄH

Seit die Industrie zu Beginn der achtziger Jahre entdeckt hat, daß man Konsumenten mit „Bio" locken kann, bleibt kein Auge mehr trocken. Es achten immer mehr Menschen auf ihre Ernährung, Kleidung, Kosmetika, Waschmittel etc. Es wird immer deutlicher, daß mit „Öko", „Bio" und „Natur" ein ganz schönes Geschäft zu machen ist. In Österreich wurden 1991 um rund 3 Milliarden Schilling Lebensmittel mit Bio-Mascherl verkauft. Die Großkonzerne wollen natürlich kräftig mitverdienen. Der mißbräuchliche Umgang mit dem Begriff „bio" erreicht ungeahnte Ausmaße. Dadurch kommt es leider zu vielen Verwirrungen, oft mit Absicht. Man verkauft herkömmliche Ware, die in der Erzeugung spottbillig ist unter einem Bio-Mäntelchen, dadurch kann man etwas mehr verlangen und die Gewinnspanne wird größer.

Einige Mogel-Rezepte haben sich bewährt: Man fülle konventionelle Ware ab und schreibe auf die Verpackung einige Pseudo-Ausdrücke:

Bio, biologisch wertvoll, Öko, Natur, Naturnah, rückstandskontrolliert, rückstandsgeprüft, naturrein, frei von Schadstoffen, Vollwert, naturbelassen, sorgfältig kontrolliert und ausgewählt, alternativ, reine Naturprodukte, frei von Rückständen, umweltschonend, vom Tierarzt kontrolliert, aus Vertragsanbau, kontrollierte Qualität, ökologisch orientiert u.v.m.

Gesetzlich geschützt sind **ausschließlich** folgende Formulierungen: aus biologischem Anbau bzw. Landbau, aus biologischer Landwirtschaft. Das Wort biologisch kann auch durch die Bezeichnung „organisch biologisch", „biologisch-dynamisch" oder „ökologisch" ersetzt werden.

Einige Anbieter von biologischen Produkten fahren oft zweigleisig. Sie verkaufen Waren aus kontrolliert ökologischem Anbau und Waren aus konventionellem Anbau. Obwohl die Waren korrekt deklariert sind, führen sie doch irgendwie den Bio-Schmäh im Schilde. Immer das Etikett lesen! Firmennamen die im Wortlaut „Natur" und „bio" haben, müssen noch lange keine biologischen Lebensmittel führen.

Ebenfalls sehr effektvoll, man simuliere durch Aufmachung und Verpackung mehr Natur. Ein Holzregal mit Marmeladegläsern die ein Jutestoff-Häubchen als Verzierung tragen, Eier in einem Korb mit Stroh, verpacktes Fleisch mit einer glücklichen Kuh mit Bergpanorama etc. sagen nichts über die wirkliche Herkunft bzw. den Inhalt aus. Ein Bild verspricht oft mehr, als der Text auf der Beschreibung halten kann.

Produkte, die mit Vitamin- und Mineralstoffen aus dem Chemikalienschrank aufgemöbelt wurden, lassen sich mit einem zugkräftigen Etikett oder dem Aufdruck „gesund" besser vermarkten.

Moderne Lebensmittel sind meist nicht mehr Mittel zum Leben. Sie sind Produkte, die im Käufer eine Illusion wecken sollen, wie etwa „in" zu sein, fit zu sein, frei zu sein oder zur gehobenen Schicht zu gehören, die sich etwas leisten kann.

Für den Hersteller sind diese Lebensmittel nur eine Ware wie jede andere und nicht Mittel zur Erhaltung des Lebens der Mitmenschen. Lebensmittel werden heute vielfach produziert, um Marktprobleme zu lösen, nicht um die Bevölkerung zu ernähren.

In einem Kühlregal steht ein Becher mit aufgedruckten, saftigen, frischen Erdbeeren, die einem das Wasser im Mund zusammenlaufen lassen. Liest sich der Konsument die Inhaltsstoffe durch, so stößt er vielleicht auf das Wort „Fruchtzubereitung". Diese Fruchtzubereitung hat es aber in sich, oder besser gesagt, hat kaum noch etwas in sich. Denn was am Gaumen die Illusion von frischen Erdbeeren weckt, stammt aus den Preßrückständen, sprich Abfällen, der Fruchtsafthersteller. Da das strohige Zeug nicht nur trocken ist, sondern auch nach nichts mehr schmeckt, wird es mit Wasser, Zucker, Zitronensäure, Aroma- und Farbstoffen „verfeinert". Ein paar echte Erdbeeren dürfen den Geschmack abrunden. Danach erfolgt der große Schöpfungsakt, auf den die Lebensmittelchemiker sehr stolz sind. Mit Hilfe von weiterer Zitronensäure, Kalziumphosphat und einem Dickungsmittel verwandeln sich die aufgepeppten Fruchtabfälle in knackige Fruchtstückchen.

Heute wird ein Großteil unserer Nahrung durch Lebensmittel-Ingenieure, Lebensmittelchemiker, Biotechnologen, Techniker und Genchirurgen zusammengestellt.

Ein weiteres „Kunstwerk" bilden einige Fettersatzstoffe. Dabei werden winzige Kügelchen aus Hühnereiweiß und Milcheiweiß geformt, die man auf der Zunge nicht mehr einzeln wahrnehmen kann. Da sich die Kügelchen aber geschmeidig gegeneinander verschieben, erzeugen sie einen sahnig-cremigen Eindruck im Mund. Eisbecher, Kuchenfüllungen, Saucen, Käserezepte, Brotaufstriche, Salatöle und verschiedenste Milchdesserts lassen sich mit Fettersatz kalorienreduziert herstellen.

Ein neues Produkt, ein Fettersatzstoff, wartet in den Vereinigten Staaten auf seine Anwendung. Es läßt sich hoch erhitzen, und die Herstellerfirma würde es deshalb gerne zu 75 Prozent mit Bratfett mischen und den Fast-Food-Restaurants verkaufen. Es ahmt das Gefühl, das sahnig-buttrige-cremige Speisen auf der Zunge erzeugen, angeblich am besten von allen Fettersatzstoffen nach. Doch auf die menschlichen Verdauungsorgane soll es wie Rhizinusöl wirken. Weil das widerstandsfähige Öl nicht nur von den Darmbakterien verschmäht wird, sondern auch von den Mikroorganismen im Boden nicht abgebaut werden kann, bedeutet die Verwendung neue Umweltprobleme. Der damit belastete menschliche Stuhl müßte, nach herkömmlichen Richtlinien, als Sondermüll entsorgt werden.

Wie steht es um unser gutes Salatöl? Pflanzliche Öle enthalten essentielle Fettsäuren (Linol- und Linolensäure), Vitamine (A, D, E und K), Enzyme, Phospatide (u.a. Lezithin) und noch viele andere Wirkstoffe. Die meisten Ölsaaten wachsen heute in riesigen Monokulturen und werden chemisch gedüngt und gespritzt. Die Verbreitungsvorgänge sind sehr stark industrialisiert.

Man unterscheidet drei Arten der Ölgewinnung:

Kaltpressung:

Der Ausdruck „kaltgepreßt" ist nicht ganz zutreffend. Es kommt bei diesem Vorgang zu einer Erwärmung bis maximal 60° C. Doch können bei starker Sonnenbestrahlung in den Anbaugebieten die Ölsaaten ebenfalls diese Temperaturen erreichen. Das Öl wird mit Hilfe von hydraulischen Stempelpressen oder Schneckenpressen gewonnen. Die Ölgewinnung mittels Zentrifuge wird selten angewandt. Bei diesen Verfahren bleiben die fettlöslichen Vitamine und lebensnotwendigen ungesättigten Fettsäuren erhalten.

Heißpressung:

Das Saatgut wird meist in mehreren Schneckenpressen hintereinander mit hohem Druck gepreßt. Dabei erfolgt eine Erhitzung bis 170° C. Die Ausbeute liegt bei etwa 85 Prozent.

Extraktion:

Heute kommt fast ausschließlich diese Art der Ölgewinnung zur Anwendung. Ein Heißpreßvorgang (bis 170° C) wird der Extraktion vorgeschaltet. Die verbleibenden etwa 15 Prozent des Öls im Preßgut werden meistens mit Hilfe von Hexan (eine Art Benzin, hochexplosiv in Verbindung mit Sauerstoff) herausgelöst. Die Ausbeute beträgt mindestens 99%. Das Öl-Hexan-Gemisch wird anschließend bei ca. 100° C entbenziniert. In diesem Stadium ist das Öl ungenießbar. Es erfolgt eine Entschleimung, meistens mit konzentrierter Phosphorsäure. Dadurch werden Verunreinigungen, zucker- und eiweißartige Verbindungen größtenteils entfernt (Verlängert die Haltbarkeit).

Danach kommt es zur Entsäuerung mit Natronlauge (bei ca. 90° C) oder Destillation. Zurückgebliebene Reste von Schleimstoffen, unerwünschte Farbstoffe und bei der Raffination eingesetzte Chemikalien werden durch einen Bleichvorgang, meist mit Aktivkohle entfernt (ca. 30 Min. bei 90° C).

Eine Desodorierung des Öls zum Abschluß bei etwa 240° C bis 270° C und einer Dauer von mehreren Stunden entfernt lästige Geruchs- und Geschmacksstoffe. Hernach ist das Öl für den Verkauf fertig oder es wird zur Margarine weiterverarbeitet. Öle aus Extraktion machen 95% des Weltölmarktes aus! Die so gewonnenen Öle sind fast unbegranzt haltbar und die Ausbeute liegt bei 100 Prozent, also ideal für den Handel. Den wirtschaftlichen Vorteilen stehen aber gesundheitliche Nachteile gegenüber.

Kaltgepreßte Öle verderben ungleich schneller daher lieber kleine Flaschen kaufen und falls möglich, aus kontrolliert biologischem Anbau. Das Öl sollte dunkel und gut verschlossen im Kühlschrank gelagert werden. Olivenöl und Palmfette eignen sich sehr gut zum Erhitzen. Nußöle sind ganz ausgezeichnet über Salate und Reis. Leinöl soll Cholesterinablagerungen abbauen, z.B. 1 EL Leinöl ins Müsli oder

Salat. Kürbiskernöl wird in der Volksmedizin als Heilmittel bei Blasenleiden und Prostatabeschwerden geschätzt. Sesamöl verleiht allen Speisen einen exotischen Geschmack. Sonnenblumenöl ist durch seinen hohen Vitamin-E-Gehalt besonders haltbar. Sojaöl und Sesamöl besitzen einen hohen Lezithingehalt. Distelöl enthält die meiste Linolsäure.

Es gibt noch eine Vielzahl herrlicher Speiseöle: Haselnußöl, Traubenkernöl, Maiskeimöl usw. Probieren Sie aus, Sie werden erstaunt sein, welche Geschmacksnuancen kaltgepreßte Öle hervorbringen.

LA DOLCE VITA – DAS SÜSSE LEBEN GEDANKEN ZUM ZUCKER

Die älteste Überlieferung der Zuckergewinnung stammt aus Indien. Die Araber erfanden das Raffinieren des Zuckers und brachten die Zuckerrohrpflanze in den Mittelmeerraum. Früher konnten sich nur wenige Menschen den häufigen Genuß von Zucker leisten; durch die langen, schwierigen Transportwege und durch die mühsame Gewinnung war das begehrte Produkt sehr teuer.

Der Preis sank aber, als er im 19. Jahrhundert Konkurrenz durch den Rübenzucker erhielt. Zum allgemeinen Volksnahrungsmittel avancierte der raffinierte Zucker vor ca. 150 Jahren. Wurden im Jahr 1825 nur 2 kg pro Person und Jahr verbraucht, so waren es 1982 schon 36 kg. Die raffinierten Zucker lieferten 1981 in der BRD durchschnittlich ca. 13% der aufgenommenen Nahrungsenergie. Das bedeutet rein rechnerisch, daß sich der deutsche Bundesbürger eineinhalb Monate im Jahr ausschließlich von raffiniertem Zucker ernährt.

Bei uns ist es ähnlich. Eine Erhebung in den Jahren 1993/94 über den Konsum von Zucker bzw. Zuckerwaren in Österreich ergab einen pro Kopfverbrauch von 34,7 kg pro Jahr. Das sind etwa 100 g pro Person und Tag!

NUN EIN WENIG LICHT IN DEN „ZUCKERWALD"

Raffinierte Zucker sind der weiße Haushaltszucker, aber auch der braune Zucker. Weißer Zucker ist das Endprodukt aus der Zuckerraffination und enthält an essentiellen Inhaltsstoffen nur noch Spuren von Mineralsalzen. Brauner Zucker, der wie der weiße Zucker sowohl aus Zuckerrohr als auch aus Zuckerrüben hergestellt werden kann, wurde in den letzten Jahren vermehrt nachgefragt, in der Annahme, dieser sei ein natürlicheres Produkt als weißer Zucker. Tatsächlich ist der braune Zucker ein Zwischenprodukt bei der Zuckerraffination, der bei jeder beliebigen Reinigungsstufe anfallen kann. Er enthält nur noch in geringen Mengen Mineralstoffe aus der Pflanzenzelle, ist also kein natürlicher Zucker mehr. In der Melasse, die bei der Raffination als Nebenprodukt anfällt, befinden sich die wertvollen Inhaltsstoffe und oft ist brauner Zucker nichts anderes als weißer Zucker, der nachträglich mit Melasse oder Karamel rückgefärbt wurde. Ob raffinierte Zucker also weiß oder braun sind, hängt nicht von ihrer Herkunft aus Zuckerrübe oder Zuckerrohr ab, sondern nur vom Grad der Verarbeitung. Vollrohrzucker ist eingedickter Zuckerrohrsaft, der filtriert wird. Er enthält jedoch fast alle Mineralien und Vitamine, ist also kein isolierter Zucker. Auch gibt es die natürlichen Süßungsmittel, die nicht aus ihrer gewachsenen Zusammensetzung isoliert worden sind: Malzextrakt, Honig, Ahornsirup, süßes Obst, Zuckerrübensirup, Vollrohrzucker, Birnen- und Apfeldicksaft, Trockenfrüchte, Einweichwasser von Trockenfrüchten. In diesen Produkten sind die Mineralien und Vitamine noch vorhanden, doch sollten auch sie mäßig verwendet werden.

Zucker ist ein Genußmittel. Jeder kennt das Bedürfnis nach Süßem. Der bewußte Umgang mit diesem Verlangen, verbunden mit einer sparsamen Dosierung, kann die Süßschwelle und damit den Zuckerkonsum senken. Rohrzucker kann beispielsweise aufgrund seines natürlichen Eigengeschmacks, der eine extreme Dosierung in der Regel verhindert, dazu beitragen, den bewußten Umgang mit Süßem zu fördern. Ferner sollte bedacht werden, daß das Süßebedürfnis bei vollwertiger Kost sinkt.

Außer dem Fabrikzucker und den Fabrikfetten kennzeichnet noch eine dritte Gruppe denaturierter Nahrungsmittel die Ernährung des zivilisierten Menschen: die Auszugsmehle.

UNSER TÄGLICH BROT

Die Ingredienzien eines Brotes zu Großmutterszeiten waren Mehl, Milch (Wasser), Salz und Sauerteig oder Hefe. Heute stehen dem Bäcker weit über 100 „Zutaten" zur Auswahl, die vielfach synthetisch hergestellt werden. Diese Backmittel bedeuten auch für manchen Chemiekonzern ein lukratives Zubrot. Der Bäcker erhält die Fertigmischung angeliefert und braucht sie nur noch anzurühren. Dieser Edelmix enthält Substanzen wie Stabilisatoren, Verdickungsmittel, Farbstoffe, Antioxidationsmittel, Konservierungsstoffe, Gelierstoffe, Mehlbehandlungsmittel, Backtriebsmittel, Enzyme, Mikroorganismenkulturen, Geschmacksverstärker usw.

Aus dem Fundus der Feinchemikalien läßt sich nach Herzenslust schöpfen. Das Bäckerhandwerk scheint sich mehr und mehr zu einem wissenschaftlichen Randbereich von Lebensmittelchemie und Pharmakologie zu entwickeln. Die Folgen sind erhöhte Allergieanfälligkeit bei Bäckern und Konsumenten. Für ein Brot nach Großmutters-Sitte benötigt man vom Ansetzen des Sauerteiges bis zum verzehrfertigen Produkt etwa 24 Stunden. Mit einem Backmittel-Wundermix geht das bei einigen Brotsorten in weniger als 100 Minuten. Anschließend noch ein Make-up für Ihr Brot gefällig? Schönes, knusperfrisches Pseudo-Vollkornbrot, das sein appetitanregendes Äußeres eventuell dem Zusatz von Rübensirup, Röstmalz oder der brisanten Lebensmittelfarbe Zuckerkulör (E150) verdankt.

Auf der anderen Seite ist ein Trend zum Brotbacken bei einigen Hausfrauen zu verzeichnen. Wer es weniger aufwendig haben möchte, geht auf den Bauernmarkt oder in den Bioladen. Wichtig ist es, darauf zu achten, das es sich um ein Vollkornbrot handelt. Der Getreidekeim und die Randschichten des Korns enthalten den höchsten Anteil an Vitaminen und Mineralien. Im Getreidekeim befinden sich die Vitamine B1, B2, B6, Folsäure, Vitamin E, K und Inosit sowie Calcium, Phosphate, Kalium, Magnesium, Kieselerde, Fluor, Jod, Selen, Zink, Eisen u.v.m.

Niedrig ausgemahlenes Mehl (Auszugsmehl), das also den Keim und die Randschichten nicht enthält, erleidet dadurch eine erhebliche Einbuße an Vitalstoffen. Das Auszugsmehl aus Weizen heißt Weißmehl, das Auszugsmehl aus Roggen nennt man Graumehl. Zwischen den beiden Auszugsmehlen aus Roggen und Weizen besteht kein wesentlicher Unterschied hinsichtlich des Vitalstoffgehaltes. Der Konsument befindet sich also in einem Irrtum, wenn er glaubt seine Gesundheit mehr zu fördern, indem er Weißbrot meidet und dafür Graubrot bzw. Schwarzbrot ißt. Beide enthalten den Keim nicht mehr.

Mit bloßem Auge kann man meistens einem Brot nicht ansehen ob es nun ein Vollkornbrot ist oder nicht. Es kann vor der Schrotung der Keim entfernt werden, dann hat das Brot zwar eine grobe Struktur ist aber trotzdem kein Vollkornbrot. Wird aber beispielsweise das ganze Korn zu feinstem Mehl vermahlen, ist es trotz Feinheit vollwertig. Um die Stärke des Getreidekorns ungestört verarbeiten zu können, benötigt der Organismus mehrere Vitamine des B-Komplexes, die im Keim enthalten sind. Daher können Vitamin-B-arme Auszugsmehle tiefgreifende Stoffwechselstörungen erzeugen.

GRENZWERT-POKER

Unseren „Lebensmitteln" wird eine Vielzahl von Zusatzstoffen beigemengt: Farb- und Konservierungsstoffe, Antioxidationsmittel, Emulgatoren, Säuerungsmittel, Säureregulatoren, Trennmittel, künstliche Süßstoffe, Schaumverhüter bis hin zu Mehlbehandlungsmittel. Bei dieser

Aufzählung handelt es sich nur um einen winzigen Auszug aus der großen Palette an Zusatzstoffen, die so umfangreich sind, daß sie Bücher füllen.

Wieviel darf es sein? Da bei künstlichen Substanzen ein gewisses Restrisiko nie auszuschließen ist, wurden von der Weltgesundheitsorganisation (WHO), Empfehlungen für die „toxikologische duldbare tägliche Aufnahmemenge" der einzelnen Stoffe ausgearbeitet. Höchstmengenempfehlungen von denen der Konsument allerdings nichts erfährt – denn auf den Verpackungen müssen sie nicht aufscheinen.

Für die meisten Stoffe werden toxikologisch relevante Grenz- und Schwellenwerte festgelegt. Dazu gehört auch der ADI-Wert (acceptable daily intake), die duldbare tägliche Aufnahme eines Stoffes. Dieser Wert errechnet sich aus dem „No effect level", also jener Menge der Substanz, die in Tierversuchen noch zu keiner gesundheitlichen Beeinträchtigung geführt hat, dividiert durch den Sicherheitsfaktor 100. Die toxikologisch duldbare Höchstmenge kalkuliert man aus den ADI-Werten unter Zugrundelegung eines mittleren, angenommenen Körpergewichts von 70 kg und eines Verzehrs von täglich 400 g des Nahrungsmittels, in dem der betreffende Zusatzstoff Anwendung findet.

Einige Experten haben Vorbehalte, daß Ergebnisse von Tierversuchen auf menschliche Verhältnisse zu übertragen sind, da die individuellen physiologisch-gesundheitlichen Unterschiede unberücksichtigt bleiben. Außerdem werden die Toxitätsprüfungen nur über kurze Zeiträume (oft nur ein paar Wochen) durchgeführt. Eine Reihe von Nebenwirkungen wie Abgeschlagenheit, Vergeßlichkeit, Hautausschläge, Durchfälle werden oft bei der Prüfung der Stoffe nicht gewertet.

Die Labor-Ratten werden eigens für Tests gezüchtet und es werden nur kerngesunde Tiere herangezogen. Um bei den Versuchstieren Infektionen während der Experimente zu vermeiden, werden sie unter Bedingungen gehalten, die etwa aus sterilen Operationssälen her bekannt sind. Futter und Einstreu sind nach einheitlichen Richtwerten hergestellt und es wird vor allem rückstandsarmes Futter verwendet. Das Trinkwasser wird destilliert. Die Raumtemperatur wird konstant gehalten und es wird selbstverständlich auf peinlichste Sauberkeit im Tierstall geachtet, ohne Benutzung von Pestiziden und anderen Substanzen mit Rückstandsbildung. Also richtige „Bio-Ratten".

Wie ist es beim Menschen? In der U-Bahn wird gehustet, im Kaffeehaus wird geraucht, die Widerstandsfähigkeit kann bei verschiedenen Bedingungen wie Alter, Krankheit, Schwangerschaft, Ernährungszustand, Streß und Klima verschieden sein und nicht jeder weist ein Körpergewicht von 70 kg auf. Wer weiß schon z.B. wieviel Süßstoff er bereits konsumiert hat? Die Zeitschrift Konsument (Ausgabe 9/90) kaufte wahllos einige süßstoffhaltige Produkte ein und errechnete, daß ein Kind mit 30 Kilogramm etwa von einer Light-Limonade nur einen halben bis dreiviertel Liter trinken dürfte, um das Tageslimit nicht zu überschreiten.

Es ist auch zu beachten, daß sich die Tierversuche nur auf einen einzigen Schadstoff beziehen. Wir essen tagtäglich die unterschiedlichsten Nahrungsmittel mit den unterschiedlichsten Inhaltsstoffen und eventuellen Rückständen von Pestiziden, Fungiziden, Herbiziden, Insektiziden usw.

Die chemische Industrie vertreibt heute schätzungsweise zwischen 50.000 und 100.000 verschiedene Chemikalien. Wie diese Substanzen untereinander wirken, ist nicht getestet worden, bzw. es ist unmöglich. Gleichzeitig werden jährlich zwischen 500 und 800 neue chemische Substanzen auf den Markt geschleudert.

Natürlich können trotz noch so intensiver Überprüfungen mitunter selbst nach langer Verwendung von Stoffen bedenkliche Umstände zutage treten, dann werden diese Stoffe wieder verboten. Zwei solcher Fälle aus letzter Zeit seien genannt: Die Propionsäure wurde ab 1988 verboten. Sie diente bis dahin zum Verhüten des Fadenziehens und der Schimmelbildung bei Schnittbrot. Tartrazin (E102), ein gelber Farbstoff, der Jahrzehnte zum Färben von Lebensmitteln und Arzneimitteln in Gebrauch war, darf in Österreich wegen seiner allergischen Wirkung nicht mehr verwendet werden.

Doch gibt es eine Unzahl von bedenklichen Stoffen die weiterhin verwendet werden. Natamycin ist ein pilzhemmendes Antibiotikum, das seit 1976 von der Europäischen Gemeinschaft mit einem ADI-Wert bis 0,3 Milligramm pro Kilogramm zugelassen worden ist. Vor allem in Holland wird die Oberfläche von Käse und Wursthüllen damit behandelt. Da das Antibiotikum in der Humantherapie bei Augenmykosen und Vaginitis (Scheidenentzündungen) verwendet wird, ist die Anwendung in der Bundesrepublik Deutschland „nur" auf Wursthüllen beschränkt. In Österreich ist es verboten. Doch muß man bedenken, der Lebensmittelhandel macht vor Ländergrenzen nicht halt.

Bei nachgewiesener technologischer Notwendigkeit dieses Stoffes wird aus wirtschaftlichem Interesse eine möglichst vielseitige Verwendung angestrebt. Der Bedarf an zusatzstoffhaltigen Lebensmitteln oder die Verwendung von Pestiziden wird dem Verbraucher häufig suggeriert. Grundsätzlich schützt die Festlegung von Grenzwerten nicht vor

Gefahren, die sich bei lang anhaltender Belastung mit einer Vielzahl von Substanzen unter realen, d.h. vielgestaltigen und sich verändernden Lebensbedingungen ergeben können. Bereits Paracelsus war der Ansicht, nichts ist unbedenklich – es kommt nur auf die Dosis an.

KALTE STERILISATION – HEISS UMSTRITTEN

Unter dem Deckmäntelchen „Kalte Sterilisierung" verbirgt sich die weniger schöne Bezeichnung radioaktive Bestrahlung von Lebensmitteln mit Kobalt 60 und Cäsium 137. Dabei handelt es sich um ein Spaltprodukt, welches beim Betrieb von Kernreaktoren anfällt bzw. beim Herstellen von Atomwaffen.

Dieser Ausdruck entstand, da im Gegensatz zu anderen Methoden bei der Bestrahlung kein Temperaturanstieg nötig ist. Weitere Begriffe wie „mit ionisierenden Strahlen behandelt" und „pico-bestrahlt" oder eine „Blume" als verharmlosendes Symbol sollen „Gamma Ware" kennzeichnen. Da es aber noch keine einheitliche Regelung für den Gammabeschuß von Lebensmitteln gibt, wird der Konsument oft im unklaren gelassen ob es sich um ein illegales Nuklear-Menü handelt.

Es gibt über 20 „Bestrahler-Staaten". In unserem Nachbarland Ungarn dürfen beispielsweise Kartoffeln, Zwiebeln, Erdbeeren, Pilze, Gewürze, Kirschen, Weintrauben, rote Johannisbeeren, Birnen, Geflügel und schwarzer Pfeffer mit ionisierender Strahlung „verfeinert" werden. Ebenfalls unter Kobaltbeschuß stehen Getreide, frisches und getrocknetes Gemüse, frische und getrocknete Früchte, Fisch, Rind, Schwein, gefrorene Krabben, Froschschenkel, Eipulver, Hülsenfrüchte, Kaffee- und Kakaobohnen, Nüsse, Kräutertees und -extrakte, Kastanien, Reis, Würste, Fruchtsäfte, Sojaprodukte, geriebener Käse und noch einiges mehr. Weitere Anwendung findet die Bestrahlung in der Entseuchung von Tiernahrung und der Sterilisation von Krankenkost.

WIE SIEHT SO EINE GAMMABESTRAHLUNG AUS?

Der Transportweg um die Kobaltbrennstäbe ist so gestaltet, daß das Produkt von allen Seiten gleichmäßig durchstrahlt wird, wobei es entweder in einem Container oder auf einer Palette aufgeschichtet ist. Die Behälter werden pneumatisch durch den Betonbunker transportiert. Bei jedem Bestrahlungsvorgang werden die Brennstäbe aus dem Wasser gehievt. Raffiniert ausgeklügelte elektronische Sicherheitsvorrichtungen und einen jeden Winkel erfassendes Computer-Überwachungssystem verhindern, daß ein Mensch versehentlich in die Hochaktiv-Strahlung gerät, die für ihn tödlich wäre.

Die Bestrahlungsdauer für Sterilisierung in einer „high capacity"-Anlage beträgt ca. 15 Stunden. Eine Palettenanlage kann ca. 3,2 Tonnen in einem Durchgang behandeln. Eine in Japan seit Jahren existierende Anlage kann 350 t Kartoffel pro Tag bewältigen. Eine französische „Nuklearfabrik" dient ausschließlich zur Bestrahlung von Geflügelfleisch (zur Zeit 4.500 t pro Jahr). In den Niederlanden werden jährlich mindestens 20.000 Tonnen Lebensmittel bestrahlt, in Belgien etwa halb soviel. In der ehemaligen Sowjetunion dürften jährlich an die 400.000 t Getreide mit Gammastrahlen von Ungeziefer befreit werden. Riesige Mengen an tropischen Früchten kommen offensichtlich in Südafrika unter Kobaltbeschuß. Im großen Rahmen wird ebenfalls in den USA, Brasilien und Ungarn bestrahlt. China besitzt mittlerweile ca. zwölf Anlagen zur industriellen Lebensmittelbestrahlung. Weltweit sind weitere Kobaltfabriken in Bau. Die in den Bestrahlungsanlagen erforderliche Menge an Kobalt 60 und Cäsium 137 ist riesig. Bestrahlungsgegner behaupten, daß Fabriken zur Lebensmittelbestrahlung nur umbenannte nukleare Mülldeponien seien.

Die Bestrahlungsdauer und -dosis ist je nach Art des Lebensmittels verschieden. Die Dosis wird in rad gemessen. Ein rad bedeutet etwa eine höhere Strahlenmenge als bei einer Röntgenaufnahme. Dreihundert rad können die Hälfte der ihnen ausgesetzten Personen töten, die anderen unfruchtbar machen. Die Strahlendosis, die notwendig ist, um ein Produkt keimfrei zu machen, zu sterilisieren, ist bis zu 10.000 mal höher als die tödliche Dosis für den Menschen.

Welche Vorteile bringt uns die Bombardierung von Kartoffeln mit nuklearem Abfall? Man wirbt mit der Behauptung, daß dies die Lagerfähigkeit erhöht. Es ist aber in der Absicht der Natur, Nahrungsmittel verderben zu lassen, damit wir unsere Nahrung so frisch wie möglich verzehren. Von der Lagerfähigkeit profitiert nur die Lebensmittelindustrie. Ein weiteres Argument der Befürworter ist die Keimfreiheit. Viren sind resistent gegen Bestrahlung, Lebensmittelbestrahlung die dem Codex Alementarius Standard entspricht, kann daher allein keine mikrobiologische Sicherheit garantieren. Durch eine Bestrahlung von Geflügelfleisch können Salmonellen abgetötet werden, aber die von ihnen produzierten Gifte verbleiben im Fleisch. Das gleiche gilt für Schimmelpilze und ihre Gifte, wie beispielsweise das krebserregende Aflatoxin. Sie sind ausgesprochen strahlenunempfindlich.

Wie normal verdorbene Lebensmittel aussehen, weiß und riecht der Konsument. Nach ionisierender Behandlung kann es jedoch zu einem ganz untypischen Verderb durch Vermehrung anderer Mikroorganismen kommen. Der Frischegrad ist für den Verbraucher nicht mehr erkennbar. Erdbeeren sehen länger frisch aus, obwohl ihre Qualität eher gekochten Beeren entspräche. Bei bestrahlten Champignons öffnet sich der Hut nicht mehr. So manches Lebensmittel nimmt einen charakteristischen Strahlengeschmack an.

Gewichtiger als geschmackliche und optische Einbußen dürfte für den Käufer jedoch das mögliche Entstehen giftiger Stoffe, sogenannter Radiotoxine sein. Über die gesundheitsschädigende Wirkung der vielen neu entstandenen Substanzen und über ihre möglichen Wechselwirkungen weiß man bisher wenig. Tierversuche weisen darauf hin, daß einige dieser Radiotoxine sowohl Chromosomen schädigen als auch Mißbildungen verursachen. Ein weiterer Effekt der Bestrahlung ist die Bildung freier Radikale in bestrahlten Produkten. Freie Radikale sind molekulare Bruchstücke, die sehr aggressiv sind und Zelle und Zellkern beim Menschen schädigen können. Ein großer Nachteil ist auch der Nährstoffverlust. Eiweißstoffe werden bei Dosen von 1 kGy (Kilogray) denaturiert, bei 5 kGy zersetzt. Bestrahlt wird allerdings bis zu 10 kGy! Besonders strahlungsempfindlich ist auch die essentielle (lebensnotwendige) Linolsäure. Die Vitamine freuen sich ebenfalls nicht über die Gammastrahlung. Sehr beeinträchtigt wird der Gehalt an Vitamin B1, B12, B2, A und K. Das Vitamin E wird zumeist völlig zerstört. Bereits bei einer Bestrahlung von 1 kGy kommt es z.B. bei Äpfeln zu einem 70 prozentigen Vitamin C Verlust. Die Biologin Nina Cohen von der Universität Amsterdam sagt, durchstrahlte Lebensmittel seien eine Art Zombie, bei denen nichts mehr riecht, nichts mehr keimt und nichts mehr schmeckt.

Bisherige Konservierungsmethoden, wie zum Beispiel Pasteurisierung, Sterilisation oder Tiefkühlung werden durch die Bestrahlung meist nicht ersetzt sondern sind weitgehend zusätzlich zur Bestrahlung erforderlich. Lebensmittel, die sozusagen eine doppelte Konservierung hinter sich haben verlieren noch mehr an Vitaminstoffen. Dem Konsument, der unbestrahlte Lebensmittel den bestrahlten vorzieht, bleibt als einzig sichere Methode nur die Möglichkeit, beim Kauf auf das Herkunftsland zu achten oder im Zweifelsfall österreichische Produkte zu verwenden. Schließlich gibt es für Menschen, die streng gesundheits- und umweltbewußt leben möchten, noch die Möglichkeit, Eßwaren im Naturkostladen oder beim Biobauern einzukaufen.

GENMANIPULATION – DAS NEUESTE BLITZLICHT AM CHEMIEHIMMEL

Der Einsatz der Gentechnik ist heute keine Zukunftsvision mehr, er ist alltäglich geworden. Einige Produkte sind bereits auf dem Markt, hunderte warten noch auf die Zulassung oder Patentierung. Wie beispielsweise eine deutsche Patentanmeldung zur Herstellung von Schmelzkäse, Kaffeesahne und Brotaufstrich aus Bakterien. „Besonders vorteilhaft" sind Bakterien, die auf Methanol, (die tödliche Dosis für den Menschen liegt zwischen 5 ml und 100 ml Methanol) gezüchtet und dann entfettet werden. Nach weiterer Behandlung entsteht ein Produkt „mit wertvollen physiologischen und technischen Eigenschaften". Durch Zugabe von Butter und Magermilchpulver und einigen Zusatzstoffen und ein wenig „Käsefarbe" entsteht künstlicher Schmelzkäse.

Dem Erfindungsreichtum sind fast keine Grenzen gesetzt. In Frankreich wurden Regenbogenforellen menschliche Gene verpaßt, um ein schnelleres Wachstum zu erzielen. Um die Kälteresistenz des Lachses zu erhöhen wurden ihm Gene der Flunder übertragen. Auch das geliebte Seidl bleibt nicht verschont. Gentechnisch manipulierte Hefe läßt das Bier schneller gären. Gentechnisch hergestellte Enzyme lassen den Käse viel schneller reifen. Gemüse und Getreide werden durch den Einbau von Resistenzgenen robuster gegen chemische Unkrautvernichtungsmittel. Das Leben wird uns ebenfalls gentechnisch versüßt mit Zuckerersatzstoffen und Aromen. Wie wärs mit einem Joghurt aus einer Bakterienkultur mit Erdbeergeschmack? Kaffee- und Kakaoplantagen im Marchfeld? Durch den Einbau von zusätzlichen Genen könnten diese Pflanzen auch in anderen Klimazonen wachsen. Es sei noch erwähnt: das gentechnisch hergestellte Enzym für die Landwirtschaft zum Herstellen von transgener Jauche. Es stinkt zum Himmel.

Der neueste Coup wurde mit der genmanipulierten Sojabohne gelandet. Durch die Verarbeitung von genmanipuliertem Soja gelangen in einen Großteil unserer Nahrung neue Stoffe. Großzügigen Schätzungen zufolge enthalten etwa zwei Drittel unserer Lebensmittel Soja. Beispielsweise wird Lecithin aus dem Rohöl der Sojabohne gewonnen; dieser allseits beliebte Stoff wird gerne zum Stabilisieren von fetthaltigen Nahrungsmitteln verwendet, wie Schokolade, Soßen, Kekse u.v.m.

Das Öl von Sojabohnen wird in Margarinen, Mayonnaisen und Speiseölen verwendet. Sojaschrot wird an die Tiere verfüttert bzw. dient der Industrie als Eiweißkomponente für Fleischwaren, Mehle und diverse „Light-Artikel". Aus Sojamilch wird der berühmte Tofu, Sojatopfen und Sojakäse hergestellt. Die Liste der Nahrungsmittel, in denen Produkte der Sojabohne vorkommen reicht vom Speiseeis bis hin zu Babynahrung! Eine Alternative bieten Sojabohnen, die nach ökologischen Richtlinien unter Aufsicht internationaler Anbauverbände angebaut werden. Der größte Teil kontrolliert-biologischer Sojabohnen kommt aus Österreich, Deutschland, Frankreich und Kanada. So gibt es bereits Bio-Tofureien und etliche größere Firmen die bestrebt sind, das Vordringen der genmanipulierten Sojabohne in der Naturkostbranche zu verhindern.

Auch im Tierreich wird an den Genen kräftig herummanipuliert. Monster aus Menschenhand weilen längst unter uns und gehören sogar zu den beliebtesten Nahrungsmitteln. Neben der Turbo-Kuh ist das Portionshähnchen oder Broiler eine solche züchterische Perversion. Würde das Tier nicht im zarten Alter von weniger als 40 Tagen geschlachtet, entwickelte es sich wegen seiner „Schnell-Wachs-Gene" zu einem außerhalb des menschlichen Schutzes nicht mehr lebensfähigen Monster. Wem nützt das alles? Wem nützt eine „Anti-Matsch-Tomate"?

In Bio-Reaktoren lassen sich Organismen beliebig und preiswert vermehren. Milliardenumsätze winken für Speis und Trank aus der Retorte. Österreichs Pharmaindustrie liegt auf diesem Gebiet bestens im Rennen. Im Jahr 1992 wurden nach Mitteilung der Bundeswirtschaftskammer in Wien über 180 gentechnische Projekte, in mehr als 10.000 Produktions- und Forschungseinheiten bearbeitet.

Ein Problem der Genmanipulation könnte die Gefahr irreparabler Schäden für Mensch und Umwelt sein, auch durch freigesetzte Organismen, die nicht zu kontrollieren sind, nicht rückholbar und deren ökologische Auswirkungen zur Zeit noch teilweise unbekannt sind. Wenn Lebensmittel nicht mehr aus Agrarrohstoffen, sondern aus irgendwelchen Einzelbausteinen künstlich zusammengesetzt werden, nur ein harmloses Baustein-Puzzle? Oder doch eher ein höchst riskantes Monopoly, wenn Schweinen ein menschliches Wachstumshormon implantiert wird, damit die Tiere mehr schmackhaftes Fleisch ansetzen, wenn man Pflanzen artfremde Gene verpaßt; damit sie „natürliche" Insektizide selbst produzieren; wenn man Gene anderer Fische auf Forellen überträgt, damit daraus eine „Flunderelle" entsteht.

Ein Fisch-Allergiker könnte Probleme bekommen, wenn er ein Erdbeerfrappe ißt. Die Gentechnik machts möglich: Fischproteine in Erdbeeren und Seidenmottengene in Kartoffeln. Milch, Eier, Erdnüsse, Schalentiere, Muscheln und Nüsse lösen häufig Allergien aus. Werden nun Gene dieser Produkte in andere Lebensmittel eingeschleust wäre eine Kennzeichnung nötig um diese für den Verbraucher transparent zu machen. Es ist auch durchaus denkbar, daß gentechnisch manipulierte Mikroorganismen im Magen-Darm-Trakt des Menschen mit anderen dort vorhandenen Kleinstlebewesen neue Verbindungen eingehen und gesundheitliche Komplikationen hervorrufen können. Mit dem neuen Joghurt und Käse würden wir gleichzeitig die darin enthaltenen gentechnisch veränderten Mikroorganismen aufnehmen.

Die Gentechnik wird vielleicht bald in alle unsere Lebensbereiche eingreifen. Womöglich genügt es bald, eine Schüssel voll knackigem Tomatensalat zu essen, um gegen Tollwut geimpft zu sein. Also brauchen Sie keine Angst mehr vor Spritzen zu haben. Impfstoffe aus transgenen Pflanzen sind bald keine Zukunftsvision mehr. Amerikanischen Forschern ist es gelungen, ein Gen des Tollwutvirus in Paradeiser einzubauen. Das isolierte Hülleneiweiß wurde bereits an Waschbären erfolgreich getestet. Nun versucht man in weiteren Tests herauszufinden, ob der Tomatensalat die gleiche Wirkung erzielt. Verläuft das Experiment zufriedenstellend wird daran gedacht, die transgenen Paradeiser zum Verzehr freizugeben.

Der Salat „mit mehr Inhalt", soll vorerst in den Entwicklungsländern aufgetischt werden. Dadurch erhofft man sich eine bessere medizinische Versorgung und die Impfstoffproduktion käme wesentlich billiger. Ein weiteres Experiment mit Tabak- und Kartoffelpflanzen wird in Housten durchgeführt. In ersten Versuchen gelang es, Mäuse gegen Darminfektion zu immunisieren. Durch das Verfüttern von frischen, genmanipulierten Kartoffeln bildeten die Versuchstiere Antikörper aus.

Ein angestrebtes Ziel der Wissenschaft ist die transgene Banane. Sie könnte in der Babynahrung dafür sorgen, daß Kinder den Impfstoff gleich aus dem Gläschen löffeln. Vor Zahnfäule könnten uns Antikörper in der Zahnpaste schützen. Selbst „transgene" Empfängnisverhütung scheint möglich. So erzeugt die Injektion von Tabak-Mosaik-Viren mit einem gentechnisch modifizierten Hüllenprotein bei Mäusen Antikörper, die eine Befruchtung verhindern. Verbrauchertip: Achten Sie in Zukunft auf die Wahl ihres Gemüses. Wer weiß, was man Ihnen noch einimpfen will.

Ein Hauptargument der Industrie für die Haltbarmachung der Lebensmittel durch Bestrahlung bzw. für die Anwendung der Genmanipulation ist, die Hungersnot in der Dritten Welt zu verringern. Allein 1993/94 sind etwa 2,5 Milliarden kg Obst und Gemüse aufgekauft und vernichtet worden. Die Ausgaben der EU für die Vernichtung von Lebensmitteln zur „Regulierung der Preise" betrug 1988 über 1,8 Mrd. Deutsche Mark.

Die Industriestaaten sind mitverantwortlich an der Verelendung und am Hunger der Dritten Welt. Denn die nach Nordamerika und Europa importierten eiweißhaltigen Futtermittel fehlen als Grundnahrungsmittel in den Entwicklungsländern. 95 Prozent dieser 90 Millionen Tonnen Soja werden ans Vieh verfüttert. 1 Kilo Soja liefert soviel Eiweiß wie 3 Kilo Schweinefleisch.

Das Schwein ist zum „Nahrungskonkurrenten" des Menschen geworden. Für die Erzeugung von 1 Kilo Schnitzel oder Braten benötigt man 10 Kilogramm Weizen! Allein in Bayern werden jährlich rund 300.000 Tonnen Soja aus Brasilien für die Tiermast eingeführt.

EIN NEUER BLICKWINKEL – BIOPHOTONEN

Hinter dem Begriff Biophotonen steckt nahezu eine revolutionäre Erkenntnis, die unerwartet in eine geistige Richtung führt und sowohl bestimmte Ernährungsideologien als auch die wirtschaftliche Macht der Lebensmittelindustrie ins Wanken bringen könnte, wenn sie ins Bewußtsein der Verbraucher dringt. Der 56-jährige Quantenphysiker Prof. Dr. Popp beschäftigt sich seit Jahrzehnten mit der Biophotonenforschung. Er wies nach, daß jede lebendige Zelle Licht ausstrahlt: „Photonen", wie die physikalische kleinste Einheit des Lichtes bezeichnet wird. Prof. Popp nannte sie „Biophotonen" da sie von lebenden Zellen ausgesandt werden.

Im Institut für Biophysik in Kaiserslautern, das weltweit führend auf dem Gebiet der Biophotonenforschung ist, entwickelte der Physiker ein Gerät, mit dem sich die Biophotonen-Ausstrahlung sowohl von Nahrungsmitteln, Pflanzen und Lebewesen messen läßt. Mit Hilfe eines sogenannten Restlichtverstärkers kann Popp das Licht des Lebens sichtbar machen. Auf dem Monitor sieht man deutlich, wie ein Grashalm in völliger Dunkelheit leuchtet.

Besonders intensiv betreibt das 14-köpfige Forscherteam um Prof. Popp – vorwiegend Physiker, Biologen und Chemiker – die Qualitätsbestimmung von Lebensmitteln durch Messung ihrer „Strahlenqualität". Eine der wichtigsten Erkenntnisse der Biophotonenforschung war die Feststellung, daß das Licht der Zellen nicht etwa wie das einer Glühbirne, sondern wie das Licht eines Laserstrahls ist. Fast jeder kennt die dreidimensionalen Bilder, die Laserstrahlen in Discos in den Raum projizieren. Laserstrahlen nehmen wir zwar mit den Augen als Licht wahr, sie sind aber viel mehr. Wegen ihrer besonderen physikalischen Eigenschaften transportieren die Laserstrahlen gleichzeitig Informationen, nur so entsteht überhaupt ein Bild im Raum. Unsere Nachrichtentechnik nützt längst das Laserlicht zum Übertragen von Informationen.

Lebensmittel können ihre Entstehung verraten. Es läßt sich beispielsweise testen, wie sich die Anbauweise von Tomaten auf deren Qualität auswirkt. So stellte die Forschergruppe fest, daß die Photonenausstrahlung biologisch angebauter Tomaten doppelt so hoch war, wie die von Tomaten, die in einer Nährlösung gezogen wurden. „Bioparadeiser" strahlten ein Fünftel mehr Photonen aus, als konventionell angebaute.

Auch der Frischezustand läßt sich aufgrund der Photonenemission feststellen.

Ein weiteres Experiment war, ob Eier von freilaufenden Hühnern mehr Biophotonen also mehr Lebenslicht ausstrahlen als die von Batteriehühnern. Zunächst wurden alle Hühner in Ställen zusammengepfercht gehalten. Die Biophotonenabstrahlung aller Eier war gleich. Nach drei Wochen durfte die Hälfte der Hennen ein artgerechtes Leben führen. In regelmäßigen Abständen erhielt das Institut für Biophysik Eier von beiden Gruppen als „Blindproben" d.h., die Wissenschaftler wußten nicht, welches Ei von welcher Hühnergruppe stammte. Ein Teil der Proben bekam im Laufe der Zeit immer bessere Biophotonenwerte, während es bei der anderen gleich blieb. Bei diesem Test zeigte sich, daß die Biophotonenstrahlung nach drei Wochen bei den Eiern von Freilandhühnern doppelt so stark war als die Proben der Käfighühner.

Erstaunliche Konsequenz des „Ei-Experiments" ist, die Nahrung hat offensichtlich die Fähigkeit, Information zu übertragen! Wir nehmen mit dem Essen also nicht nur Kalorien, Proteine, Vitamine und Mineralien zu uns, sondern auch die gesamte Lebensinformation eines Tieres oder die Bioinformation einer Pflanze.

Es gehört wenig Phantasie dazu, sich vorzustellen, welche Art von Bioinformation uns das Ei oder auch das Fleisch einer Henne aus der Legebatterie vermittelt, die vom ersten Tag ihres Lebens an eingepfercht in einem Käfig saß, nie etwas anderes als Beton, Gitterstäbe, Enge, Leere, Mastfutter, Aggression und Platzangst kennengelernt hat.

Popp widerspricht vehement der verbreiteten Auffassung der konventionellen Wissenschaft, daß ein Mensch wie ein Motor funktioniert, der von Treibstoff in Form von Nahrung am Laufen gehalten werde, sozusagen eine „Arbeitsmaschine" sei. Daß nicht einfach Energie nachgefüllt werden könne, zeige die Tatsache, daß der Organismus ganz bestimmte Stoffe brauche. Neben der energetischen Zufuhr müssen noch andere wesentlich wichtigere Bedingungen erfüllt werden, z.B. die Fähigkeit, unsere Substanz immer wieder zu erneuern. Pro Sekunde müssen wir etwa zehn Millionen Zellen, die in unserem Organismus absterben, wieder nachbilden, und das in der richtigen Weise und Geschwindigkeit. Hätten wir beispielsweise in unserem Darm eine Zellenwachstumsrate, die nur um ein Prozent höher läge, dann würden wir in wenigen Tagen an Darmverschluß zugrunde gehen. Damit derartige Probleme nicht auftreten, werden sämtliche Zellen in unserem Körper vom Absterben einer Mitzelle in so unglaublich kurzer Zeit informiert, daß sie sofort Ersatz schaffen können. Rechnerisch bedeutet das, der gesamte Zellenverband muß in einer Millionstelsekunde informiert werden. In dieser Zeitspanne muß aber das Signal mindestens einen Meter zurücklegen und das ist nur mit Lichtgeschwindigkeit möglich. Kein bekannter chemischer Botenstoff ist nur annähernd in der Lage Informationen so rasch zu übertragen. Nur elektromagnetische Wechselwirkungen können diese Leistung erbringen. Folglich muß die gesamte Kommunikation der Zellen auf Licht basieren. In allen Zellen befindet sich Licht und es wird von ihnen ausgestrahlt.

Bereits der 1887 geborene Physiker und Nobelpreisträger Erwin Schrödinger wies daraufhin, daß die Nahrung unsere innere Ordnung, einschließlich der Dynamik und Rhythmik stabilisiert und aufbaut. Er erkannte, daß wir Nahrung als eine Information brauchen, die diese innere Ordnung bewahrt. Biophysiker Prof. Popp meint dazu: „Wir sind Geigen auf der Suche nach dem Bogen, der uns am besten streicht. Diese Aufgabe hat die Nahrung in jedem einzelnen. Sie hat die Fähigkeit, mit der richtigen Schwingung zum Konzert der Natur beizutragen. Die Frage nach der Qualität der Nahrung ist eine der wichtigsten Fragen unseres Lebens überhaupt".

Dem Internationalen Forschungszentrum sind heute zehn verschiedene Universitäten – in China, USA, Italien, Holland, England, Polen, Rußland, Japan und Israel angeschlossen. Immer mehr Unternehmen melden Interesse an einem Biophotonen-Meßgerät an. Die Biophotonenmessung wird bereits in einigen Konzernen und Lebensmittellabors in der Praxis angewendet.

Der Streifzug durch die „High-Lights" auf dem Lebensmittelmarkt, der Ernährung und Food-Design soll nicht wie ein Horror-Krimi auf Sie wirken, aber zum Nachdenken und eventuell zum Handeln anregen. Was befindet sich in Ihrem Kühlschrank? Beurteilen Sie selbst, was in den Nahrungsmitteln an chemischer Konservierung, Farbstoffen, Geschmacksverstärkern usw. enthalten ist.

Das Essen stellt einen wichtigen Teil unserer Gesundheit dar, da es unmittelbar mit unserem Körper zu tun hat. In meinen Händen liegt es, wie ich mich ernähre. Esse ich tote Nahrung oder Lebendiges. Nur aus etwas Lebendigem kann auch was Lebendiges, kann Gesundheit entstehen. Gesundheit ist das Gleichgewicht zwischen aufgenommenen und ausgeschiedenen Giftstoffen. Nehme ich mehr Schadstoffe auf als mein Körper imstande ist, wieder auszuscheiden, muß er es im Körper einlagern (Fettzellen, Gelenke, Arterien, etc.). Sind zu viele Schlacken im Körper, kommt es meist zu Ausscheidungskrankheiten. Statt daß man dann zuläßt, daß der ganze Schmutz rauskommt durch Schnupfen, Durchfall, Schwitzen, Husten, etc., nimmt man meistens sofort bei Grippe ein Medikament ein. Womöglich noch ein Antibiotikum, das im Fall einer Virusinfektion wirkungslos bleibt, weil es nur gegen Bakterien wirksam ist.

Selbstverständlich beruhen nicht alle Krankheiten auf Fehlern in der Ernährung. Es gibt noch viele Krankheiten mit anderen Ursachen. Unzufriedenheit am Arbeitsplatz gilt als starker Krankmacher. Ebenso zuwenig Licht (Sonne), frische Luft und Bewegung können das Leben unnötig verkürzen. Ein wichtiger Punkt ist auch die Qualität der Beziehungen zu den Menschen, die uns nahestehen und last but not least die innere Ruhe und Gelassenheit, die Basis jeden guten Lebens, der optimale Streßpegel.

Die Ernährung hat den praktischen Vorzug: Sie ist oft leichter zu ändern als beispielsweise ein ungeliebter Arbeitsplatz. Eine Ernährungsänderung bewirkt oft sichtbar schnell und selbst überprüfbar ein neues Wohlbefinden.

WAS KANN DER EINZELNE TUN?

Das Argument mit den höheren Kosten für eine gesündere, gemüsereichere Ernährung sticht auch nicht mehr. Denn die deutschen Bundesbürger haben zum Beispiel 1991 für Nahrungsmittel nur knapp vier Prozent mehr ausgegeben als im Jahr zuvor. Hingegen für Kleidung, Sport, Möbel und Kosmetika über zehn Prozent und für Autos sogar 18 Prozent mehr als im Vorjahr. In Österreich liegt es ähnlich. Wir müssen also, um uns gesund ernähren zu können, auf nichts verzichten, sondern nur die Prioritäten auf unseren Einkaufslisten ändern. Im Falle einer Krankheit müßten eventuelle Krankenhauskosten, Rezeptgebühren, Medikamente, langwierige Anfahrtswege zu Behandlungen, Fahrtkosten, Verdienstentgang usw. im Haushalts-Budget berücksichtigt werden. Biologischer Anbau bzw. Demeter-Landbau erfordern einen größeren Einsatz und Arbeitsaufwand. Daher ist es begreiflich, daß diese Produkte etwas teurer sein müssen als eben herkömmliche, in Massen erzeugte Billigware mit künstlichen Ersatzstoffen.

Für jeden gilt es einmal, sich zu entscheiden. Das „Gute" zu wählen, das zwar teurer ist, aufwendiger zu bekommen, mehr persönlichen Einsatz erfordert, aber sich letztlich lohnt, oder das Gegenteil zu wählen, das meist billig und leichter zu bekommen ist, da es in Unmengen erzeugt wird, und damit die andere Seite, nämlich die Agrarindustrie unterstützt – wobei jeder die daraus entstehenden Konsequenzen tragen muß.

Es ist nicht allein die „böse" Agrar- und Nahrungsmittelindustrie, die diese unausgewogene Entwicklung verschuldet, denn sie produzieren letztendlich nur die Nahrungsmittel, die wir Verbraucher auch wollen und kaufen. Was in den Tiefkühltruhen und Regalen liegen bleibt, verschwindet sofort aus dem Sortiment. Die mit spitzem Stift rechnende Industrie leistet sich bestimmt keine Ladenhüter.

Kaufen Sie bewußt saisonal, ökologisch und regional.

Saisonal: Erdbeeren gibt es bei uns Ende Mai und Anfang Juni, nicht aber im Dezember.

Ökologisch: Bedeutet Waren aus kontrolliert biologischem Anbau.

Regional: Unsere Lebensmittel werden größtenteils über extrem weite Strecken transportiert. Dies verursacht Umweltschäden. Die Früchte müssen unreif geerntet werden, die Frische wird beeinträchtigt und es sind oft haltbarmachende Mittel erforderlich. Unterstützen Sie deshalb Ihre heimischen Bauern in der Region. Kaufen Sie direkt auf dem Bauernhof, Bauernmarkt oder im Biogeschäft bzw. achten Sie auf das Herkunftsland.

Denken Sie daran: Die Güte- und Handelsklassen sagen kaum etwas aus über die innere, die geschmackliche Qualität. Sie orientieren sich hauptsächlich an Größe und Aussehen.

Ändern Sie zuerst die Dinge, die Ihnen leichtfallen und die leicht zu ändern sind. Und dann langsam, Schritt für Schritt, die nächsten Punkte. Nichts erzwingen und nichts überstürzen. Es soll keine Entbehrung sein, im Gegenteil, ein Gewinn an Vitalität und Gesundheit. Ersetzen Sie Weißmehlwaren durch Vollkornprodukte. Verwenden Sie anstatt weißem Industriezucker einen Vollrohrzucker oder süßen Sie mit anderen Mitteln z.B. Trockenfrüchten beim Backen. Ersetzen Sie raffinierte Öle durch kaltgepreßte. Achten Sie beim Eier- bzw. Fleischkauf aus welcher Tierhaltung es kommt.

Überdenken Sie Ihren Speiseplan. Wie wäre es mit gegrillten Gemüsespießchen, Nudelgerichten mit Gemüse, Gemüse mit Käse überbakken, Reis mit Gemüse, Salate mit selbstgemachten Soßen (Joghurtsoße, Avocadosoße,...), Nudelauflauf, Fleisch als Beilage zu asiatischen Pfannengerichten, Bohneneintopf mit geräuchertem Tofu usw. Besorgen Sie sich eventuell ein Kochbuch für neue Ideen. In den Naturkostläden gibt es bereits „vegetarisches Gulasch", „vegetarische Sugos", Brotaufstriche, „Schnitzel", „faschierte Laibchen" und Grillröllchen, die selbst eingefleischte Skeptiker überzeugen können.

Das wichtigste für mich ist, die Nahrung so natürlich wie möglich zu sich zunehmen!

Erneuere uns mit einer reinen Speise
mit Tau, mit ungetötetem Gericht,
mit jenem Leben, was die Andacht leise
und warm wie Atem aus den Feldern bricht.
Rainer Maria Rilke

Literaturnachweis

Baltes: Lebensmittelchemie / Springer Lehrbuch 1995
Konsument: Ausgabe 9, S. 17 / 1990
H. Schäfer: Tatort Lebensmittelmarkt / Ullstein Sachbuch
H. Henschel: Zucker & Konsorten / Humboldt 1995
C. Nohel, H. Rützler: Lebensmittelqualität / Kammer für Arbeiter und Angestellte für Niederösterreich 1994
U. Sima, M. Weihäupl: Gentechnik / Global 2000 1996
A. Psota: Essen wir uns zu Tode / Ueberreuter-Sachbuch 1989
H. Eder, J. Kiefer, J. Luggen-Hölscher, S. Rase: Pareys Studientexte 51; Grundzüge der Strahlenkunde für Naturwissenschaftler und Veterinärmedizin / Verlag Paul Parey 1986
A. Adler, H. Mackwitz: Öko-Tricks und Bio-Schwindel / Orac 1990
A. Furtmayr-Schuh: Food Design statt Eßkultur / Georg Thieme Verlag 1993
M. Bischoff: Biophotonen das Licht in unseren Zellen / Zweitausendeins 1995
F. Popp: Die Botschaft der Nahrung / Fischer Taschenbuch-Verlag 1993

„Unser Leben ist das, wozu unsere Gedanken es machen."
(Mark Aurel)

DR. ANDREA PERGER
Ärztin für Allgemeinmedizin
A-1130 Wien, Braunschweiggasse 15
Telefon 01 / 87 66 400, Fax DW 33

Zum Thema: ALTERNATIVE HEILMETHODEN

Immer mehr Patienten interessieren sich für alternative Heilmethoden, sind aber unsicher, welche Methode für sie hilfreich sein könnte. Deswegen erfülle ich gerne die Bitte von Frau Margarete Zwölfer, ihren LeserInnen die Prinzipien und Möglichkeiten der Ganzheitsmedizin näherzubringen.

Alternative Medizin bedeutet Diagnose durch eine ganzheitliche Betrachtungsweise des Patienten und seiner Symptome sowie eine Therapie, die versucht, sowohl auf der körperlichen als auch auf der geistigen und seelischen Ebene anzusetzen. Die Krankheit ist nie das Ergebnis einer einzelnen Ursache sondern resultiert aus einer Summe von verschiedenen Belastungsfaktoren auf körperlichem und seelisch-geistigem Niveau.

Prof. Smith von der Salford-Universität in England hat in zwölfjähriger Forschung festgestellt, daß chemische Vorgänge im Körper durch elektromagnetische Schwingungen gesteuert werden und jeder Mensch ein individuelles Schwingungsspektrum besitzt. Viele Krankheiten beruhen auf fehlerhaften disharmonischen Schwingungen, die durch gestörte Informationsübertragung zu Fehlsteuerungen chemischer Vorgänge führen.

Nahrungsmittel, Pilze, Bakterien, Viren, chemische Noxen, Umweltgifte, Schwermetelle, etc. sind nicht nur materiell aufzufassen, sondern geben gleichzeitig schädliche Schwingungen ab. Sie wirken im Körper also nicht nur stofflich, sondern durch ihre Schwingungen auch energetisch und können so die natürlichen Regulationsprozesse des Organismus beeinflussen. Die unzähligen vernetzten Steuerungssysteme des Körpers versuchen ständig, die inneren oder äußeren Belastungen auszubalancieren und wenn nötig, schädliche Reize zu neutralisieren.

Diesen Vorgang der „Reiz-Balance" nennt man Regulation. Ist die Summe der Belastungsreize aber zu groß geworden, ist der Organismus in seiner Regulationsfähigkeit überfordert und es kommt zu Befindlichkeitsstörungen bzw. Krankheit.

Zur näheren Erläuterung ein einfaches Beispiel: Sicherlich hat jeder schon einmal ein Kartenhaus gebastelt. Je mehr Karten Sie aufeinander stellen, desto instabiler wird die Struktur; ist die Balancefähigkeit des Gebildes erschöpft, weil zu viele Karten (= Belastungen) dazukommen, stürzt ein Teil (einige Körperfunktionen) des Kartenhauses (=Organismus) zusammen.

Das Ziel einer ganzheitlichen Medizin ist es daher, nicht Symptome zu behandeln, sondern erst einmal herauszufinden, welche inneren und/oder äußeren Belastungen die Regulationsfähigkeit des Körpers zum Entgleisen gebracht haben. Zu den inneren Belastungen gehören Spurenelement- oder Vitaminmangel, eine gestörte Darmflora, Allergien, versteckte chronische Entzündungen, Infektionen durch Bakterien, Viren oder Pilze sowie psychische Konflikte etc.

Häufige äußere Belastungen sind falsche Ernährung oder Nahrungsmittelunverträglichkeit, Schwermetalle, chemische Noxen, Wohngifte, Elektrosmog oder geologische Störeinflüsse. (Besonders bei chronischen Erkrankungen sollte ein erfahrener Radiästhet Schlaf- und Arbeitsplatz untersuchen. Die Praxis zeigt, daß viele Beschwerden dadurch gebessert werden können.)

Durch die biophysikalische Informationsdiagnostik ist es möglich herauszufinden, welche ursächlichen Belastungsfaktoren zu den Beschwerden oder Symptomen des Patienten geführt haben. Durch eine neue Testmethode ist es sogar möglich, aus dem bioenergetischen Befund des Patienten Rückschlüsse auf den oder die seelische(n) Konflikt(e) zu ziehen, die zur Entstehung der Krankheit entscheidend beigetragen haben.

Somit ist die Behandlung des Patienten sozusagen maßgeschneidert und erfordert manchmal mehrere verschiedene ganzheitliche Therapien, die ich im folgenden kurz erläutern möchte.

Die Auswahl hat sich in der täglichen Arbeit in meiner Ordination bewährt und erhebt natürlich nicht den Anspruch auf Vollständigkeit, noch weniger glaube ich im Besitz der absoluten therapeutischen Weisheit zu sein. Es führen viele Wege nach Rom; meine Patienten und ich sind gemeinsam und mit Erfolg diese gegangen: In meiner Praxis kommt zuerst die biophysikalische Informationsdiagnostik zum Einsatz. Mit Hilfe eines Geräts und Computersystems, welches 4.700 Testsubstanzen gespeichert hat, kann festgestellt werden, welche der obengenannten Belastungsfaktoren für den Patienten in Frage kommen. Die weiteren Schritte sind je nach Bedarf, Ernährung, Entgiftung und Harmonisierung.

Die Diagnose von Nahrungsmittelunverträglichkeit und die nachfolgende individuelle Ernährungsberatung nimmt einen großen Stellenwert in meinem Therapieplan ein. Die positive Beeinflussung von Krankheiten wie z.B. Rheuma, Allergien oder Magen-Darmbeschwerden etc. durch geändertes Eßverhalten können viele Patienten bestätigen. Bei der Entgiftung ist die Matrixregenerationstherapie zusammen mit homöopathischen Drainagearzneien eine große Hilfe. Die Matrix ist das bindegewebige Grundsystem des Organismus und umfaßt ca. 80% der Gesamtzellenmasse. Dieses Ver- und Entsorgungssystem der Organzellen ist neben anderen Aufgaben die Heimat der Körperabwehr.

Die Qualität des Grundsystems ist entscheidend für die Regulationsfähigkeit des Körpers; das heißt, je besser dieses System funktioniert, desto leichter kann der Patient Belastungen ausbalancieren = verkraften.

Das Prinzip ist folgendes: Eine Saugelektrode zieht aus der Tiefe Schlacken und Toxine an die Oberfläche und erfaßt damit gleichzeitig deren pathologisches Frequenzspektrum. Diese Information wird in einem Bioresonanzgerät verarbeitet, das diese Signale auf Störfrequenzen analysiert, in therapeutische Signale umwandelt und zum Patienten zurückleitet. Gleichzeitig wird eine schwache Gleichspannung ins Gewebe geleitet, wodurch überschüssige Ladungen des kranken Gewebes abgeleitet werden. Das ist Voraussetzung für eine normale Stoffwechselfunktion. Die energetische Harmonisierung findet auf verschiedenen Ebenen statt.

Auf körperlichem Niveau werden Vitamine und Spurenelemente je nach Testergebnis verordnet; eine individuelle Symbioselenkung (=die Wiederherstellung einer gestörten Darmflora) unterstützt die Selbstheilungskräfte des Körpers. Disharmonien auf der energetischen Steuerungsebene werden mit einer weiterentwickelten Bioresonanztherapie reguliert, indem Störschwingungen geschwächt oder neutralisiert werden und so den Organismus in seiner Regulation nicht mehr behindern.

Gleichzeitig bekommt der Patient ein energetisches, individuelles Schwingungsspektrum von Farben, Edelsteinen, Bachblüten, chinesischen Kräutern u.v.m. appliziert. Bei Konflikten und Belastungen auf der seelisch-geistigen Ebene können Bachblüten oder Edelsteine sehr hilfreich sein. Für mich gewinnt auf dieser Ebene aber die Sophrologie immer mehr an Bedeutung; bei dieser Therapie lernen die Patienten Schritt für Schritt durch bestimmte Übungen ein Gleichgewicht zwischen Körper, Seele und Geist herzustellen, um in Harmonie und Freude zu leben und den täglichen Streß besser zu bewältigen.

Keine der vielen Therapiemethoden kann die Mitarbeit des Patienten ersetzen, die nicht nur die regelmäßige Einnahme der Arznei und geänderte Ernährung bedeuten, sondern das Auflösen alter Verhaltensmuster im zwischenmenschlichen Bereich ist oftmals notwendig, um gesund zu werden. Das erfordert vom Patienten Geduld, Mut und Durchhaltevermögen, aber nur wenn er auf allen drei Ebenen Veränderungen zuläßt, ist es möglich, das Potential zur Heilung, das jeder Mensch besitzt, zu entfalten. „Medicus curat, Natura sanat!"

Dr. ANDREAS HÖLL
Arzt für Allgemeinmedizin
Zahnradbahnstraße 8A · 1190 Wien
Tel. 01 / 318 82 21 · Fax 01 / 214 95 38

Zum Thema: DIE HEILKUNST CHINAS

Traditionelle Chinesische Medizin: Heilkräuter und Nadeln mit jahrtausendealter Erfahrung.

Haben Sie gewußt, daß man in China die Wahl zwischen zwei medizinischen Universitäten hat? Man kann in harten sechs Jahren entweder die westliche Medizin erlernen – bei uns als „Schulmedizin" bezeichnet – oder aber ein Doktorat der Traditionellen Chinesischen Medizin (TCM) erwerben. Einem in TCM ausgebildeten Arzt steht ein gediegenes, über mehrere Jahrtausende gewachsenes Instrumentarium an diagnostischen Verfahren zur Verfügung, das auch bei uns im Westen vielen Menschen bei Vorbeugung, Linderung und Heilung von Erkrankungen helfen kann.

TCM: Das ist seit jeher die „Schulmedizin" Chinas, einerseits festgehalten in Hunderten bis zu 2000 Jahre alten klassischen Lehrbüchern, andererseits in stetiger Weiterentwicklung – allein in China gibt es mehr als 40 monatlich erscheinende Fachzeitschriften zum Thema.

WOZU IN DIE FERNE...?

Eines steht fest: die westliche Medizin ist bei Heilung akuter, schwerwiegender Erkrankungen unschlagbar, ebenso bei der Linderung chronischer Leiden – hier aber schon oft mit dem Einsatz von starken Medikamenten mit ausgeprägten Nebenwirkungen. Die Stärke der westlichen Medizin ist zugleich ihre Achillesferse: die meisten Ärzte sind darauf trainiert, den Menschen als eine komplizierte, ausnahmslos aus materiellen Einzelteilen zusammengesetzte Maschine und sich selbst als deren hochqualifizierte Servicetechniker zu verstehen. Lassen sich die Beschwerden eines Menschen nicht einem beschädigten Bauteil zuordnen, so heißt es allzu oft: „Ihre Beschwerden sind psychisch bedingt", ohne daß eine psychosomatische Störung im eigentlichen Sinne vorliegt. Hier springt die TCM in die Bresche. Einige Befindensstörungen und Krankheiten, die häufig durch den üblichen, medizinischen Raster fallen oder bestenfalls symptomunterdrückend behandelt werden können, der Chinesischen Medizin aber gut zugänglich sind, sind Kopfschmerzen, Hauterkrankungen, Allergien, chronische Atemwegs- und Magen-Darm-Erkrankungen sowie Störungen im gynäkologischen Bereich.

Für einen „chinesisch" arbeitenden Arzt fußen Verstehen und Behandlung eines kranken Menschen auf einer alten Erkenntnis, mit deren moderner Formulierung Albert Einstein Physik und Kosmologie revolutionierte: Materie und Energie sind äquivalent und wandeln sich auch im lebenden Organismus ständig ineinander um. In der TCM heißt Energie „Qi" (sprich: tschi), und das stete Wechselspiel von materiellen und energetischen Anteilen des Menschen wie des Kosmos wird mit dem bekannten Prinzip von Yin und Yang beschrieben.

DER ARIADNEFADEN IM LABYRINTH DER BESCHWERDEN

Was hier so theoretisch klingt, wendet ein „chinesischer" Arzt bei Erstellung von Diagnose und Therapie fortwährend an. Es stehen ihm dazu neben Yin und Yang noch andere Einteilungsschemata zur Verfügung, die funktionelle Zusammenhänge des Organismus beschreiben, wie etwa die Lehre von den „Fünf Wandlungsphasen oder Elementen", die „Acht diagnostischen Prinzipien" und die „Sechs energetischen Schichten". Sie helfen ihm, den gemeinsamen Nenner der zahlreichen Beschwerden des Patienten herauszufiltern und in der Folge konsequent zu behandeln. Neben einer eingehenden Befragung des Patienten bedient er sich häufig zweier spezieller Methoden, um in den Organismus „hineinzuhorchen", nämlich der Betrachtung der Zunge und der genauen Tastung des Pulses am Handgelenk. prinzipiell wird dabei immer festgestellt, ob die zwei Pole des Lebens, nämlich Yin (entspricht der Ruhe) und Yang (Aktivität jeglicher Art) in einem Gleichgewicht zueinander stehen, und ob die Verteilung, der Fluß des Qi im Körper gut funktioniert. Der Transport des Qi läuft in Bahnen ab, die meist als „Meridiane" bezeichnet werden. Liegen sie an der Körperoberfläche, so kann man an bestimmten Punkten den Energiefluß regulieren, sei es, durch einstechen von Nadeln, also mittels Akupunktur, oder durch Massage, die in der TCM „Tuina" heißt, was soviel bedeutet wie „Drücken und Ziehen". In Einklang mit der Diagnose greift man auch häufig zu anderen Behandlungsmethoden, die an der Körperoberfläche ansetzen, z.B. zur Stimulation der Akupunktur-Punkte oder der Meridiane mittels Wärme, Saugnäpfen oder – eine moderne Errungenschaft – mit ungefährlichen Laserstrahlen niedriger Leistung.

VIELFALT DER METHODEN

Wenig Sinn machen solche regulierenden Behandlungen allerdings, wenn der Mensch insgesamt über zuwenig Qi verfügt, sein „Tank" also leer ist, etwa auf Grund von Überarbeitung oder chronischer Krankheit. Gerade in diesem Fall kommt die Therapie mit heilkräftigen Substanzen zum Einsatz: die Chinesen haben jahrtausendelange Erfahrung mit der Verwendung von pflanzlichen, mineralischen und einigen tierischen Arzneien. Die bekannteste ist sicher die Ginsengwurzel, ein sehr wichtiges Heilkraut bei Qi-Mangelzuständen; ihre angeblich potenzsteigende Wirkung können sie getrost in den Bereich der Fabel verweisen. Die Verabreichung der Heilkräutermischungen (Mineralien und tierische Arzneien werden recht selten eingesetzt) erfolgt meist in Form von Tees. Die Verschreibung von Arzneien verlangt vom Arzt eine genaue Kenntnis der Pflanzen; er muß u.a. wissen, ob sie den Körper kühlen, (z.B. Pfefferminze) oder wärmen (z.B. Zimtrinde), ob sie den Qi-Fluß beschleunigen oder bremsen, ob sie Nebenwirkungen haben und in welcher Dosierung sie sicher anzuwenden sind. In China macht die Arzneitherapie etwa 70 %, Akupunktur und verwandte Methoden hingegen nur 30 % einer traditionellen Behandlung aus.

Die Chinesische Medizin verfügt auch über eine ausgefeilte Ernährungslehre, die es ermöglicht, abseits jeder Diät-Sektiererei dem Menschen wertvolle Hinweise zu energetisch ausgewogener Nahrungsaufnahme zu geben. Auch beim Essen gilt es, eine Balance zwischen Yin und Yang einzuhalten und dem Körper wertvolle, sprich Qi-reiche Nahrung zuzuführen.

Wichtig für die Heilung sind auch Therapieverfahren, die der Mensch unabhängig vom Arzt anwenden kann. Hier sind vor allem das Tai Qi, manchmal auch „Schattenboxen" genannt, und das Qi Gong, wörtlich „Arbeit mit dem Qi" zu nennen. Während das Tai Qi eine spezielle Art von Heilgymnastik ist, bei der durch anmutige Bewegungen das Qi in seinen Bahnen systematisch durchbewegt wird, ist das Qi Gong eine sehr meditative Methode, die auf noch intensivere Weise mittels sehr langsamer Bewegungen, Atemtechniken und Vorstellungsübungen das Qi unmittelbar beeinflußt. Je größer die Effizienz, desto wahrscheinlicher auch mögliche Nebenwirkungen: Tai Qi und vor allem Qi Gong sollten keinesfalls in Eigenregie, sondern nur bei qualifizierten Lehrern erlernt werden.

Die Chinesen kennen auch eine Art „Baubiologie", Landschaften, Gärten, Gebäude und Wohnungen werden auch als „Organismen" gesehen, die über ausreichend und harmonisch verteiltes Qi verfügen sollen, damit sie zur Gesundheit des Menschen beitragen können. FENG SHUI, „Lehre von Wind und Wasser" heißt diese Disziplin, für die es eigens ausgebildete Spezialisten gibt.

Gezielt einsetzen kann man alle diese Behandlungsmethoden der Chinesischen Medizin aber nur unter einer Voraussetzung: Nach der unabdingbaren Abklärung der Beschwerden des Patienten durch die westliche Medizin muß auf jeden Fall eine „chinesische" Diagnose gestellt werden. Es gibt keine mechanistischen Patentrezepte der Akupunktur oder der Arzneitherapie gegen irgendwelche Symptome, sondern nur einen individuell zugeschnittenen Behandlungsplan, der die Selbstheilungskräfte des Menschen aktiviert und lenkt.

Einen großen Raum in der TCM nimmt auch die Vorbeugung von Erkrankungen durch einen vernünftigen Lebensstiel und gezielte Maßnahmen wie etwa regelmäßiges Üben von Tai Qi ein.

DER ZUGANG ZUR TCM

War bis vor etwa zehn Jahren die Akupunktur die einzige bei uns bekannte und praktizierte Disziplin der Chinesischen Medizin, so gibt es nun auch ausreichende Ausbildungsmöglichkeiten für Arzneitherapie, Ernährungslehre, Tai Qi und Qi Gong. Das Fundament der TCM kann also durchaus in Österreich erlernt werden; zur „Perfektion" fahren viele Ärzte für einige Zeit nach China. Es kommen aber auch regelmäßig hochkarätige Spezialisten der einzelnen Disziplinen zu uns, um Kurse abzuhalten. Während die Anwendung von Akupunktur und Arzneien hierzulande Ärzten vorbehalten ist, stehen Ernährungslehre, Massage, Tai Qi und Qi Gong auch medizinischen Laien offen. Ein breites Spektrum chinesischer Arzneien ist für Ärzte und Patienten in mittlerweile sieben Apotheken in einwandfreier Qualität landesweit verfügbar.

Die Chinesische Medizin erfreut sich auch teilweiser Anerkennung durch die westliche Medizin – der ehrwürdige „Oberste Sanitätsrat Österreichs" hat schon vor Jahren die Akupunktur anerkannt. Die Weltgesundheitsorganisation hat darüber hinaus auch der Arzneitherapie ihren Sanktus gegeben. Das Miteinander der verschiedenen Behandlungsansätze ist heute schon medizinischer Alltag.

FÜR DEN RHEUMATISCHEN FORMENKREIS

bietet sich eine Kombination äußerer und innerer Behandlungsmethoden an, also die Anwendung von Akupunktur, Moxibustion (Wärmeanwendung auf Akupunkturpunkten) bzw. Akupressur, nötigenfalls ergänzt durch Verschreibung von Heilpflanzenrezepturen, Ernährungshinweise zum energetischen Ausgleich und auch die Anwendung von meditativen Heilmethoden, wie beispielsweise Qi Gong.

ÜBERSICHT: Vorbeugungs- und Behandlungsmethoden der TCM

„äußere" Verfahren:

Akupunktur · Moxibustion (Wärmeanwendung) · Schröpfen (Saugnäpfe) Tuina Massage · Gelenksmanipulation

„innere" Verfahren:

Arzneitherapie (Heilkräuter) · Diätetik (Ernährung)

Zusätzliche Verfahren:

Tai Qi (Schattenboxen) · Qi Gong · Feng Shui (Baubiologie) · Biochronologie (Berechnung astrologischer und jahreszeitlicher Einflüsse auf den Organismus)

Vervielfältigung mit freundlicher Genehmigung der Zeitschrift „Ökoforum" 1060 Wien, Dürergasse 3/4.

LUDWIG SZAGA-DOKTOR
Heilmasseur und Energetiker
Hagedornweg 4, RH 23, 1210 Wien · Tel. 01 / 287 05 20

zum Thema:
ASIATISCHE BEHANDLUNGSFORMEN

Akupressur Chinesische Punktmassage bei rheumatischen Beschwerden

Eine kurzgefaßte praktische Anleitung

Zum Autor:

Ludwig Szaga-Doktor ist praktizierender Vitalenergetiker, Dozent und Gesundheitspädagoge, Sanitäter, Heilmasseur, Akupresseur.

Er spezialisierte sich vor rund 15 Jahren in der praktischen Anwendung asiatischer Massagemethoden. Schwerpunkte: Akupressur, Tien Chen, Ji Jiu, Pa Kua Men, Kuatsu, Kiatsu, Shiatsu, Jin Shin Do, Do In.

Begründer der Pädagogischen Massage (PAM), Begründer der Pädagogischen Akupressur (PAKU).

AKUPRESSUR · CHINESISCHE PUNKTMASSAGE

Möglichkeiten und Grenzen bei rheumatischen Beschwerden

Begriffsklärung:

Die Akupressur ist eine asiatische **Fingerdruckmassage.** Durch Stimulierung von **AKUPRESSURPUNKTEN** werden im Körper verschiedene Körperreaktionen ausgelöst (Linderung oder Beseitigung von Schmerzen, Eindämmung von Entzündungen, Steigerung der Immunabwehr u.a.).

Auch in der **Vorbeugung, Hilfe in der Selbstanwendung und als Therapieergänzung** hat die Akupressur auch beim rheumatischen Formenkreis ihren berechtigten Platz! Sie ist wertvolle, **aktive Mithilfe** des mündigen und eigenverantwortlichen Patienten, z.T. auch vertretbare **Alternative zu leichten Medikamenten.**

Werden die speziellen, hier angeführten Akupressurpunkte **einige Minuten zwei bis dreimal pro Tag** in der richtigen Weise **massiert,** so lassen sich u.a. folgende **positive Wirkungen** erzielen:

- Verringerung von Schmerzen an Muskeln und Gelenken.

- Reduzierung der Begleitsymptome wie morgendliche Steifigkeit, Muskelempfindlichkeit, starke Ermüdung, Depression
- **Kräftigung der Gelenke.**

Die Akupressur ist eine sinnvolle und sehr effiziente manuelle Methode, deren Möglichkeiten und Grenzen aber stets beachtet werden müssen! Wir wollen **HEILEN OHNE ZU SCHADEN!**

DIE AKUPRESSURWIRKUNGEN

Die Akupressur ist eine individuelle Reiz- und Regulationsmethode. Deren Wirkungsdomäne liegt vor allem bei den sog. **FUNKTIONELLEN STÖRUNGEN.** Darunter verstehen wir alle reversiblen, leichten Störungen bzw. Erkrankungen des Körpers, wo **etwas gestört, aber nicht zerstört ist!**

1. **Wirkungen auf den Bewegungsapparat:**

   a) **Auf die Muskulatur:**
   Verbesserung der Muskeldurchblutung und des -stoffwechsels, Dehnbarkeit, Beweglichkeit, Tonus. Erhöhung der Muskelleistung und -ausdauer (z.B. mit M36, G34).

   b) **Auf die Bänder:**
   Verbesserung der Elastizität und Mobilität.

   c) **Auf die Gelenke:**
   Verbesserung der Sekretion der Gelenksflüssigkeit, Blut- und Lymphzirkulation. Abnahme von Kontrakturen und Schwellungen um das Glenk (z.B.: mit MP6).

   Allgemeine Entkrampfung und Schmerzlinderung durch körpereigene Schmerzhemmer (Endorphine).

2. **Auf die Haut:**
   Erweiterung der Hautkapillaren mit Verbesserung der lokalen Durchblutung und Ernährung (Hautrötung, Erwärmung). Durch vermehrte körpereigene Cortisonproduktion Eindämmung von Entzündungen. Vermehrte Schweißproduktion und Hautatmung.

3. **Auf Drüsen und Hormone:**
   Ausgleichende Wirkung auf Blutdruck, -fette, -zucker. Einflüsse auf Hormone (Cortison, Serotonin, Endrophine usw.). Aktivierung des Immunsystems durch Steigerung der Anzahl weißer Blutkörperchen.

4. **Auf die Nerven:**
   Nervös-reflektorische Wirkung entw. anregend = tonisierend oder beruhigend = sedierend. Allg. reflektorische Wirkungen auf Muskel und innere Organe.

DIE SCHMERZLINDERNDE AKUPRESSURWIRKUNG

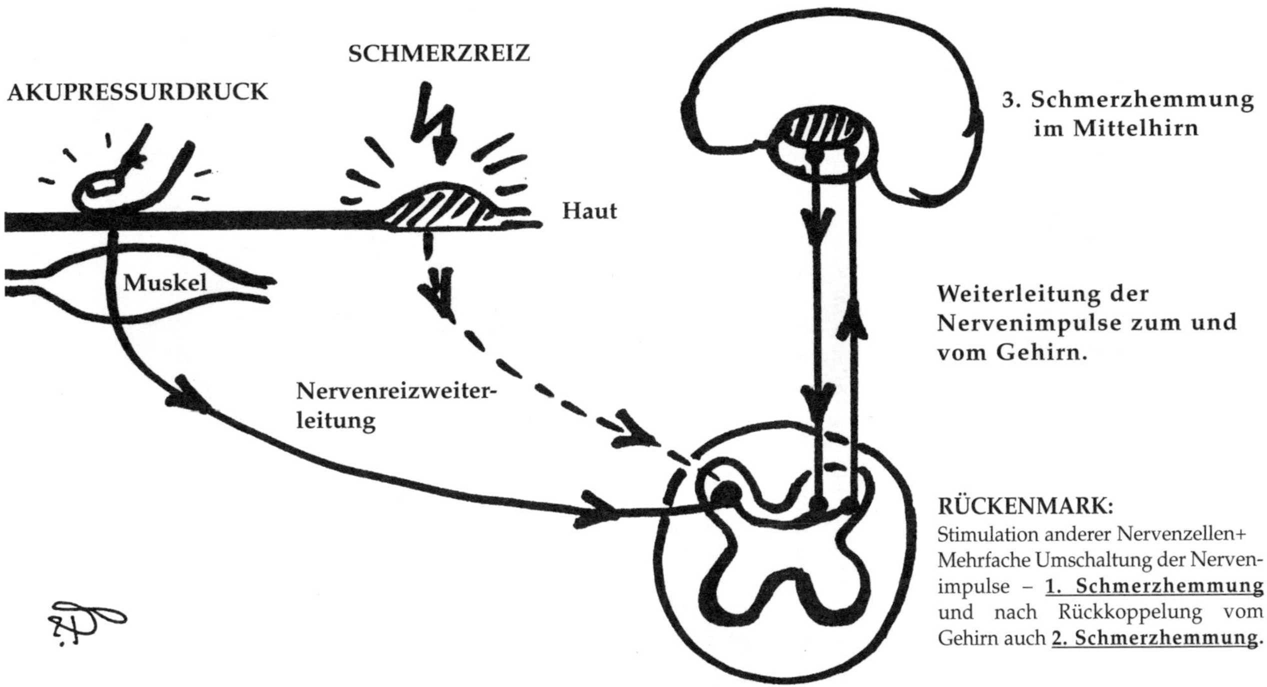

Ausschlaggebend für die **Schmerzhemmung** sind sog. Nervenbotenstoffe oder „Neurotransmitter". Sie verhindern oder dämpfen die Schmerzreizweiterleitung von Nervenfaser zu Nervenfaser.

IST DIE AKUPRESSUR WIRKLICH UNGEFÄHRLICH UND NEBENWIRKUNGSFREI?

Als manuelle Methode hat die Akupressur vielfältige Wirkungsmöglichkeiten auf den Organismus. **Bei gewissenhafter Ausführung, sinnvoll und richtig eingesetzt, ist die Akupressur ungefährlich und nebenwirkungsfrei!**

Fehlerquellen bei der Akupressuranwendung:

1. **Die falsche Technik:**
   Die falsche Technik durch den Anwender ist wohl einer der häufigsten Ursachen, warum man der Akupressur Wirkungslosigkeit oder gar Gefährlichkeit vorwirft. Gerade wenn es um die richtige Massagedosierung geht, werden Anwendungsfehler leicht offensichtlich. **Qualität und Quantität** der Akupressur **entscheiden** über deren Effizienz. Bei zu festem und zu langem Druck kommt es zu einer spürbaren **Überreizung des Nervensystems! Schmerzen, Aggressivität, Unruhe, Übelkeit mit Brechreiz, Schwindel mit Kollapsgefahr, bis zu Herzflattern** können die unangenehmen Begleiterscheinungen einer falsch ausgeführten Punktmassage sein!

   Bei der Frage der Druckintensivität muß besonders die **Konstitution und Kondition des Patienten berücksichtigt** werden. So werden dünne, kleinere und zartere Personen auch dementsprechend „zarter" massiert! **Punkte, die oberflächlich im Gesicht, an den Endgliedern von Fingern und Zehen, oder an Nervenaustrittsstellen liegen, werden ebenfalls vorsichtiger massiert.**

2. **Die Handhygiene:**

   Das wichtigste Instrument bei der Akupressur sind die Finger. Deshalb ist die Handhygiene ein äußerst wichtiger Teilaspekt für den korrekten Akupressureinsatz! Die **Finger** müssen **gesund, sauber, trocken und warm** sein. Die **Fingernägel** müssen so **kurz** sein, daß Verletzungen der Haut und eventuelle Infektionen damit ausgeschlossen werden können. Auch **Handschmuck** der massierenden Person soll, wegen einer drohenden Verletzung des Patienten, vor der Massage **abgenommen** werden.

3. **Nichteinhaltung der Anwendungsverbote:**

   Bei folgenden besonderen Umständen und Personengruppen darf nicht akupressiert werden – die Begründung steht in Klammer!

   Bei allen ernsthaften chronischen/organischen Erkrankungen, die eine ärztliche Versorgung erfordern (Verschleierung der Erkrankung). Bei psychischer/physischer Erschöpfung (Kollapsgefahr durch Energiemangel). 1/2 Stunde vor/nach einem Bad oder üppigem Mahl (Blutverteilung gestört). 4 Stunden nach Einnahme von Drogen oder Medikamenten (störend). Direkt an Hautaffektionen wie Narben, Warzen, Entzündungen, Krampfadern, Wunden, Schwellungen (Verschlechterung). Gefäßerkrankte: Bluter, Blutungsneigung, Gerinnungsstörung. Schwangere (manche Punkte wehenauslösend!). Le3 bei Astmatikern (u.U. Bronchialkrampf ausgelöst!). Bei Verschlimmerung während oder trotz der Akupressur. Bei Unsicherheit in der Akupressuranwendung.

WIE FINDE ICH EINEN AKUPRESSURPUNKT?

Die Beantwortung dieser Frage ist eines der heikelsten Akupressurthemen, weil von der richtigen Punktfindung der Erfolg oder Mißerfolg der Akupressuranwendung abhängt. Es wurden bereits mehr als 1.000 verschiedene Energiepunkte in unserem Körper entdeckt, von denen manche sehr eng beieinander liegen und daher Irrtümer bzw. Verwechslungen nicht auszuschließen sind.

Literaturbeschreibungen, Bilder, Fotos oder Skizzen sind nur ungenaue Hilfsmittel zur richtigen Punktfindung. So sind auch die in diesem Buch angebotenen Skizzen nur als praktische Hinweise zu verstehen! Auch die am Markt angebotenen **audiovisuellen Mittel** sind – abgesehen von der fragwürdigen Qualität und Quantität – kein exakter Weg zur Punktfindung (Wer sich dennoch darauf verläßt, darf sich über eventuelle Mißerfolge während oder nach seiner Akupressuranwendung nicht wundern!).

Die **sicherste und vielversprechendste Möglichkeit der richtigen Punktfindung ist und bleibt das praktische Erlernen (Suchen und Finden) bei einer Fachfrau oder einem Fachmann für Akupressur.** Meistens besteht dann auch gleich, oder durch spätere Kontaktaufnahme, die Möglichkeit der direkten Beantwortung bei Unklarheiten oder Unsicherheiten.

Abschließend sei noch auf die nun wieder häufiger am Markt aufscheinenden elektrischen **„Akupunktursuch- und -massagegeräte"** kurz eingegangen, weil auch hier die Möglichkeit und Grenzen derartiger Hilfsmittel gerne verschwiegen werden. Das exakte Auffinden eines erwünschten Punktes kann mit einem derartigen Gerät nur in beschränktem Rahmen gelingen, wenn der Patient wenigstens die ungefähre Lage des Punktes kennt. Da diese technischen Geräte auf einen veränderten Hautwiderstand reagieren, sind auch hier Fehlerquoten nicht auszuschließen. Ich konnte z.B. mehrmals zeigen, daß etwa in der

Handfläche oder entlang einer Energiebahn das Gerät bei jeder beliebigen Stelle einen Akupressurpunkt anzeigte.

DIE RICHTIGE AKUPRESSURTECHNIK

Wie bewege ich den Akupressurfinger?

Von den vielen Akupressurtechniken, die es im Rahmen der chinesischen Punktmassage gibt, wollen wir lediglich ganz wenige herausgreifen, die sich wegen ihrer einfachen Handhabung in der Praxis bewährt haben. Grundsätzlich gilt: Es wird **nur mit der Fingerkuppe** bei senkrecht stehendem Finger gedrückt oder der Finger gedrückt und gleichzeitig kreisend bewegt. Der Fingernagel selbst wird nur in der Ersten Hilfe bei akuten Notfällen (z.B.: bei Kollaps oder Hexenschuß auf LG 26) eingesetzt.

Der feste Fingerdruck gegen Schmerzen und Schwellungen:

Haben wir die Lage eines Akupressurpunktes korrekt ausfindig gemacht, legen wir die Fingerkuppe (meistens des Daumens, Ring-, oder Mittelfingers) auf die betroffene Hautstelle und drücken nun bei gesteigertem Druck ca. **7 Sekunden in die Tiefe, um danach wieder langsam die Druckstärke gänzlich zu reduzieren. Nach einer Druckpause von ca. 3 Sekunden wiederholen wir diesen Ablauf bis zu insgesamt 30 Sekunden.** ACHTUNG: der Patient darf dabei keine Schmerzen spüren!

Der feste Drehdruck gegen Schmerzen, Entzündungen und Schwellungen:

Wir legen die Fingerkuppe auf die Akupressurstelle und während wir kontinuierlich einen festen (aber nicht schmerzhaften) Druck mit dem Finger ausüben, machen wir mit dem akupressierenden Finger gleichzeitig rasche, kleine Drehbewegungen gegen den Uhrzeigersinn. Nach ca. einer Massagedauer von 1/2 Minute beenden wir auch hier die Akupressur. Im Bedarfsfall wählen wir noch andere Akupressurpunkte.

Der leichte, langsame Druck zur Energieanregung:

Wieder legen wir die Fingerkuppe auf die gewählte Akupressurstelle und machen nun wieder ca. 1/2 Minute eine leichte, langsame Punktmassage. Sie dient zur energetischen Anregung unseres Körpers etwa zur Immunsteigerung mit Di4, M36 oder MP6.

Welche Hilfsmittel sind erlaubt, wenn ich aus berechtigten Gründen keinen Finger für die Punktmassage einsetzen kann/will?

Es gibt nicht selten Situationen, bei denen wir ein Akupressurmittel für die Massage heranziehen müssen: schmutzige Hände, zu lange Fingernägel, zu dicke, große Finger u.a.m. Dabei gilt: Erlaubt ist jedes Hilfsmittel, das dem Patienten **nicht schadet!**

Ich darf Ihnen nun einige effiziente Hilfsmittel aus meiner eigenen Praxis vorschlagen:

Ein **Pfefferkorn (Senfkorn, Wacholderbeere)** auf ein Leukoplast legen und dieses auf die schmerzende Stelle bzw. Akupressurstelle aufkleben. Der Hautschweiß reagiert mit dem Korn, die Haut und der Akupressurpunkt werden mitstimuliert.

Einen **Knoten in eine Schnur** machen und diesen dann auf die Akupressurstelle legen. Die Schnur gegenüber zubinden, während der Knoten direkt auf dem Akupressurpunkt zu liegen kommt. Bei Bedarf den Knotenpunkt massierend drücken z.B.: 3E5 bei Schulter-Armbeschwerden oder KS6 bei Handgelenksschmerzen.

Auf eine **Tisch-, oder Sesselkante** z.B. den Dü3 gegen Nacken-, Schulter-, Rückenschmerzen auflegen und die Handkanten hin- und herbewegen.

Weitere praxiserprobte Utensilien: **Babyohrstäbchen, kleine stumpfe Häkelnadel, Papierstanitzel, Kochlöffelstiel,...**

ARTHRITIS · AUS DER SICHT DER CHINESEN

Die Chinesen unterscheiden grundsätzlich vier Arthritisformen mit dazugehörigen Akupressurpunkten:

WINDARTHRITIS:

Die Schmerzen und Beschwerden werden durch Wind verschlimmert. Zugehörige Akupressurpunkte: **Di4, G20, 3E15.**

KALTE und FEUCHTE ARTHRITIS:

Geschwollene und schmerzende Gelenke reagieren auf Feuchtigkeitsveränderungen und Wetterumschwung (Temperaturstürze, Stürme). Zugehörige Akupressurpunkte: **Di4, M36.**

HEISSE ARTHRITIS:

Sichtbare Rötung und Entzündung. Zugehöriger Akupressurpunkt: **Di4.**

Durch den täglichen Fingerdruck an den angegebenen Akupressurpunkten können die Gelenke gekräftigt, das Körpergewicht und die rheumatischen Schmerzen gelindert, der Allgemeinzustand verbessert werden!

WICHTIGE WIRKSAME AKUPRESSURPUNKTE BEI WEICHTEIL- UND GELENKSRHEUMATISMUS

GELENKSRHEUMATISMUS:

Halswirbelsäule:	**B60, B10**
Schulter:	**Di4, Di11, 3E5**
Arm:	**Di4, Di11, Dü3, 3E5, KS6, G20**
Ellenbogen:	**Di4, Di11, 3E5**
Hand:	**Di4**
Becken:	**B60, MP6. G34, M36**
Bein:	**B60, MP6, G34, M36**
Knie:	**B60, G34, M36**
Fuß:	**MP6**

MUSKELRHEUMATISMUS:

Rücken:	**B60, B57, B40, M36**
Nacken:	**Dü3, Di4, G20**
Schulter-Arm:	**Di4, Di11, B57**
Krampf, Kater:	**B60, B57, B40**

ALLGEMEINE ENERGIEPUNKTE BEI ARTHRITIS:

Di4, 3E5, M36, Di11, G20.

AKUPRESSUR BEIM RHEUMATISCHEN FORMENKREIS

ANWENDUNGEN BEI BEGLEITSYMPTOMEN

ÜBERGEWICHT:

Leider gibt es keine „Chinesische Nulldiät" mit Akupressur. Die Punktmassage hat aber Möglichkeiten, die übermäßige Eßlust bzw. den Appetit zu regulieren.

Dämpfung des Stoffwechsels / Einfluß auf das Appetitzentrum im Gehirn: **Di13** in der Mitte des äußeren Oberarmes. Hungerdämpfung: **LG26, KG12, Di4.** Magenanregungspunkte 4 Wochen lang jeden Morgen massieren: **Dü3, M41.** Stoffwechselregulierung, Psyche ausgleichend: **M36.** Heißhunger auf Süßes: **Lu8.** Antisuchtpunkte: **Dü3, 3E3.**

IMMUNABWEHRSTÄRKUNG: Di4, Di11, MP6, M36, 3E5.

DEPRESSIONEN: M36, H3, G20, B10.

Literaturhinweise zur Akupressur:

Michael Reed Gach: Selbsthilfe bei Arthritis und Rheuma, 1993, Köselverlag, München.
Dr. Kuan Hin: Chinesische Massage und Akupressur, 1988, Hallwagverlag, Bern und Stuttgart.
Katsusuke Serizawa: Tsubo. Gesundheitspunkte fernöstlicher Therapie. Handbuch der Akupressur. 1987, WBV Biologisch-Medizinische Verlagsgesellschaft, Ipfweg 5, D-7060 Schorndorf.

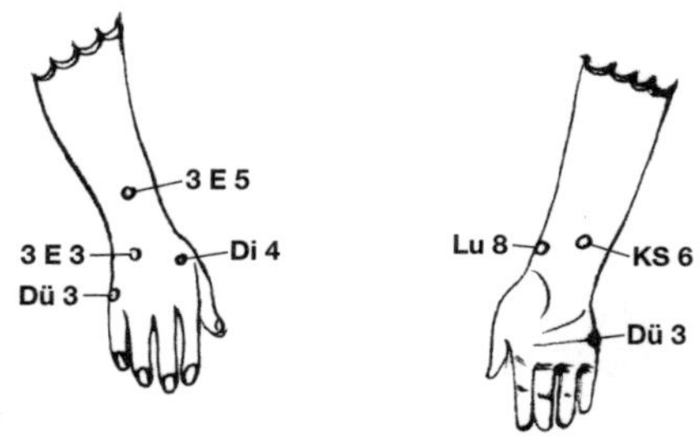

HÄNDE

3 E 5	allgemeiner Energiepunkt, Immunsystem
3 E 3	Antisuchtpunkt
Dü 3	Antisuchtpunkt
Lu 8	Heißhunger auf Süsses
KS 6	Gelenkrheuma

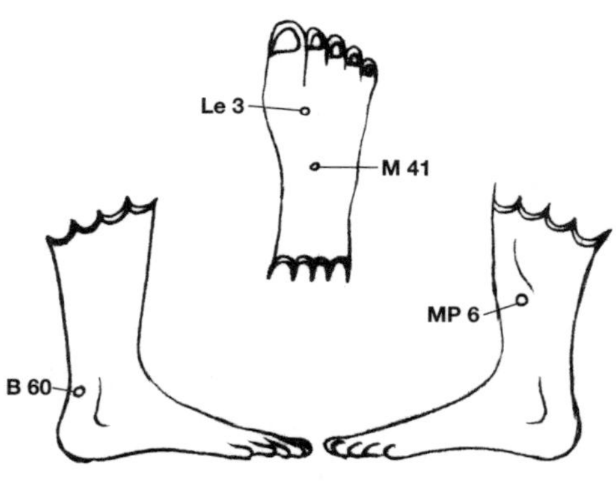

FÜSSE

Le 3	Immunsystem
M 41	magenanregend
MP 6	gegen Gelenkschwellung, Immunsystem
B 60	Gelenksrheuma, Muskelrheuma

GENAUE ANLEITUNG FÜR AKUPRESSURPUNKTE

Wenn Sie händisch Schwierigkeiten haben, den Punkt zu finden, könnten Sie ein Akupressurgerät mit Sucher zu Hilfe nehmen und großflächig den vermutlichen Punkt einkreisen, bis das Gerät ein Signal gibt.

Kleine Differenzen ergeben sich naturgemäß zwischen einer kleinen Frauenhand und einer großen Herrenhand, bzw. – Fuß.

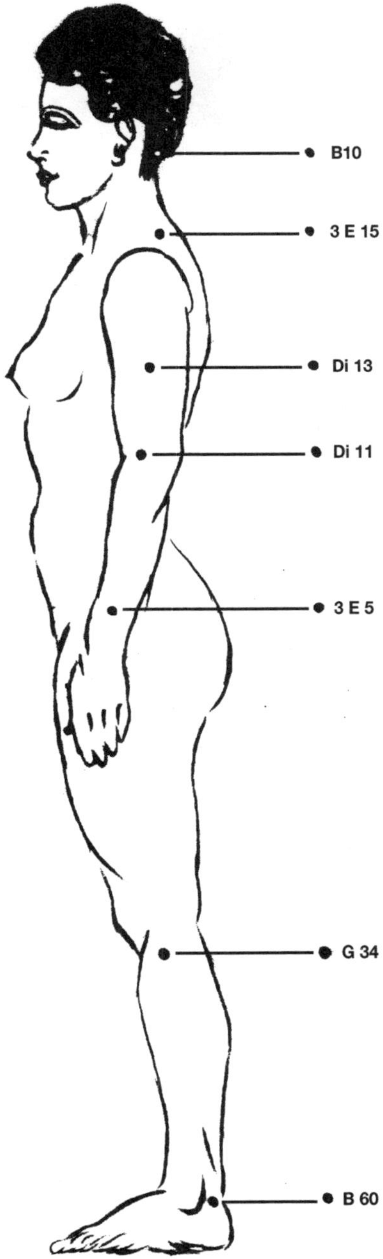

SEITENANSICHT

B 10	Depressionen, Gelenkrheuma
3 E 15	Windarthritis
Di 13	Stoffwechsel, Appetitdämpfung
Di 11	Gelenk- und Muskelrheuma
3 E 5	Immunsystem
G 34	Gelenkrheuma, Knie, seitlich
B 60	Gelenkrheuma

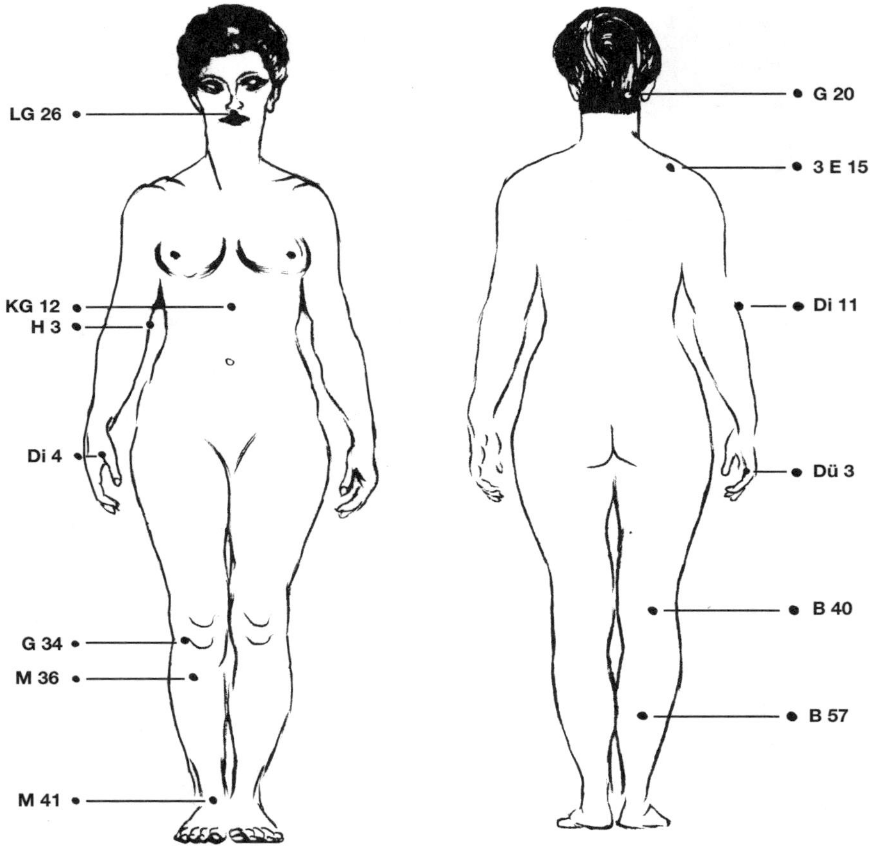

VORDERANSICHT

LG 26	Hunger- und Stoffwechsel
KG 12	Hunger- und Stoffwechsel
H 3	Depressionen
M 41	Magenanregend
M 36	eine Handbreite unter dem Knie, Immunsystem, Psyche ausgleichend
Di 4	Wind-, kalte-, feuchte- und heiße Arthritis, Gelenk- und Muskelrheuma, allgemeiner Energiepunkt, hungerdämpfend, Immunsystem

RÜCKANSICHT

G 20	Depressionen
3 E 15	Windarthritis
Di 11	Immunsystem
Dü 3	magenanregend
B 40	Kniekehle, Muskelrheuma
B 57	Muskelrheuma

Kräuterpfarrer HERMANN-JOSEF WEIDINGER
Paracelsushaus · A-3822 Karlstein/Thaya
Tel. 02844 / 347 Beratungsdienst · 347 24 Bestellservice

Zum Thema:
WAS SIE SONST NOCH TUN KÖNNEN

POLYARTHRITIS

Teemischung Nr. 064:

Melisse 3 Teile, Goldrute 2 Teile, Meisterwurz 2 Teile, Wermut 1 Teil, Brennessel 2 Teile, Birkenblätter 3 Teile, Spitzwegerich 3 Teile, Steinklee 1 Teil, Angelikawurz 2 Teile.

Zubereitung:

2 gestrichene Teelöffel der Mischung mit 1/4 Liter kochendem Wasser übergießen, 15 Minuten ziehen lassen, abseihen. Täglich 3 mal 1/4 Liter schluckweise trinken, 3 Wochen lang, 1 Woche aussetzen, wieder 3 Wochen trinken. Diese 6-Wochen-Tee-Trinkkur kann 4 mal im Jahr durchgeführt werden.

Folgende Einreibung rate ich:

3 große Stärkekartoffel mit der Schale kochen, abseihen, mit der Hand zerdrücken, 2 Löffel Weizenkleie und wenn notwendig, ganz wenig Wasser dazugeben, alles gut vermischen und die betroffenen Stellen gut einreiben. Wenn es kalt wird, weggeben und mit einer neuen warmen Mischung nachreiben. Machen Sie dies täglich 20 Minuten lang. Am besten am Abend vor dem Schlafengehen. Dann mit einem feuchtwarmen Lappen abwischen, abtrocknen und mit **Johanniskrautöl** oder **Murmeltierölsalbe** einreiben.

Zinnkrautbäder wären auch recht gut:

Setzen Sie Zinnkraut über Nacht in einem Kübel mit Wasser an, dann gut aufkochen und einige Minuten aufwallen lassen. Dann abseihen und zum Badewasser gießen. Das Zinnkraut in ein Sackerl geben und ebenfalls zum Badewasser geben. Wenn Ihnen die Wärme guttut, können Sie auch **Heublumenauflagen** machen. Heublumen in ein Sieb geben, über Wasserdampf erwärmen, in ein Leinen- oder Baumwollsakkerl füllen, feucht-warm über die schmerzhaften Stellen auflegen. Nach dem Erkalten weggeben, abwischen, abtrocknen und wieder mit Johanniskrautöl einreiben.

Falls Sie die Wärme nicht vertragen, machen Sie Topfen- oder Krautblattauflagen.

Topfenauflagen:

Zimmerwarmen Speisetopfen mit zimmerwarmer Milch verrühren, fingerdick auf ein Leinen- oder Baumwollfleckerl streichen, auflegen, mit einem Tuch befestigen, ca. 1 bis 2 Stunden oben lassen, bis der Topfen eingetrocknet ist, dann entfernen.

Krautblattauflagen:

Man nimmt dazu die äußeren Kraut- oder Kohlblätter, zerquetscht sie mit dem Nudelholz, legt sie auf die schmerzenden Stellen auf. Mit einem Tuch befestigen, über Nacht oben lassen.

Wichtig ist auch eine gesunde Ernährung. Statt des weißen Zuckers rate ich mehr Rohzucker oder Honig. Statt des weißen Mehls verwenden Sie mehr frisch gemahlenes Dinkel- oder Weizenmehl.

Meiden Sie Konserven, fette Speisen, sowie tierische Fette, schränken Sie Wurst ein.

Sehr empfehlen kann ich Hirse- und Dinkelgerichte, Haferflocken, heimisches Obst und Gemüse, besonders Wurzelgemüse, z.B. Karotten, Rote Rüben.

Gut vertragen werden auch Sauermilchprodukte und Topfen. Butter ist auch gesund.

Beim Fleisch nach Möglichkeit das bevorzugen, welches von Tieren stammt, die nicht so rasch aufgefüttert wurden.

Für Salate und Gemüse verwenden Sie kaltgepreßte Öle, die man nicht erhitzen sollte, z.B. kaltgepreßtes Weizenkeim-, Lein-, Oliven-, Sonnenblumenöl usw.

Trinken Sie auch jeden Tag ca. 1/8 Liter Schwarzen Johannisbeersaft, Roten Rübensaft, Schwarzen Holunder- oder Breuß-Gemüsesaft. Die Säfte sollten ohne Zuckerzusatz sein und können mit mildem Mineralwasser oder mit gutem Brunnenwasser verdünnt werden.

Hirsebrei wäre auch sehr empfehlenswert. Hier gebe ich Ihnen das Rezept bekannt:

In 1/4 Liter Milch 2 Eßlöffel Hirse weichdünsten, dann etwas Honig und Zimt dazugeben. Sie können auch Obst (Äpfel) mitdünsten. Die Hirse muß vorher gut heiß gewaschen werden, damit sie nicht bitter schmeckt.

Lassen Sie den Schlafplatz untersuchen, ob Sie auf Wasseradern oder auf Erdstrahlen liegen. Solle dies der Fall sein, rate ich, die Schlafstelle zu wechseln. Legen Sie sich auf ein gegerbtes Schaffell. Das wirkt beruhigend, ausgleichend und lindernd.

EVELINE PAULA LEITL
Psychotherapeutin · Sexual- und Paartherapie
Reiki-Meisterin · NLP-masterpractitioner
Praxis: Hungerbergstraße 6/13 · A-1190 Wien
Tel. 01 / 31 82 331

Analog zu der Behauptung von Raspe,[1] wonach bei einem Arzt der Primärversorgung nur ca. 1% der Patienten unter rheumatoider Arthritis leidet, gilt diese Behauptung wohl auch für die nicht fachspezifischen Psychotherapeuten[2] und Psychologen. Von mehreren Klienten, die aus diesem Grund in meine Betreuung kamen, möchte ich vier Fälle auswählen. In weiteren Fällen stand die rheumatische Erkrankung in der „zweiten Reihe". Das vorrangige Problem war in diesen Fällen der frustrane Kinderwunsch. Nun zu den vier Fallbeispielen.

FALL Nr. 1

Eine 72jährige Frau, seit 9 Jahren an Rheuma erkrankt, jedoch ist im Verlauf erst seit etwas mehr als 2 Jahren ein eindeutiger Zusammenhang mit dem Tod des Gatten erkennbar – schubweise, progredient. Sie erhofft eine Linderung der Schmerzen durch hypnotische Interventionen. In der Therapie stellt sich eine Selbstbestrafungstendenz heraus, die das Zustandsbild der Erkrankung deutlich verschlechtert: Der Kontakt mit einem befreundeten Ehepaar, das der Gatte nicht ausstehen konnte, sowie das schlechte Gewissen immer dann, wenn die Klientin meint, zu lange das Grab des Gatten nicht besucht zu haben. Ferner der Kontakt zu einer allzu besitzergreifenden Freundin. Die hilfreichen Interventionen sind verhaltenstherapeutisch auf Stabilisierung des Selbstwertes und Steigerung der sozialen Kompetenz ausgerichtet. Die hypnotischen Interventionen zur Schmerzlinderung kann die Klientin als Kassette mit nach Hause nehmen. Eine schmerzlindernde Konditionierung ist jedoch mit NLP (neurolinguistisches Programmieren) akustisch und kinästhetisch dauerhaft „verankert".

---

1) Näheres siehe: Psychosomatik, Einführung in die Psychosomatische und Psychotherapeutische Medizin. Herausgeber Adolf-Ernst Meyer, Verlag Hans Huber, Bern, Göttingen, Toronto, Seattle, 1996, Seite 384.

2) Es versteht sich von selbst, daß ich, wenn ich von Klienten oder Patienten, von Psychologen oder Psychotherapeuten schreibe, natürlich immer auch die weibliche Form: Klientin, Patientin, Psychologin oder Psychotherapeutin meine. Aus Gründen der Einfachheit beschränke ich mich jedoch auf eine Form, aus Gründen der Höflichkeit lasse ich dem anderen Geschlecht, in meinem Fall also dem männlichen, den Vorrang. Allen männlichen Autoren zur Nachahmung empfohlen.

FALL Nr. 2

Eine erst 27jährige Frau, die seit ihrer Kindheit an Rheuma leidet. Auch sie erhofft sich Schmerzlinderung durch Hypnose. Die charakteristischen psychosomatischen Auslösesituationen sind die familiäre Situation – sie wohnt noch immer im elterlichen Haushalt – und die instabile Beziehung zu ihrem Freund. Der Krankheitsverlauf ist stark depressiv geprägt, psychodynamisch stellt sich weiters heraus, daß die Eltern sehr fordernd sind und auf sportliche Leistung großen Wert legen. Diesen Anforderungen konnte und kann sie sich durch ihre Erkrankung erfolgreich entziehen. Wieder wähle ich die Mischung von Verhaltenstherapie und Hypnotherapie. Die Selbstbehauptung den Eltern gegenüber gelingt besser, eine starke emotionelle Abhängigkeit gegenüber dem Freund bleibt. Der Leidensdruck durch Schmerzen ist ebenfalls gelindert, zumal sichtbare Zeichen der Erkrankung, u. a. Schwellungen, als „Herzeigesymptom" gegen die noch immer großen Anforderungen durch die Umwelt genügen.

FALL Nr. 3

Ein Paar mit frustanem Kinderwunsch. Die Klientin hat ein stark ausgeprägtes PMS (prämenstruelles Syndrom). Der Partner ist gelegentlich in der Therapie dabei. Als er die Besserung im Befinden der Gattin wahrnimmt, vertraut er mir an, an Morbus Bechterew zu leiden. Er verfügt über gute Bewältigungsstrategien bezüglich der Schmerzsymptomatik und ist weitgehend unabhängig von Umweltfaktoren. Bei ihm stehen die krankheitsreaktiven Probleme im Vordergrund. Vor allem die beruflichen Ausfälle. Er greift im Krankheitsfall auf seinen Urlaubsanspruch und Zeitausgleich zurück, um nicht als „sozialer Schmarotzer" (eigene Worte des Klienten) zu gelten. Seine Urlaube bleiben seit der Therapie unangetastet. Gelegentlich greift er noch auf Zeitausgleich zurück.

FALL Nr. 4

Eine Kinderwunschklientin mit Dysmenorrhoe. Sie erzählt mir, daß sie auch unter Weichteilrheumatismus leidet und sich die Schmerzen mit dem Zyklusgeschehen verändern. Mensis bedeutet für sie auch in diesem Bereich Verschlechterung. Dieser Fall interessiert mich ganz besonders, jedoch bricht die Klientin nach wenigen Stunden die Therapie ab.

Zusammenfassend ist noch zu erwähnen, daß die ersten drei Fälle unter ständiger medizinischer Betreuung standen und die Klienten hier gute Mitarbeit aufwiesen. Fall Nr. 1 und 3 waren zudem in physikotherapeutischer Betreuung.

Bei diesen vier von mir ausgewählten Fällen läßt sich gut die ganze Bandbreite, auch der fachkundigen Meinungen, von psychisch sehr beeinflußbar, Fall 1., bis eher somatisch bedingt, Fall 3., von der psychischen Beeinflußbarkeit des Rezidivs (Fall 1. berichtete von einer deutlichen Abnahme ihrer Schübe), bis hin zur Schadensminimierung in Fall 3, zeigen.

Namentlich jenes Phänomen, das bei Rheumapatienten am leidvollsten empfunden wird, der Schmerz, ist ein Spezialgebiet, mit dem ich mich seit langem erfolgreich beschäftige und spätestens hier zeigt sich die Sinnhaftigkeit fach- und sachkundiger Hilfe. Hat doch die Schmerzforschung gezeigt, daß wir es mit einem multifaktoriellen Geschehen zu tun haben. Es gibt hierzu reichhaltige Literatur und reichlich sinnvolle Ansätze. Meiner Arbeit mit Schmerz liegt ein Modell von vier Hauptkomponenten zugrunde. Eine kognitive, eine soziale, eine psychologisch-affektive und eine physiologische. Weitere Komponenten (z.B. Lernverhalten) sind in den vier Hauptkomponenten integriert.

Diesen Wirkungsamechanismus in seiner subjektiven Zusammensetzung und Ausprägung zu erkennen und möglichst auf allen Schienen zu erarbeiten, ist Aufgabe der Schmerztherapie.

Schmerzfragebögen oder -tagebücher können hierzu hilfreiche Unterstützung sein, die Lebensführung des Klienten so zu gestalten, daß die den chronischen Schmerz aufrechterhaltenden Mechanismen nach und nach ausgetauscht werden können.

Auf der kognitiven Ebene kann dies z.B. eine Umbewertung des Schmerzgeschehen bedeuten: „Sinnhafter Schmerz" – ein Warnsystem des Körpers, unschwer beim akuten Schmerzgeschehen zu erkennen – versus „sinnloser Schmerz" – die perpetuierte Verletzung der seelisch-körperlichen Integrität. Schmerz als eigenständige Erkrankung, wie dies beim chronifizierten Schmerz meist empfunden wird gegen ein subjektives System, in welchem der Schmerz z.B. als Antwort subjektiv wahrgenommener Streß- und Überlastungssituationen erkannt und somit wieder „sinnhaft" wird. Auf der sozialen Ebene mag es z.B. bedeuten, bestimmte Interaktionsmuster zu erkennen – von wem erhalte ich was unter der Bedingung „Schmerz". Besser bekannt unter „sekundärer Krankheitsgewinn". Ein Terminus, den ich nicht sehr schätze, da er meiner Meinung nach zu sehr den bewußten Einsatz eines Symptoms (Erkrankung...) zur Erreichung eines Zieles impliziert. Auch das Gegenteil auf der sozialen Ebene kann natürlich der Fall sein: weil „man" nicht klagt, zeigt der Klient sozial erwünschtes Verhalten, unterdrückt sein subjektives Unbehagen, der Körper reagiert psychosomatisch, z.B. mit (Muskel) Spannung → Schmerz → Muskelspannung usw. Je genauer die subjektiven Mechanismen erkannt werden und ausgetauscht werden können, wobei es nötig sein kann, die verschiedensten therapeutischen Interventionen zu setzen (siehe obige Fallbeispiele: soziales Kompetenztraining, Selbstwertarbeit,...), desto mehr ändert sich auch im allgemeinen die psychische Schmerzkomponente – (Hilflosigkeit, Angst-...), in Richtung Selbstkompetenz, Hoffnung, zielgerechtes Agieren... und letztlich das körperliche Schmerzempfinden. Hier gilt es nun eine für den Klienten passende Relaxierung zu finden. Je besser der Therapeut selbst ausgebildet ist, desto eher kann er diese Bedingung erfüllen, denn die Palette reicht von Progressiver Muskelentspannung über Autogenes Training bis hin zu imaginativen Verfahren, die ihrerseits wieder ein breites Spektrum aufweisen können. (Verankerung angenehmer Zustände aus dem eigenen Leben als „Gegengewicht" zu Schmerz; Arbeit mit Farben – „Schmerzfarbe" versus „Wohlbefindensfarbe" u.v.a.m.)

Im Regelfall wird der Rheumapatient in der psychologischen oder psychotherapeutischen Praxis auf keinen Rheumaspezialisten treffen, jedoch darf er trotz allem fach- und sachkundige Hilfe erwarten. Geht es doch um das Aufdecken und Bewältigen jener Bedingungen, die zur Entstehung seiner Symptome beigetragen haben, und dies gilt für alle Störungen, die früher unter psychosomatisch bzw. psychophysiologisch subsumiert wurden und unter diesen Begriffen noch immer bekannt sind.

Das diagnostische, statistische Manual (DSM IV) faßt jedoch diesen Begriff viel weiter und spricht von einem körperlichen Zustand, bei dem psychische Faktoren eine Rolle spielen.

Das Symptom, das im allgemeinen den Rheumapatienten in die psychologische oder psychotherapeutische Praxis führt, ist der Schmerz. Handelt es sich dabei doch um das am meisten belastende Symptom noch weit vor der Behinderung. Wieweit jedoch die therapeutische Hilfe in Bezug auf das Schmerzgeschehen auch auf die Krankheit direkt Einfluß hat, kann nur durch eine großangelegte Studie überprüft werden. Doch allein die Tatsache, daß durch die Verminderung des Schmerzgeschehens die Lebensqualität der Rheumapatienten im allgemeinen wesentlich verbessert wird, rechtfertigt psychotherapeutische oder psychologische Interventionen in gleichem Maße wie die medizinischen.

Weiterführende Literatur:

Diagnostisches und Stastistisches Manual Psychischer Störungen DSM-III-R
Deutsche Bearbeitung und Revision
Einführung von H.-U. Wittchen, H. Saß, M. Zandig und K. Koehler.
3. korr. Auflage, – Weinheim; Basel: Beltz, 1991
ISBN 3-40786108-7

Psychologische Schmerztherapie
H. D. Basler, C. Franz, B. Kröner-Herwig, H. P. Rehfisch,
H. Seemann (Hrsg.)
Grundlagen, Diagnostik, Krankheitsbilder, Behandlung
Springer-Verlag, Berlin, Heidelberg, New York, London, Paris,
Tokyo, Hong Kong, Barcelona, Budapest
ISBN 3-54056542-6

Als ich das Schreiben des Herrn Eigner erhielt und gelesen hatte, war ich völlig verblüfft über das enorme Einfühlungsvermögen, wie er das Thema Depression beschreibt. Hier muß man schon sehr viel Kontakt mit Betroffenen hinter sich haben, um so genau Bescheid zu wissen. Ich freue mich nicht nur deshalb sehr, sondern auch darüber, daß ich mit der Auswahl meiner hilfreichen guten Geister nicht nur bei Herrn Eigner, sondern auch bei den anderen den richtigen „Griff" hatte.

ROLAND EIGNER · Gemmologe
Ferdinand Hanuschplatz 1 · A-5020 Salzburg
Telefon 0662 / 84 59 32

Zum Thema: EDELSTEINE

Möglichkeiten und Grenzen der Aktivierung der Selbstheilungskräfte durch Edelsteine bei chronischer Polyarthritis, begleitend zur Allophatie.

Chronische Polyarthritis stellt die häufigste chronisch entzündliche Systemerkrankung des Bindegewebes dar, und es gilt aus medizinischer Sicht gesehen als weitgehend gesichert, daß es sich hierbei um eine Autoimmunerkrankung handelt.

Dieser Tatsache entsprechend, beginnt erfolgreich angewandte Lithotherapie mit einer zumindest vorsorglichen Behandlung der Thymusdrüse.

Denn dieses Organ schüttet Hormone aus, welche die Lymphozyten (Abwehrzellen des Immunsystems) lehren, körpereigene Zellen von den die Gesundheit zerstörenden, körperfremden, zu unterscheiden. Dank dieser Hormone gehen die Lymphozyten durch eine zelluläre Abwehrschulung in der gelehrt wird, Freund von Feind zu unterscheiden.

Denn ohne diese Voraussetzung greifen die Abwehrzellen körpereigene Substanzen an, und es kommt somit zu einer Autoimmunerkrankung.

Im Falle der chronischen Polyarthritis entstehen als Folge eines quantitativ überschießenden und gleichzeitig ungeschulten Immunkomplexes, für den davon Betroffenen sehr schmerzhafte entzündliche Reaktionen im Bindegewebe.

DIE THERAPIESTEINE

Der Sphalerit

Eine geregelte Hormonausschüttung durch die Thymusdrüse ist nur dann gewährleistet, wenn diese unter anderem ausreichend mit dem für sie notwendigen Spurenelement Zink versorgt wird. Wenn dies infolge von Fehlernährung nicht ausreichend möglich war oder ist, dann wird dieses Spurenelement durch das Mineral Sphalerit dem Körper zugeführt. Der Sphalerit ist ein Zinksulfid und wird zu Therapiezwecken einer Trägersubstanz übergeben, und zwar einer Erstpressung qualitativ sehr guten Olivenöls. Dort verbleibt dieser Stein ständig. Wenn die Flasche oder Karaffe leer ist, wird diese gereinigt und dann frisches Olivenöl nachgeleert. Die im Olivenöl enthaltenen Fettsäuren lösen aus dem Sphalerit ausreichend Zink für die Thymusdrüse.

Die Einnahme dieses Sphalerit-Olivenöls erfolgt oral als Teil der Salatmarinade, in Form von ein paar Tropfen in die Speisen oder auf einen frisch gepreßten Gemüsesaft. Die Vitamine A, D, E und K sind ohnedies nur fettlöslich.

Beim Erwerb von Sphalerit ist unbedingt darauf zu achten, daß dieses Mineral nicht von Bleiglanz durchzogen ist. Denn fallweise begegnet man solcher nicht sauberen Zinkblende, und die lithotherapeutische Anwendung derselben hätte fatale Folgen, da das Schwermetall Blei zu schwerer Vergiftung des Körpers führt. Deshalb ist es ratsam, sich die Reinheit des Sphalerits von einem Fachmann bestätigen zu lassen. Die Farbe des nicht von Bleiglanz durchzogenen, durchscheinenden Sphalerites ist braun bis gelblich- oder rötlichbraun. Aber auch undurchsichtige, dunkel metallisch grau- bis schwarzglänzende Ausbildungen sind möglich.

Der Kassiterit

Je nach Stadium im klinischen Verlauf der Polyarthritis kann es dabei auch zur Zerstörung der Knorpelsubstanz kommen. Diesem Krankheitsbild begegnet die Lithotherapie mit dem Mineral Kassiterit. Dieser rötlich- oder gelblichbraune durchscheinende Stein, aber auch graue und schwarze undurchsichtige Ausbildungen sind möglich, ist ein Zinnoxyd. Und das Spurenelement Zinn wirkt im Körper überall dort, wo flüssiger in festen Zustand übergeht, also vor allem im Knorpelbereich. Ausreichend Zinn ist mit eine Voraussetzung dafür, daß Knorpelsubstanz nicht weiter zerstört wird.

Die Anwendung erfolgt so wie beim Sphalerit, also oral über die Trägersubstanz Olivenöl. Zusätzlich noch werden damit die davon betroffenen Gelenke mehrmals täglich behutsam einmassiert. Eine dafür qualitativ hochwertige Olivenöl-Erstpressung ist deshalb geradezu zwingend, weil nur dieser Träger des Zinns wie auch gleichzeitig des Zinks bis zur Knorpel- bzw. Knochensubstanz eindringt.

Die Haltbarkeitsdauer von Sphalerit wie Kassiterit beträgt ungefähr ein Jahr. In dieser Zeit sind beide Steine in bezug auf ihre Elemente von den Fettsäuren des Öls ausgelaugt. Sie sind dann durch neue zu ersetzen.

Der Malachit

Dieses grüne, undurchsichtige Mineral eignet sich hervorragend, die mit der Polyarthritis einhergehenden schmerzhaften Entzündungsprozesse auszuleiten und zwar in Form von Malachitpulver.

Die Anwendung erfolgt dergestalt, daß in 50 ml Olivenölerstpressung drei bis vier Messerspitzen des Malachitpulvers gegeben werden. Das Öl kann ohne weiteres der Sphalerit-Kassiterit-Ölflasche oder -karaffe entnommen werden. Vor jedem Gebrauch wird dieses gut durchgeschüttelt, und dann werden damit die von den entzündlichen Prozessen betroffenen Körperbereiche leicht einmassiert. Bei der Behandlung sollte mit dem Öl sehr sparsam umgegangen, dieses also nur hauchdünn aufgetragen werden, dafür aber mehrmals täglich.

Das Mineral Malachit besteht zu 57 Prozent aus reinem Kupfer. Aus diesem Grunde ist vor einer oralen Einnahme des Malachitöls dringendst abzuraten, da auf Dauer die Leber damit nicht fertigwerden würde.

Der Peridot

Alle entzündlichen Prozesse im Körper sind große Eisenräuber. Deshalb geht bei an Polyarthritis leidenden Menschen sehr oft ein Eisenmangel einher, der, unbehandelt, in weiterer Folge zu einer Schwächung der Abwehrkräfte führen kann. Dieser Mangelerscheinung begegnet man lithotherapeutisch mit dem Mineral Peridot, auch Olivin genannt, das für den Körper in ausreichendem Maße die Spurenelemente Eisen und Magnesium enthält.

Das Mengenelement Magnesium dämpft die Erregbarkeit des neuromuskulären Apparates und kann somit die mit der chronischen Polyarthritis einhergehende Morgenstreifigkeit entkrampfen helfen.

Der Peridot wird immer in Form einer Kette angewendet, die unter der Kleidung um den Hals getragen wird. Hautkontakt ist in diesem Falle deshalb wichtig, da nur über Diffusion (Durchdringung) der Haut diese beiden Elemente in den Organismus gelangen können. Dabei entsteht durch Ausdünstung und Transpiration zwischen der Haut und der Kette eine chemische Reaktion, die es dem Körper ermöglicht, die für ihn wichtigen Mineralstoffe aus den Steinen herauszulösen. Je kranker der Mensch, desto chemisch aggressiver ist sein Schweiß und entzieht dem Stein entsprechend mehr Elemente.

Leider werden heute auf dem Mineralienmarkt sehr viele Steine angeboten, die vor dem Schleifen oder Trommeln in einem Vakuumbehältnis mit Kunstharz gehärtet wurden. Beim Peridot geschieht dies mit sehr rissigem und daher brüchigem Rohmaterial, um die Risse sichtbar zu machen. Diese Art der Stabilisierung spielt für Schmuckzwecke keine so große Rolle wie für die Lithotherapie. Denn solcherart behandelte Steine können trotz schärfster chemischer Reaktion keine Elemente mehr an die Haut abgeben. Solche Steine sind im wahrsten Sinne des Wortes versiegelt.

Ebenso eignen sich für Behandlungszwecke keine Splitterketten, denn dieses teils scharfkantige und auch spitz zulaufende Abraummaterial gibt eine derart disharmonische, ja geradezu aggressive Impulsfolge an seine Umgebung ab, sodaß der von Polyarthritis betroffene Mensch noch unruhiger und nervöser wird als er es ohnedies schon ist. Die Peridotsteine der Kette müssen nicht rund, sollten aber mindestens schön abgerundet bzw. getrommelt sein.

Der Bernstein

Ein weiteres, bei chronischer Polyarthritis nicht wegzudenkendes Therapeutikum ist der Bernstein. Denn Bernstein beruhigt und dämpft den von Krankheit gestreßten Körper ganz allgemein, entspannt und wärmt und sorgt somit für bessere Durchblutung der Gewebe und somit für ein rascheres Abklingen entzündlicher Prozesse. Dadurch ist insgesamt eine schnellere Regeneration der Psyche und des Körpers möglich.

Die Inhaltsstoffe des Bernsteins, auf die es ankommt, um die Selbstheilungskräfte des Körpers zu aktivieren, sind die in ihm enthaltenen ätherischen Öle und die Bernsteinsäuren. Um dieser Wirkstoffe jedoch teilhaftig werden zu können, müssen gerade im Hinblick auf den Bernstein einige dafür wesentliche Voraussetzungen beachtet werden.

Zum leichteren Verständnis dafür ein kurzer Überblick über die Entstehung, Geschichte und einzuhaltende Anwendungskriterien als komplementärem Medikament.

Die Entstehung

Vor 35 bis 58 Millionen Jahren war der Norden Europas ein weites Urwaldgebiet. Tausende Generationen mächtiger Baumriesen entstanden und vergingen. Geblieben aber sind enorme Mengen Harzes. Beim Ausfließen dieser zähklebrigen Harzmasse durch die Baumrinde, wurden auch Pflanzenteile und Insekten von ihr eingeschlossen und geben so heute Zeugnis eines Teils von Flora und Fauna des Alttertiärs.

Der Bernstein gehört zu den Nichtmineralien, denn er ist ein fossiles Harz, chemisch gesehen eine Kohlenwasserstoffverbindung, die als natürlicher Harzfluß aus der damals, jedoch heute nicht mehr, vorkommenden Kiefer „Pinus succinifera" entstanden ist.

Die später nach Süden vordringenden Gletscher lagerten die mächtigen Harzmassen mehrmals um, bis sie über ein verhältnismäßig großes Gebiet (ca. 300 km^2) an der heutigen Ostsee und deren Umgebung sowie auch am Meeresgrund, verbreitet wurden. Die hauptsächlichsten Vorkommen des Bernsteins sind in Ostpreußen, bei Palmnicken an der Samlandküste, wo sie in einem frühtertiären Ton, der „blauen Erde", eingebettet wurden. Diese bernsteinführende Tonschicht zieht sich auch bis in die Ost- und Nordsee hinein. Durch Stürme kann so der Bernstein, wenn er nicht tief unter dem Meeresgrund liegt, freigelegt und als sogenannter „Seestein" an den Strand geschwemmt werden. Hauptsächlich jedoch wird er im Tage- und Untertageabbau gewonnen.

Die Farbe des baltischen Bernsteins, zu dem auch jener der weiter westlich gelegenen Ostseeküsten und der der Nordsee gehört, ist in der Regel hellgelb, honig- bis dunkelgelb und braun. Er kann klar, milchigtrüb bis milchigweiß und undurchsichtig sein. Aber auch Mischformen aus allen Farben sind möglich, einschließlich der klaren Transparenz bis hin zu absoluter Undurchsichtigkeit.

Geschichtliches

Bei den alten Kulturvölkern des südlichen Europas und des vorderen Orients wurde der Bernstein außerordentlich geschätzt. Drei Bernsteinstraßen, die von Norden nach Süden führten, lassen erkennen, daß der Handel über lange Zeiträume hinweg sehr lebhaft gewesen sein muß. Durch diesen Handel mit Bernstein wurde den Völkern des nördlichen Europas, wenn auch ein unvollständiger, aber immerhin kleiner Einblick in die Kulturen ihrer Handelspartner aus Griechenland, Rom und dem Orient möglich.

Der älteste Name für Bernstein ist uns aus dem Germanischen überliefert: glaesum, das dem heutigen Wort Glas entspricht. Im niederdeutschen Gebiet nannte man im 13. Jahrhundert den Bernstein = Bernsteen oder Börnstein, weil Bernstein brennbar ist.

In den Jahrhunderten vor und nach der Zeitwende war die Bearbeitung des Bernsteins schon hoch entwickelt. In Mitteleuropa entstanden im Mittelalter und den darauffolgenden Jahrhunderten hervorragende Kunstwerke aus Bernstein für sakrale und profane Zwecke. Seit dem 19. Jahrhundert gewinnt die Bearbeitung des Bernsteins zu Schmuck eine immer größere Bedeutung.

Der Wert des Bernsteins war also zu allen Zeiten sehr hoch geschätzt. Im alten Rom z.B., war ein Stück honigfarbenen fossilen Baumharzes wertvoller als ein kräftiger Sklave. Unter anderem ließ Kaiser Nero deshalb einen Kriegszug nach den Ostseefundstätten des Bernsteins unternehmen. Auch an den Skeletten von Wikingern fand man Bernsteinarmbänder, welche sie vor Gefahren schützen sollten. Fromme Mohammedaner wiederum opferten am Grab Mohammeds Bernstein.

Bernstein als komplementäres Medikament zur Schulmedizin

Bernstein wurde in den vergangenen Jahrtausenden unter anderem als Amulett, Räucherwerk und in der Volksheilkunde als Arznei verwendet. So ist z.B von Martin Luther bekannt, daß er stets ein Stück Bernstein mit sich führte, um sich vor Nierensteinen zu schützen. Die heilige Hildegrad von Bingen riet zu Bernstein bei Magen- und Darmschmerzen. Erfahrene Hebammen und Ammen wiederum nützten die Kraft des Bernsteins gegen Schmerzen, wie sie sich sehr oft einstellen, wenn Kleinkinder ihre Milchzähne bekommen.

In der heutigen Zeit können wir uns die Lithotherapie (=Behandeln mit Edelsteinen) ohne Bernstein kaum vorstellen. Kein Stein deckt so viele Krankheitsbilder ab, wie dieses fossile Harz. Seien es nun die Nervengeflechte und die peripheren Nerven, die dazugehörenden Organe und Körperregionen, die Verdauungsorgane, die Lungen oder chronische Polyarthritis, in jedem Falle ist der Bernstein hinsichtlich seines Aussehens im Hinblick auf Farbe, Durchsichtigkeitsgrad und Inhaltsstoffe genauest auf die Bedürfnisse des zu behandelnden Menschen abzustimmen. Denn selbst innerhalb ein und derselben Mineralspezies ist Stein nicht gleich Stein, so wie Bernstein nicht gleich Bernstein ist. Eine leicht zu verstehende Entsprechung dazu findet sich in der Homöopathie: Was dort die Urtinktur und die Potenzen, sind in der Lithotherapie die Art und Qualität der Inhaltsstoffe sowie die Amplituden (Schwingungsweiten).

Wenn diese Abstimmung nicht vorgenommen wird, dann darf das Ausbleiben einer Besserung im Befinden des hilfesuchenden Menschen nicht weiter verwundern.

Wenn mit Bernsteintherapien Erfolge erzielt werden sollen, so ist dieses fossile Harz nicht nur hinsichtliche seines Aussehens und seiner Qualität zuerst mit den jeweils zur Behandlung stehenden Organen fein abzustimmen, sondern auch auf entsprechende Qualität zu achten. Denn daumennagelgroße Stückchen helfen in den meisten Fällen nur wenig. Deshalb muß der Bernstein, der zu diesem Behufe an einem Lederband oder einer Kette um den Hals auf Höhe des physischen Herzens getragen wird, wesentlich größer sein.

Und um ganz allgemein bei der Behandlung mit Bernstein auch die gewünschten Erfolge zu erzielen, ist unbedingt auf Echtheit, Qualität und Unversehrtheit dieses fossilen Harzes zu achten. Das heißt, der Bernstein muß nicht nur so aussehen, wie dies beim natürlichen Bernstein der Fall ist, sondern er muß auch fossil sein. Und dies ist beim baltischen Bernstein mit seinem Alter von 35 bis 50 Millionen Jahren garantiert, ebenso die Qualität. Nicht so bei Vorkommen anderen Kiefernharzes, z.B. dem Kopal. Er sieht zwar aus wie Bernstein, ist aber rezent, das heißt, er ist jung, oder erdgeschichlich betrachtet, erst vor kurzem entstanden und enthält noch keine ätherischen Öle.

Unversehrtheit des Bernsteins ist dann gegeben, wenn er in seinem natürlichen Zustand belassen und nicht gepreßt wurde. Denn nicht nur das feinstoffliche Energiefeld fossilen Harzes ist es, welches die Selbstheilungskräfte aktiviert, sondern in gleichem Maße sind es auch die im Bernstein enthaltenen ätherischen Öle und die Bernsteinsäure.

Nun wird aber, offensichtlich aus wirtschaftlichen Notwendigkeiten, Bernsteingranulat (=Abfall) unter Luftabschluß auf 200 bis 250 Grad erhitzt und anschließend bei Drucken bis zu 4000 at durch eine mehrlöchrige Düse gepreßt, wodurch eine weitgehende Homogenisierung der ursprünglichen Bernsteinkörnung erreicht wird. Aber gleichzeitig mit diesem Vorgang entweichen zur Gänze die für die Behandlung von Krankheiten so wichtigen ätherischen Öle und die Bernsteinsäure. Und das Angebot am Bernsteinmarkt ist voll von Preßbernstein, wogegen es grundsätzlich nichts einzuwenden gibt, wenn diese Stücke zu Schmuckzwecken verkauft werden. Behandlungen psychosomatischer Störungen jedoch, lassen sich mit Preßbernstein nicht durchführen.

Natürlich belassener Bernstein darf als solcher, also als **Naturbernstein,** angeboten und verkauft werden. Preßbernstein hingegen kann laut international gültiger Normenklatur nur „Echt Bernstein" genannt werden, was jedoch tagtäglich zur Irreführung der Konsumenten führt, denn „echt" wird leicht mit „natürlich" verwechselt.

Im Hinblick auf die Behandlung mit Bernstein ist auch darauf hinzuweisen, daß Naturbernstein in Backöfen gebrannt wird (früher klarkochen in heißem Öl), um trüben Bernstein aufzuklaren und farblich schwachen diesbezüglich zu kräftigen. Auch dieser Bernstein ist lithotherapeutisch kaum anwendbar, da durch das Brennen die ätherischen Öle entweichen. Bernsteinkauf erfordert daher sehr viel Sachkenntnis und Mühe oder zumindest einen absolut ehrlichen und seriösen Lieferanten.

Bei chronischer Polyarthritis wird der auf den betreffenden Menschen abgestimmte Bernstein immer zusammen mit der Peridotkette getragen. Für beide Steine gilt es, für Hautkontakt besorgt zu sein. Also müssen sie unter der Kleidung getragen werden. Der Bernstein wird zu diesem Behufe am Verschluß der Kette eingehängt. Bernstein ist im übrigen das einzige lithotherapeutische Medikament, dessen Wirkstoffe nicht nur über die Haut, sondern auch über die Atmung in den Körper gelangen.

Störfaktoren

Mit den beschriebenen Steinabfolgen und deren Anwendungsformen können sehr oft schöne Erfolge erzielt werden. Der Lithotherapeut stößt jedoch sofort auf für ihn scheinbar unüberwindbare Behandlungsgrenzen, wenn er folgende Störfaktoren, welche die Therapie chronischer Arthritis in starkem Maße erschweren oder sogar unmöglich machen, unbeachtet läßt:

Depressionen

Praktisch angewandte Lithotherapie kann in der Regel für den kranken Menschen nur dann erfolgreich verlaufen, wenn ihn der Therapeut ganzheitlich sieht und behandelt. Dazu gehören in jedem Falle auch ausführliche therapeutische Gespräche. Denn auch die Persönlichkeit des chronischen Polyarthritikers im stark fortgeschrittenen Krankheitsstadium zeigt immer wieder zu beobachtende und auffallende Merkmale.

Hervorkehrendstes Merkmal ist seine selbst gewählte innere Isolation. Er trägt seine mit der Krankheit einhergehenden Nöte und Kämpfe nur mit sich selbst aus, ist scheinbar nicht in der Lage, sich emotional zu äußern und gibt seinen Mitmenschen dadurch nicht das Gefühl, ihren Beistand zu benötigen. Die Ursache dafür liegt unter anderem darin, daß der Polyarthritiker mit seinen Schmerzen und seinen Sorgen durch fortschreitende Zerstörung der Gelenke zu verkrüppeln, bis an die Grenze seiner physischen und psychischen Belastbarkeit beansprucht wird. Depressive Verstimmungen bis hin zu Depressionen stehen ständig in Wechselwirkung mit den Schmerzen an Muskeln und Gelenken. Und so vermeint er aus seiner subjektiven Sicht, daß das Nachaußendringenlassen seiner Nöte für ihn nur zu weiteren Belastungen führt. Denn bei fortgeschrittenem Krankheitsbild sind selbst gutgemeinte Ratschläge und Hilfeleistungen für ihn mit zusätzlichen Anstrengungen verbunden.

Deshalb genügt es nicht, wenn der Therapeut die für die Behandlung der chronischen Polyarthritis angezeigten Lithotherapeutika verabreicht, ohne mit dem davon betroffenen Menschen auch ein einfühlsames Gespräch zu suchen, das ihn wieder mit Zuversicht und Mut erfüllt und somit in die Lage versetzt, bei der Überwindung seiner Krankheit aktiv mitzuwirken. Sozusagen als Hilfe zur Selbsthilfe.

Cortison

Dieses Medikament muß bei chronischer Polyarthritis vom behandelnden Arzt zeitweilig eingesetzt werden, um starke Entzündungen zu hemmen. Dies geschieht durch Hemmung der Abwehrmechanismen. Wie jedoch bekannt, verläuft die Behandlung mittels Cortison meistens nicht ohne unerwünschte Nebenwirkungen. Eine dieser Nebenwirkungen führt dazu, daß die Therapiesteine nicht richtig „greifen". Und trotzdem gelingt es dem Lithotherapeuten mit ein wenig zusätzlicher Geduld die entzündlichen Prozesse abzuschwächen und somit dem Krankheitsverlauf eine Schubumkehr in Richtung der Besserung zu geben.

„Tote" Edelsteine

Aus irdischer Sicht sterben auch Edelsteine, allerdings für uns Menschen unbemerkt. Denn das physische Sterben erfolgt im Mineralreich lautlos in gänzlich anderen zeitlichen Dimensionen als in der uns umgebenden „bewegten" Welt. Um uns dies vorstellen zu können, müssen wir ganz einfach bereit sein, in geologischen Zeiträumen zu denken und uns einmal überlegen, zu welchen Zeiten viele der uns bekannten Edelsteine schon entstanden sind. Ohne es zu wissen, hatten wir sehr oft Steine in der Hand, die ein Alter von drei-, vier- oder fünfhundert Millionen Jahren haben. Ein Kristall im Alter von ein- oder zweihundert Millionen Jahren kann verhältnismäßig jung sein, und hinsichtlich seiner Kräfte steht er am Zenit seines Lebens. Hat er jedoch, wenn er in unsere Hände gelangt, zwischenzeitlich schon ein Alter von fünf- oder gar sechshundert Millionen Jahren erreicht, dann ist er vom sprichwörtlich guten Geist verlassen, also „tot" und somit lithotherapeutisch unbrauchbar.

Geopathogene Störzonen und elektromagnetische Störfelder

Diese beiden wesentlichen Störfaktoren lassen ein Behandeln mit Edelsteinen kaum zu. Dies gilt gleichermaßen für die Allopathie. Denn diese kräftezehrenden Energieformen entziehen dem Menschen mehr Lebenssubstanz, als ihm durch die Lithotherapie zugeführt werden kann.

Der chronische Polyarthritiker kann gegen diese Störfelder nur eines tun, nämlich ihnen so weit wie möglich auszuweichen, weil es dagegen keine auf Dauer wirksame Abschirmmöglichkeit gibt. Und schon gar keine mit Kristallen. Für den verantwortungsbewußten Lithotherapeuten ist es geradezu erschreckend, mit welcher Leichtgläubigkeit, um nicht zu sagen Naivität, sich Menschen Rosenquarze auf den Fernseher oder vor den Monitor stellen, um das elektromagnetische Störfeld abzuschirmen. Jeder Elektroniker kann mittels eines dafür geschaffenen Gerätes den akustischen und optischen Nachweis erbringen, daß elektromagnetische Schwingungen mittels Kristallen nicht aufzuhalten sind.

Wenn ein Ausweichen aus räumlichen oder beruflichen Gründen nicht möglich ist, dann bleibt nur eines: möglichst oft duschen oder sich bei Spaziergängen dem Wind auszusetzen. Denn fließendes Wasser und Wind entoden, das heißt, Wasser und Wind sind in der Lage, Verladungen aus geophathogenen Störzonen und elektromagnetischen Störfeldern vom Menschen abzuziehen.

Zusammenfassung:

Chronische Polyarthritis stellt auch für den Lithotherapeuten ein sehr komplexes Krankheitsbild dar. Wenn er jedoch, wie beschrieben, die zur Behandlung wesentlichen Steine Sphalerit, Kassiterit, Malachit, Peridot und Bernstein mit Bedacht und Verstand anwendet, wesentliche Naturgesetze und mögliche Störfaktoren nicht unbeachtet läßt, dann kann er, begleitend zu den Möglichkeiten der Schulmedizin, erfreuliche Erfolge erzielen. Und dies besonders dann, wenn er bereit ist, den an Polyarthritis erkrankten Menschen ganzheitlich zu therapieren, also auch seine Seele in die Behandlung mit einzubeziehen.

Mit diesen Fachinformationen an meine Leser möchte ich nicht nur Körper, Geist und Seele ansprechen, sondern auch den Wohnbereich, vom Keller bis zum Dach. Mag sein, daß wir das Glück haben und in einem wunderschönen Haus wohnen. Wenn es aber im Keller rinnt und stinkt, können wir weder Harmonie noch fließende Energie erreichen.

MARTIN RUPERT BAUER · Feng Shui Experte
Ottensteinerstraße 147
A-2344 Maria Enzersdorf · Tel. 02236 / 24324

Zum Thema: FENG SHUI

Warum ich mit Feng Shui arbeite

Feng Shui ist für mich ein sehr tiefgründiges Werkzeug. Der erste Raum, in dem ich lebe, ist mein Körper. Der zweite Raum ist mein Zuhause und der Arbeitsplatz. Der dritte Raum, auf dem ich mich bewege, ist unsere Erde. Alle drei haben eines gemeinsam: „Leben pulsiert in ihnen".

Pflege ich „das Leben" in meinem Körper, so wirkt sich dies sichtbar auf mein Lebensgefühl aus. Beachte ich meinen zweiten Körper – den Lebens-/Arbeitsraum – so zeigt sich dies fühlbar in meiner Lebensqualität. Ist meine Lebenseinstellung dem dritten Raum – der Erde gegenüber – auf „sozial" geschaltet, so gibt mir die Umweltsituation Antwort auf mein Verhalten.

Mein Körper, meine Räume und unsere Erde sind dicht ineinander verwoben. Ein Raum lebt und wirkt durch den anderen. Wenn ich mich in meinen Räumen erfolgreich zum Ausdruck bringe, ist schon vieles erreicht.

FENG SHUI · Das Lächeln im Raum

Feng Shui heißt übersetzt Wind und Wasser. Es ist ein bildhafter Ausdruck für das, was hinter Feng Shui steht: die Lebensenergie, die uns bewegt und erhält. Feng Shui ist ein Werkzeug mit dem das eigene Wachstum, Glück und Wohlbefinden gefördert werden kann. Mit einer jahrtausendealten Tradition hat Feng Shui uns einiges an Weisheit über Wohn-, Büro- und Lebensphilosophie zu bieten.

Warum gerade diese beiden Worte Wind und Wasser?

Ohne diese Elemente können wir nicht leben, denn wir brauchen Luft zum Atmen und unser Körper besteht aus über 90% aus Wasser. Ebenso verhält er sich mit der Erde – der Natur. Die Chinesen haben durch genaue Beobachtung der Elemente herausgefunden, wie sie sich bewegen und die Erde bzw. den Menschen formen. In diesen beiden Elementen, Wind und Wasser, befindet sich die Lebenenergie in ständiger Bewegung. Denken Sie dabei an die Reaktion auf schnell fließendes Wasser oder eine sanfte Abendbrise.

Warum reagieren wir so stark darauf?

Die Augen sind die Fenster der Seele und unserer Wahrnehmung. Die Wahrnehmung formt unser Seelen- und Gefühlsleben, ob wir wollen oder nicht. Ein Beispiel ist: Sie sehen zuerst ein Gefängnis und anschließend einen schönen, ästhetischen Garten. Die Chinesen gingen daher mit ihren Betrachtungen noch weiter und fragten sich: „Wenn Wind und Wasser einen Einfluß auf den Menschen ausüben, so muß auch die Natur, die Umgebung, die Hausform, die bauliche Struktur auf jeden Menschen wirken". Weiters kamen sie zu dem Ergebnis: „Wenn im Körper des Menschen die Energie in den Meridianen fließt, so muß auch in den Räumen, auf und in der Erde, Energie fließen". Und außerdem: „Der Mensch ist die Krönung der Schöpfung. Er besitzt einen freien Willen und muß daher die Möglichkeit besitzen auf sein Leben Einfluß nehmen zu können".

Feng Shui stellt vor allem im Wohn- und Arbeitsbereich die Frage: „Wie fließt die Energie?"

Erster sichtbarer Aspekt von „Energie fließt"

In der Natur ist die natürliche Bewegung z.B. von Wasser, wellenförmig. Denken Sie dabei an einen Bach, der in Meandern fließt oder an einen Weg, der sich sanft an die Landschaftsform anpaßt.

Wie schaut dies nun in Räumen aus?

Begrüßt Sie ein nettes, freundliches Vorzimmer mit der Gelegenheit anzukommen – ein ausgewogenes Fließen? Das Gegenteil ist z.B., daß man sich mit dem Öffnen der Eingangstür eigentlich schon im Wohnzimmer befindet und durch zu große Fenster den Eindruck hat, wieder im Freien zu stehen – in diesem Falle fließt die Energie zu schnell.

Ziel von Feng Shui ist es, ein rundes Ambiente zu schaffen, in dem die Energie in ausgeglichenem Maße zum Fließen kommt. Die persönliche optische Wahrnehmung, die Lebenseinstellung, sowie der natürliche Hausverstand spielen dabei eine große Rolle. Z.B.: Sie werden beim Eingang von einem angenehmen Licht und einer hübschen Vase begrüßt – rundes und weiches Fließen, oder von einem Haufen Schuhe – leicht chaotisches Fließen.

Der zweite fühlbare Aspekt von „Energie fließt" heißt: Plätze an denen sie sich sehr wohl fühlen, oder Orte, die sie, wenn es geht, vermeiden.

Das gefühlsmäßige Wohlbefinden kann von einem einzigen Platz, z.B. dem Sofa, auf alle Räume ausgedehnt werden. Wie? Durch strategisches Plazieren ihrer Möbel, kombiniert mit Farbe, Pflanzen, Licht und anderen Feng Shui-Hinweisen. Es gibt jedoch Situationen, wo ein Unwohlsein in einem Raum nicht sofort mit optischen Maßnahmen gelöst oder erklärt werden kann, und wir kommen somit zum **dritten, unsichtbaren Aspekt von „Energie fließt".**

Dies hat damit zu tun, daß wir aus der Erde geschaffen sind. Auf der Erde wirken der Erdmagnetismus, die Himmelsrichtungen, Erdbeben, Föhn und andere Kräfte auf das Umfeld. Im nächstgrößeren Betrachtungsrahmen steht die Erde unter anderen Einflußfaktoren wie z.B. der Sonne – Sonnenflecken, dem Mond und bestimmten Sternenkonstellationen, die auch ihre Wirkung zeigen.

Hier haben die Chinesen ein ausgeklügeltes System, basierend auf der Elementenlehre, dem Geburtsdatum, der Beobachtung und den Himmelsrichtungen entwickelt, mit dem sich günstige bzw. ungünstige Strömungen, sei es auf und in der Erde oder von den Sternen zum Nutzen der Menschen ablesen lassen.

Feng Shui hat immer eine Lösung zu bieten.

Dahinter steht eine Philosophie, die sich mit einem Satz darstellen läßt: „Jede bestehende Situation kann zum eigenen Vorteil verändert werden".

Der **vierte, sichtbare Aspekt** zeigt sich in der Raumform als auch in den Räumen selbst: Das Lebensthema, das sich durch das ganze Leben zieht.

Die Raumform:

Bestimmte Menschen ziehen wiederholt in ähnliche Haus-, Wohnungs- und Büroformen. Das heißt in Räumlichkeiten, wo bestimmte Ecken ausgespart sind, treten immer wieder die gleichen Themen ans Tageslicht. Sei es Partnerwechsel, ständiges Auf und Ab, finanzielle Unausgeglichenheit, aber auch positiv gesehen Geschäftserfolg, Durchsetzung, glückliches Familienleben. Durch wiederholte Bestätigung der Beobachtung entwickelten die Chinesen daraus ganze Listen von Maßnahmen, wie man diesen räumlich fehlenden Bereich – das eigene Lebensthema – optisch und subjektiv aufwerten kann.

Der Raum:

Manchmal ist jedoch das Lebensthema nicht so offensichtlich in der Raumform verborgen, sondern in den Räumen selbst. Z.B.: Empfindet ein Mensch Unruhe, so sehnt er sich in seinem Innersten nach nichts anderem als Ruhe. Und doch besteht ständig diese Unruhe. Hier schießt sich oft die Psyche des Menschen selbst ein Eigentor. Warum? So wie der Mensch ißt, so ist er. Das gleiche gilt für den Wohnbereich: So wie der Mensch wohnt, so ist er. Die Gewohnheit, das Lebensthema, wird unbewußt und auf natürliche Weise um sich herum im Raum, sei es durch Farben, Formen, Bilder, Möbel, Objekte zum Ausdruck gebracht.

Feng Shui leistet hier wertvolle Unterstützung in der eigenen Betriebsblindheit, denn jeder Mensch sei er liebevoll oder noch so garstig, hat in sich die Sehnsucht nach Frieden, Liebe, Harmonie und Reichtum. Durch Symbole, Farben, Formen und andere Mittel hilft Feng Shui dem Menschen seine eigene Richtung, seinen eigenen Herzensweg mit Mut zu beschreiten. Feng Shui bereichert die private und die geschäftliche Seite des Lebens mit wertvollem Wissen und ist spürbar und faßbar zugleich.

Wenn für die Asiaten geschäftlich wie privat Feng Shui von Nutzen und Erfolg ist, so sollte es auch für uns Europäer wichtig sein „Das Lächeln im Raum" auf unsere Art und Weise zu begrüßen.

SO SIEHT ES IN DER PRAXIS AUS

Geht es Ihnen auch so, daß bestimmte Landschaftsbereiche, Gärten, Bäume, Pflanzen, Berge, Gewässer und Gebäude, innen und außen eine eigene Faszination auf Sie ausüben? Für mich trifft dies auf fernöstliche Bereiche zu. Gewiss, ein Baum, hier oder dort hat einen Stamm und ein Geäst, kleiner oder größer, dennoch fühle ich z.B. beim Anblick eines Bildes mit fernöstlichem Flair mehr. Ein Baum, ein Garten, ein Teich, eine Pagode drücken für mich erhebende, malerische Atmosphäre aus und lassen mich bloß beim Anblick ungleich mehr genießen und Harmonie empfinden, ja, es geht noch weiter, lassen in mir den Wunsch entstehen, etwas von dieser Atmosphäre in unseren Wohnbereich zu holen. Denn Feng Shui, so empfinde ich, ist mehr als „Wind und Wasser", ist mehr, als nur eine chinesische Wohnphilosophie. Es kommt erst dann zum Tragen, wenn es mich in seiner Gesamtheit umfaßt und einhüllt und mich den Unterschied von einem zu anderen Wohnbereichen fühlen läßt, so daß ich an einem anderen Ort, z.B. im Urlaub, Sehnsucht nach meinem Heim und Zuhause habe.

Um diesen Zustand zu erreichen, muß man vorher einiges tun. Nachdem ich mich nun entschlossen hatte, dieses Buch zu schreiben, hatte ich den Wunsch nach einem eigenen Arbeitsplatz. Nicht auf jedem Platz in der Wohnung oder im Büro fühlte ich mich gleich wohl oder war von der nötigen Energie umgeben. Nun mußte ich diesen Wunsch erst mit meinem Mann abklären, denn er hatte die Befürchtung, Feng Shui heißt, die Wohnbereiche von Vorhandenem zu räumen und neu einrichten zu müssen. Da mein Mann zu diesem Zeitpunkt gerade mit dem Renovieren fertig war, war seine Furcht berechtigt, und ich konnte ihn ja verstehen, obwohl ich besser wußte, daß es „sanftere Möglichkeiten" gibt.

In der Praxis wählt man nun einen Experten, der ins Haus kommt. Dazu braucht er einen Plan von Haus, Wohnung, Garten, ect., und die Geburtsdaten der in diesem Bereich Wohnenden. Er möchte wissen, ob es besondere Vorkommnisse gibt oder gab; das mag Generationen zurückliegen und bezieht sich auf Ereignisse „höherer Gewalt" wie Feuer oder Wasser, Krankheiten, Unfälle, Krebs, Einbrüche, etc. Außerdem will er noch wissen, welches Thema ist den Bewohnern wichtig. Wo gibt es Mißtöne oder Mißerfolge, wo hätte man gerne eine Änderung bzw. eine Verbesserung. Welches ist das Lebensthema, wo liegen die „Stolpersteine", in der Partnerschaft, im Arbeitsbereich, im mitmenschlichen Bereich, am geschäftlichen (Miß-)Erfolg oder im gesundheitlichen Bereich, weil man sich einfach immer müde, lustlos und schlapp fühlt? Diese Aussagen und Wünsche werden besprochen und vom Experten durch Ihre Mitarbeit zum besten Ergebnis für Sie vollendet.

Dabei kommt man darauf, daß es nicht gleichgültig ist, wie Fenster, Türen, Möbel, Spiegel, Lichtquellen, Bilder, Schreibtische, Sitzecken angeordnet sind, denn sie können Energie spenden oder den Chi-Fluß verhindern oder uns überhaupt mit schädlicher Energie umgeben. Auch bestimmte Farben können wir als angenehm empfinden, andere als störend. Kanten und Spitzen können bedrohlich wirken oder das höhere, größere Nachbarhaus könnte uns er- oder bedrücken. Bekommt man diese Umstände dann fachlich erklärt, kann es das berühmte „AHA"-Erlebnis auslösen, wie „hier habe ich mich nie wohlgefühlt" oder „das war immer schon mein Lieblingsplatz", nur erkannte ich nicht, warum. Natürlich kann man nun nicht das eigene oder das Nachbarhaus entfernen; es gibt unzählige Tips und Tricks, wie man derlei negative Wirkungen auflösen kann.

Sehr interessant ist auch die Wirkung der Elemente in der Partnerschaft. Sie kann fördernd oder störend sein, man kann sie stärken, hemmen oder ausgleichen. Die verbindenden Elemente bei meinem Mann und mir sind z.B. Wasser und Holz. Jahrzehntelang war die Verbindung innerhalb des Tischlereibetriebes das Holz, zu dem wir beide eine enge Beziehung haben, die sich auch auf den privaten Wohnbereich fortsetzt. Als Krebs- und Fische-Geborene fühlen wir uns auch gerne von Wasser umgeben und genießen im Wohnbereich den Einsatz von Wasser, Springbrunnen und Wasserfall als harmonisierend und energiespendend.

Als mein Arbeitsplatz fertig war, konnte ich ganz begeistert fühlen, so ist es richtig, hier fühle ich mich wohl, hier kann ich arbeiten. Es ergab einen enormen Unterschied von vorher und nachher.

Feng Shui umfaßt unter anderem acht wichtige Plätze innerhalb des Wohnbereiches. Das gilt im Großen für die ganze Wohnung und im Kleinen für jeden Raum. Diese Plätze sind den Bereichen: Ehe · Kinder · Hilfreiche Menschen · Karriere · Wissen · Familie · Reichtum (auch geistiger Reichtum) und Ruhm gewidmet.

Wenn Sie sich vorstellen, Sie teilen Ihren Wohnbereich im Großen wie im Kleinen längs und quer in drei Teile, dann ergeben sich hinten drei Teile und vorne drei Teile, wobei Sie sich den Eingang jeweils vorne vorstellen, rechts, links oder mittig. Auch seitlich haben Sie nun links und rechts drei Teile, wobei sich die Ecken wiederholen.

Wenn wir nun die Bereiche benennen, ergeben sich:

hinten, linke Ecke für Reichtum, nicht nur reich sein, auch geistiger Reichtum,
hinten Mitte, Ruhm,
hinten, rechte Ecke für Ehe und Partnerschaft,
rechte Seite, Mitte, für Kinder,
vorne, rechte Ecke, für hilfreiche Menschen,
vorne, Mitte, Karriere,
vorne, linke Ecke, Wissen,
linke Seite, Mitte, Familie.
Sodaß seitlich, Mitte, links, Familie und Mitte, rechts, Kinder gegenüberstehen.

Diese Bereiche kann man nun entsprechend schmücken oder ausstatten. Nicht sehr vorteilhaft ist es, wenn der Platz für Ehe- oder Partnerschaft da ist, wo das WC, die Schmutzwäsche oder der Mistkübel plaziert sind. Ebenso ungünstig wäre der Platz für die Karriere. Auch hier gibt es Abhilfe. Diese Beispiele beruhen in unserer Familie auf Tatsachen. So stehen bei uns seit der Feng Shui Erkenntnisse auf dem Tischchen im Ehe- oder Partnereck immer Blumen. Es muß nicht gleich ein großer Blumenstrauß sein, eine einzelne Blume tut es auch, wobei drei frische Gänseblümchen in einer winzigen Vase mehr Energie spenden als ein Riesenstrauß von Plastikblumen, der spendet nämlich keine. Es könnte auch z.B. ein Herz aus Rosenquarz liegen oder als Partnersymbol jeweils zwei Stück von einer Tierart, eventuell Delphine oder Elefanten, oder andere, es könnten auch 2 Teddys sein. Wichtig ist, die Verbundenheit in der Partnerschaft zu symbolisieren. Oft genügt es, wenn man den gesunden Hausverstand spielen läßt, Positives fördert und Negatives meidet. Vielleicht haben Sie jahrelang auf den Platz für Ehe- und Partnerschaft eine rote Rose gestellt, ohne die Bedeutung zu kennen, dann haben Sie ein gutes Gespür und hätten rein intuitiv gehandelt.

ING. WILHELM MOHORN
Schneedörflstraße 23
A-2651 Reichenau/Rax
Telefon 02666 / 38 75 20

Zum Thema: RAUMENERGIE

Neue Raumenergietechnik gegen feuchte Gebäude

Einführung in die Problematik

Während Milliardensummen in die Raumforschung und Kriegsführung investiert werden, leben allein in Europa noch einige Millionen Menschen in ungesunden feuchten, alten Gebäuden oder Wohnungen. Eine Umfrage in Österreich an betroffene Althausbesitzer ergab Erschreckendes.

Etwa 50% der Befragten wußte nicht wirklich, warum die Gebäude feucht sind. Worüber sich alle ziemlich einig waren, ist die Tatsache, daß feuchte Räume der Gesundheit schaden könnten.

Die meisten von ihnen bekämpften alle paar Jahre die Symptome der Mauerfeuchte, statt die eigentliche Ursache zu beheben.

Die Hauptsache bei alten Gebäuden

Aus der europäischen Bauforschung weiß man, daß die alten Isoliermaterialien (z.B. Teerpappe) im aufgehenden Mauerwerk mit der Zeit verrotten und spröde werden. Die Folge ist, daß Grundfeuchte vom porösen Mauerwerk wie ein Schwamm hochgesaugt wird und somit das darüberliegende Mauerwerk befeuchtet. Bauphysiker sprechen hier von der Kapillarwirkung der Mauern. Dazu kommen aggressive Bodensalze, die mit der Bodenfeuchte aufsteigen und ihre oft irreparablen Schäden am Verputz verursachen.

Die Symptome muß man erkennen

Der moderne Mauerwerks-Diagnostiker erkennt an optischen Merkmalen (sichtbare Symptome), ob es sich um aufsteigende Feuchte handelt. Es gibt eine seitenlange Liste von Symptomen, die der Autor bei seiner Feuchte-Symptomforschung zusammengestellt hat (Lit. 1).

Ein kleiner Auszug davon: Anstreichschäden bzw. Feuchtefleckenbildung, in weiterer Folge Putzabsprengungen oberhalb des Sockels, Fleckenbildung und Verfärbungen an Tapeten, häufig zuerst im oberen Bereich des Putzes – dann durchgehend bis Bodenniveau, feuchtmodriger Geruch trotz ständigen Lüftens etc.

Der falsche und teuere Weg: Symptombekämpfung

Nach dem Motto: „Wie verstecke ich die feuchten Mauern vor den anderen?" oder „alle paar Jahre wieder Putzsanieren" beflügelt so manchen Althausbesitzer und Do-it-yourself-man und läßt seine Konten schrumpfen. So wird z.B. das feuchte Mauerwerk verfliest oder mit einem Zementputz regelrecht abgedichtet. Die Folge kennt bald jeder, Feuchte steigt noch höher und erreicht nach einigen Prozeduren das erste Stockwerk. Ein schöner Anblick!

Manche „Fachexperten" empfehlen sogenannte Spezialputze, um das Mauerwerk anzutrocknen. Der Ausdunstungseffekt des Verputzes ist kurz- bis mittelfristig vorüber, da die Poren des Verputzes mit Bodensalzen verstopft werden. Die Feuchte steigt wieder höher – auch wenn man sie länger nicht sieht – und zerstört weiterhin das Mauerwerk.

In dieser Branche der Althaussanierung erlebt man die wahren Wunder dieser Welt, das einige Bücher füllen könnte. Der Höhepunkt ist bestimmt der Vollwärmeschutz und das Anbringen von Energiesparfenstern bei feuchten Mauern. Innerhalb weniger Jahre entsteht im Wohnungsinneren ein biotopähnliches Klima, wo Sporen und Ungeziefer bestens gedeihen. Die volkswirtschaftlichen Schäden gehen in die Milliarden.

Konventionelle Methoden

Es gibt viele mehr oder weniger gute Verfahren, um die aufsteigende Nässe zu beseitigen. Mechanische Methoden, wie das Durchschneiden der Mauern, sind zwar meist wirksam aber extrem kostspielig und für die Bausubstanz häufig schädigend. Chemische Methoden der Mauerinjektage, sind zwar günstiger, aber weit wenig wirksam, da eine 100%ige Porenverstopfung mit Injektageflüssigkeit selten gelingt. Und wenn, dann schrumpft das Injektagemittel mit der Zeit, wodurch sich ein neues Kapillarsystem bildet, wo Feuchte wieder aufsteigen kann. Die bausubstanzschonenderen Verfahren arbeiten mit Elektroden im Mauerwerk unter Ausnützung physikalischer Gesetze. Bei größeren Salzbelastungen der Mauern werden jedoch die meisten Elektrodenmaterialien zerstört und die Anlage wird unwirksam. Resistente Elektroden aus einer Platinelegierung sind zwar lange wirksam aber sehr teuer.

Die neueren Methoden im Satellitenzeitalter

Seit einigen Jahren setzen sich immer mehr Geräte durch, die quasi wie ein Sender funkartig die Feuchtemoleküle im Mauerwerk nach unten befördern. Abgesehen von der Lebensdauer der Geräte, ist diese Verfahrensgruppe für die Bausubstanz die schonendste Lösung. Für die Bewohner ist dieser zusätzliche Elektro-Smog allerdings ein zusätzlicher Reizfaktor, da die Feldleistung dieser Geräte relativ hoch sein muß, um einige Meter Mauern durchdringen zu können, um an den entferntesten Mauerbereichen auch noch eine Wirkung erzielen zu können. Dies liegt in der Natur von elektromagnetischen Wellen, die durch massive Mauern stark gedämpft werden.

Die homöopathische Methode

Seit ca. 13 Jahren gibt es in Europa ein Gerät, welches ohne Stromanschluß und Batterien Gebäude nachweislich trockenlegt. Die Baubiologen bezeichnen diese Methode häufig als homoöpathisches Verfahren, da offensichtlich mit sehr geringen Umwelt-Energien doch einiges bewirkt werden kann. Diese Innovation, die übrigens mit zahlreichen Auszeichnungen versehen wurde, erfüllt auch einen weiteren Grundsatz der Baubiologie, nämlich die Dämpfung geologischer Störfelder.

Geologische Störfelder

Es ist in der Bauforschung als auch der Baubiologie bekannt, daß geologische Störfelder (z.B. verursacht durch eine Wasserader), die aufsteigende Feuchte noch höher aufsteigen läßt – tw. um den 2- bis 3-fachen Normalwert! Diese geologisch verursachten Störfelder stören auch das Regulationssystem des menschl. Organismus (Lit. 2). Bei Kreuzungen von Wasseradern in unterschiedlichen Wasserhorizonten spricht man auch von typischen Krebspunkten (Lit. 3). Eine Untersuchung bei Anwendern dieses autarken Gerätes, als auch Versuche in Rinderstallungen, radiästhetische Untersuchungen und nicht zuletzt meßtechnisch nachweisbar trockene Mauern, bestätigen eindeutig die dämpfende Wirkung auf geologisch verursachte Störfelder.

Die Schulphysik contra physikalisch unerklärbare Phänomene

Der grenzwissenschaftliche Bereich bietet eine Menge existierende Phänomene, die die Schulphysik in Erklärungsnotstand bringt. Am Beispiel der geologischen Störfelder (sogenannte Erdstrahlen), sicher eines der größten Stiefkinder der Physik, läßt es sich am besten demonstrieren. Bis heute hat die offizielle Physik für diese Energieform keine Erklärung gefunden. Empfindliche Meßgeräte wie z.B. Geomagnetometer, UKW-Feldsonden u.a. Meßverfahren, messen zwar offensichtlich die Auswirkungen und Wechselwirkungen der sogenannten Erdstrahlen auf die bekannten Energiespektren, jedoch nicht die sogenannte Erdstrahlung selbst (Lit. 4). Sicher ist, daß es sich hier nicht um eine elektromagnetische Energie handelt, denn diese würde durch einige Meter Erdreich total gedämpft, bzw. eigentlich abgeschirmt werden, ähnlich wie man in einer Tiefgarage oder einem Bergwerk keine Radio- oder Funksignale mehr von außen empfangen kann. Da es diese geologischen Störfelder wirklich gibt, darüber ist man sich soweit einig, ist eine erweiterte Sicht der Physik notwendig.

Eine erweiterte Sicht der Erdenergie

Neben dem Erdmagnetfeld, dem elektrostatischen, dem elektromagnetischen Erdfeld und dem Gravitationsfeld (= Schwerkraftfeld) der Erde, gibt es soweit nachweisbar noch ein weiteres Erdenergiefeld. Dieses bestimmte Feld ist für viele unerklärbare Wirbelphänomene verantwortlich u. a. auch für die geologischen Störfelder. Dieses Erdfeld durchdringt Materie relativ leicht und ist, was die Eigenschaft der Materiedurchdringung betrifft, dem Erdmagnetfeld bzw. Gravitationsfeld sehr ähnlich. Es besitzt offensichtlich aber einen Wellencharakter wie elektromagnetische Wellen, nur andere Wellenstrukturen, die Materie viel leichter durchdringen.

Der Gravomagnetismus der Erde

Aufgrund verwendeter Antennenformen bei den vorhergenannten Entfeuchtungs- und Störfelddämpfungsgeräten, wurde vom Autor eine Wellenstrukturforschung durchgeführt. Die dabei gefundene Wellenstruktur könnte man gravomagnetische Welle bezeichnen. Sie besteht aus einer magnetischen Wellenkomponente, um die eine gravitatorische (oder auch „Schwerkraftwelle") zirkuliert (Lit. 5 und 6). Die ganze Erde ist mit diesem gravomagnetischen Feld umgeben, welches verschiedene Frequenzen aufweist. Jede auftretende Frequenz entspricht jener Eigenfrequenz von bestimmten Stoffen (Atome, Moleküle etc.), die in unserem blauen Planeten vorhanden sind.

Kosmische freie Energie

Immer mehr moderne Physiker, Raumforscher und freie Energieforscher gehen davon aus, daß es im Kosmos kein wirkliches Vakuum gibt. Der Raum ist mit einem materiedurchdringenden Kraftfeld – einer Urenergie – ausgefüllt. Diese Energie kann man sich als Träger aller anderen Energieformen vorstellen. Sie manifestiert sich quasi über uns bekannte Energieformen wie die Schwerkraft u.s.w., indem sie mit Materie (z.B. der Erde), in Wechselwirkung geht, um umgewandelt zu werden (Lit. 5, 7).

Das Aquapol-System

Ein nun international tätiges Unternehmen namens Aquapol, vertreibt ein Gerät (im Text vorher schon erwähnt), welches der Autor entwickelt und patentiert hat. Diese antennenartigen Geräte werden etwa zentral im Gebäude installiert und bringen in dessen Reichweite die Mauern zum Austrocknen. Als positivem Nebeneffekt werden geologische Störfelder (falls welche vorhanden), stark gedämpft, wodurch das baubiologische Raumklima enorm aufgewertet wird. Diese Aggregate arbeiten auf einem komplett neuen Generatorprinzip, für das der Autor u. a. mit dem Staatspreis in Form der Kaplanmedaille in Österreich bzw. sein Unternehmen mit einer Innovationsurkunde vom Land Niederösterreich ausgezeichnet wurde (Lit. 5)

Neue Raumenergietechnologien sind Anlaß genug, um neue Hoffnung für eine umweltfreundlichere Zukunft des Planeten zu schöpfen. Nur mit gemeinsamer Anstrengung und hochgekrempelten Hemdsärmeln, läßt sich unsere Umwelt und unsere Lebensqualität verbessern.

Es liegt nun an Ihnen, lieber Leser, was Sie daz beitragen wollen und können. Wir Autoren wünschen Ihnen auf alle Fälle viele neue Erkenntnisse und ein erweitertes Bewußtsein für Ihre zukünftigen Aktivitäten.

Literaturverzeichnis:

1) *Mohorn/Forschungsbulletin vom 14/3/93*
2) *Bergmann/Risikofaktor Standort*
3) *Pohl/Erdstrahlen als Krankheits- und Krebserreger*
4) *Werbik/Elektromagnetische und andere physikalische Zustände an sogenannten Reaktionszonen*
5) *Aquapol/Videofachfilm VOL II/Die Kräfte des Universums*
7) *Raum & Zeit/Spezial 7*
8) *Schaffranke/Einsteins neues Konzept des Äthers*
9) *VAP/Nikola Tesla – Das Genie unserer Zukunft*
10) *VAP/Nikola Tesla – Erfinder ohne Nobelpreis*
11) *Barth/Der gigantische Betrug mit Einstein*
12) *Gruber/Innovative Energietechnologien: Auswirkungen auf Politik, Wirtschaft und Gesellschaft*

DR. HERWIG ROTTER
Arzt für Allgemeinmedizin
Wieshöfstraße 14 · A-3121 Karlstetten
Tel. 02741/7300, Fax 73 004

Zum Thema: ERDSTRAHLEN

Ein Rückblick auf 20 Jahre Erfahrung in der täglichen Praxis eines Arztes für Allgemeinmedizin

Zum Thema Wünschelrute und Rutengänger liegt eine nahezu unübersehbare Fülle an Literatur jeglichen Niveaus vor. Der historische Ursprung der Rutengeherei ist nicht bekannt, es gibt aber Informationen darüber, daß man sich beispielsweise in China schon vor Jahrtausenden mit dem Problem „guter" und „schlechter" Plätze befaßte. In den Grabstätten von Pharaonen im Tal der Könige in Ägypten, die aus der Zeit um 2.000 v. Chr. stammen, fand man Sandsteinpendel sowie Bilder, die Priester mit der Gabelrute zeigen. Ab dieser Zeit findet man in fast allen Kulturkreisen historisch einwandfrei nachweisbare Zeugnisse von Kenntnis und Anwendung der Wünschelrute.

Ab dem 16. Jhdt. findet man bereits in der Literatur Anweisung für den Umgang mit Rute und Pendel. Der große Arzt, Alchimist und Philosoph Paracelsus ist wohl der Begünder der wissenschaftlichen Rutenkunde. Ab diesem Zeitpunkt wird die Rute unter anderem auch im Bergbau in zunehmenem Maße zum Aufsuchen von Erzlagern verwendet (bekannt vor allem das Werk von Georgius Agricola „De re metallica" aus dem Jahre 1557). Ab dem 18. Jhdt. gibt es viele große Ärzte und Denker, die sich mit der Radiästhesie beschäftigt haben. Um nur einige zu nennen: der Arzt Samuel Hahnemann, der Vater der Homöopathie; aber auch Johann Wolfgang von Goethe, wohl eines der größten Genies seiner Zeit, befaßte sich ausführlich mit der Radiästhesie.

So wurde beispielsweise 1807, also vor nahezu 200 Jahren, schon in einem heute noch gültigen Artikel geschrieben: „Die Versuche, welche man mit der Wünschelrute gemacht hat, gehören unter die außerordentlichen Erscheinungen in der Natur und ihre Folgen können von der höchsten Wichtigkeit sein. Ebendaher ist es unumgänglich notwendig, hier mit Strenge, Mißtrauen und verdoppelter Vorsicht zu Werke zu gehen. Auf der anderen Seite darf man die Zweifelsucht nicht zu weit treiben, sondern muß ihr dann Grenzen setzen, wenn eine lange Reihe übereinstimmender Tatsachen es gebietet. Diese Sätze sind so einfach, daß man glauben sollte, jeder vernünftige Mensch müßte von ihrer Wahrheit durchdrungen sein. Dessen ungeachtet zeigt die literarische Geschichte der Wünschelrute, daß einesteils zu große Leichtgläubigkeit, andernteils übertriebene Zweifelsucht die Fortschritte der Entdeckungen über diesen Gegenstand gänzlich gehemmt haben, sodaß wir bis zum Jahre 1807 nicht weiter gekommen sind, als man vor 200 Jahren gewesen ist!"

Etwa 100 Jahre später schrieb Graf von Klinckowstroem in der Naturwissenschaftlichen Wochenschrift im Jahre 1918 unter anderem: „Das Problem ist zum Gegenstand lebhafter Erörterungen geworden, die in ihren Ergebnissen miteinander oft in krassem Widerspruch stehen. Der Grund für diese Divergenz der Ansichten liegt darin, daß das Wünschelrutenphänomen eine weit kompliziertere Erscheinung ist, als es zunächst den Anschein hat, da es auf der Grenzscheide verschiedener Disziplinen gelegen ist und von der schmalen Basis einer einzelnen Fachwissenschaft aus nicht geklärt werden kann!"

Ferdinand Sauerbruch, wohl der bedeutendste Chirurg in der ersten Hälfte des 20. Jhdts. erkannte bereits das Problem und gab deshalb den von ihm an Krebs operierten Patienten den Rat, sich nicht mehr in dasselbe Bett zu legen.

Ab 1930 gibt es eine Unmenge an Literatur zu diesem Thema, in erster Linie von Physikern und eigenartigerweise auch oft von Priestern verfaßt. Das Wissen gerät aber kurzfristig durch die Wirren des 2. Weltkrieges in Vergessenheit. In der Zeit des Wiederaufbaues und dann später im Zeitgeist der Atomspaltung und des explodierenden Fortschrittes in Wissenschaft und Technik hatte man natürlich wenig Interesse an scheinbar banalen Phänomenen einiger Sonderlinge.

Erst in den siebziger Jahren, als man erstmals die Zeitbombe Chemie und Technik ticken hörte und der „Club of Rome" seinen warnenden Finger erhob und die Rückkehr zur Natur forderte, begann der eigentliche Aufschwung jeglicher alternativer Wissenschaften.

In der Medizin erinnerte man sich wieder an jene kühne Behauptung von Gustav Freiherr v. Pohl aus dem Jahre 1930: Von unterirdischen Spalten (geologisch nennt man sie Verwerfungen) und Wasserführungen gehen Strahlen aus, die biologisch aktiv sind! Freiherr v. Pohl nannte sie sogar: „Krebslinien". Und er war auch bereit, dieses den damaligen Wissenschaftlern zu beweisen.

Der 29. Jänner 1929 war für die Radiästhesie ein historischer Tag. Damals wurde Pohl von Wissenschaftlern die bayrische Kleinstadt Vilsbiburg zugewiesen, in der er vorher noch nie war. Und sie wurde durch ihn mit der Rute untersucht. Die Ortsbegehung, die amtlich protokolliert und beglaubigt wurde, dauerte einige Tage, und es waren immer mehrere Amtspersonen dabei, die auch anschließend unterschrieben, was sich dabei zugetragen hatte. Freiherr v. Pohl stellte mit der Rute fest, wo sich seiner Meinung nach gesundheitsgefährdende und kritische Plätze und Häuser in Vilsbiburg befinden. Pohl trug auch alle Strahlungen, die von unterirdischen Wasserläufen und Verwerfungen ausgehen, in eine Karte der Stadt ein. Anschließend zeichnete Obermedizinalrat Bernhuber die Krebstodesfälle der letzten Jahre ebenfallls in einen genauen Stadtplan ein. Und dann wurde amtlich überprüft: Es war unheimlich, denn die Häuser der Krebstoten lagen genau auf jenen Linien, die Pohl in seine Karte eingezeichnet hatte. Diese Karte wurde 1972 vom Ulmer Radiästheten Stängle nochmals überprüft, und er kam auf dieselbe Grundstrahlung wie seinerzeit Freiherr v. Pohl: Pohl hatte damals den ersten Blindversuch einer menschlichen Ansiedlung gemacht – und der ansässige Mediziner mußte ihm rechtgeben. Als diese Arbeit veröffentlicht wurde, wurde sie von der Schulmedizin nicht anerkannt, weil die Krebssterblichkeit in Vilsbiburg weit über dem bundesweiten Durchschnitt läge.

Pohl unterzog sich deshalb einer weiteren Prüfung. Vom statistischen Landesamt in München wurde ihm ein Ort, nämlich Grafenau zugewiesen, weil dort die Krebssterblichkeit damals bundesweit am niedrigsten war. Die ebenfalls amtlich protokollierte Untersuchung brachte wieder dieses unheimliche Ergebnis. Wieder korrelierten die Krebstoten mit den angegebenen Störzonen.

Die Pohl'schen Überlegungen hatten fußgefaßt. Der Stettiner Stadtarzt Dr. Hager führte 1932, ähnlich wie Pohl, eine Untersuchung seiner Heimatstadt durch. Nur ging er seine Arbeit von der anderen Seite an: Er ließ sich eine Aufstellung sämtlicher Krebstodesfälle von Stettin von 1910–1931 anfertigen; nun untersuchte Dr. Hager jene Häuser, in denen mehr als 5 Krebstodesfälle in den letzten 20 Jahren aufgetreten waren (insgesamt 79 Häuser). Er fand auch hier ausnahmslos radiästhetisch schwerwiegende Störzonen. Jene 5 Häuser, in denen allein mehr als 190 Krebstote zu beklagen waren, bezeichnete Dr. Hager schlicht als „Krebshäuser".

Dazu ist allerdings zu sagen, daß die Menschen früher die Schlafstätten sicher nicht so häufig wechselten wie das ja heute durch Zweit- und Drittwohnsitze der Fall ist. Darüber hinaus darf man die Fähigkeiten der alten Ärzte keinesfalls unterschätzen. Was die Diagnostik mit einfachen Mitteln betrifft, waren sie uns aus heutiger Sicht sicher überlegen!

Jedenfalls bestätigten diese Untersuchungen, was der englische Arzt de Haviland bereits 1861 schrieb: „...daß die Beschaffenheit des geologischen Untergrundes mit vielen Krankheiten in Zusammenhang steht".

Ab ca. 1970 begann man nun weltweit an vielen technischen Universitäten mit der Erforschung des „Wünschelrutenphänomens". Bahnbrechend war sicherlich die wissenschaftliche Untersuchung an der Universität München unter der Leitung von Prof. Dr. Betz und Prof. Dr. König, die 1989 erstmals den wissenschaftlich anerkannten Beweis liefern konnten, daß es Menschen gibt, die in der Lage sind, mit Hilfe von Rute oder Pendel geologische Störzonen reproduzierbar aufzufinden. Allerdings zeigte sich dabei auch offensichtlich, daß die große Mehrheit der Rutengeher keine brauchbaren Ergebnisse liefern konnten. Es drängte sich ein Vergleich auf: Auch ein Kleinkind kann einem Klavier unter Umständen harmonische Töne entlocken, aber Virtuosen gibt es nur ganz wenige. So behaupten in der Tat sehr viele Menschen die Rutenkunde zu beherrschen, aber nur sehr selten unterzieht sich jemand einer wissenschaftlichen Prüfung.

Meine eigene Erfahrung mit der Rute begann im Volksschulalter, als ich zufällig bei einer Brunnensuche anwesend war und aus Neugierde die Wünschelrute des Radiästheten in die Hand nahm. Es kam dabei zu einem so heftigen Rutenausschlag über einer mutmaßlichen Störzone, daß alle Anwesenden erstaunt und ich selbst erschrocken war. Ab diesem Moment hat mich bis zum heutigen Tag die Radiästhesie fasziniert. Darüber hinaus hatte ich von Anfang an einen hervorragenden Lehrmeister, nämlich Herrn Oberstudienrat Breitenfelder, der in den sechziger und siebziger Jahren viele Brunnen im Waldviertel mutete. Und nicht nur das: er konnte auch die exakte Tiefe und die zu erwartende Wassermenge bestimmen.

Zugegeben: Wer zum ersten Mal die Wünschelrute in der Hand des Rutengehers oder das Pendel in der Hand des Pendlers verschiedene Zeichen ziehen sieht, dem kann dies schon unheimlich vorkommen, und der mag vielleicht denken: „Ob das wohl mit rechten Dingen zugeht?".

Für mich allerdings ist es seit Kindheit eine Selbstverständlichkeit, Brunnen und Störzonen mit Hilfe von Rute und Pendel zu finden. Bereits als Gymnasiast verschlang ich sämtliche mir verfügbare Literatur zu diesem Fachgebiet. Seit meinem 20. Lebensjahr bin ich auch

Mitglied im wissenschaftlichen Forschungskreis für Geobiologie. Ich hatte dann auch das Glück, von einem Pionier auf dem Gebiet der medizinischen Radästhesie, nämlich Dr. Ernst Hartmann (nach ihm ist auch das Globalnetzgitter benannt), persönlich unterrichtet zu werden. Seit 20 Jahren bin ich nun in der Allgemeinmedizin tätig, und von Anfang an waren Rute und Pendel in meiner Praxis eine Selbstverständlichkeit. Daher überblicke ich mittlerweile tausende Patientenschicksale. Bis heute ist es allerdings mein oberstes Ziel gewesen, bei einem kranken Menschen, und das gilt besonders bei schwerkranken Menschen, möglichst alle krankheitsauslösenden Faktoren zu erfassen. Sehr früh wurde mir klar, daß Gesundheit und Wohlbefinden nur möglich ist, wenn Geist, Seele und Körper durch die sogenannte „Lebensenergie" in Harmonie gehalten werden.

Doch was ist die „Lebensenergie" überhaupt?

Die klassische Schulmedizin geht davon aus, daß der Mensch ein Mechanismus ist, im Detail zwar ungeheuer kompliziert, doch im Grunde durchschaubar, zerlegbar und leicht zu warten.

Wenn der Organismus wirklich nur ein Apparat wäre, dem ab und zu Sand ins Getriebe geräte, dann müßten alle Menschen dank moderner Heilmethoden und Medikamente wie gut geölte Ottomotoren durch die Straßen schnurren. Doch der Mensch, das wird immer deutlicher, ist kein Uhrwerk. Vielmehr sei er pure Energie, behaupten alternative Mediziner. Und so ist es nicht verwunderlich, daß die Suche nach der Kraft, aus der das Leben wuchert, so alt ist wie die Medizin – das beweisen:

die seit mehr als 5.000 Jahren bekannte indische unverselle Prana-Energie
die seit mehr als 3.000 Jahren bekannte chinesische Lebensenergie Qi
das Od des Chemikers Dr. Karl Reichenbach im 19. Jhdt.
die Orgon-Energie des Psychoanalytikers Wilhelm Reich im 20. Jhdt.

Jedoch diese öminöse Energie wird von vielen Schulmedizinern einfach negiert, und doch weiß jeder von uns, daß man sich krank fühlen kann, obwohl einem die mit modernsten Methoden ermittelten Laborwerte und Computertomographiebilder beste Gesundheit bestätigen.

Unser Körper ist unablässig in Bewegung: jeden Tag schlägt unser Herz 100.000-mal, machen wir 25.000 Atemzüge, in jeder Sekunde sterben 10 Millionen Zellen ab und werden durch neue ersetzt. Unser Körper scheint eine feste materielle Gestalt zu haben und klar begrenzt zu sein. Wenn wir morgens in den Spiegel sehen, glauben wir, daß uns stets dieselbe Person entgegenblickt. Doch auf atomarer Ebene betrachtet, sind wir immer jemand anderer, denn die meisten unserer rund 100 Billionen Zellen erneuern sich nämlich regelmäßig.

„Ganz nebenbei produziert unser Körper täglich 600 Milliarden neue Zellen. Auf diese Weise entstehen alle paar Tage eine neue Magen-Darm-Schleimhaut und eine neue Bauchspeicheldrüse, alle 4 Wochen eine neue Haut, und was die atomare Zusammensetzung unseres Körpers angeht, tauschen wir uns alle 4 Jahre nahezu 100-prozentig aus", erläutert der anerkannte Biophysiker Dr. Fritz Popp.

Wodurch ist es möglich, daß diese hohen Zellverluste stets in korrektem „timing" ausgeglichen werden? Wie kann dieser Ausgleich „mit submolekulärer Präzision" geschehen, obwohl wir unregelmäßig essen und oft nicht einmal annähernd „passende Bausteine" – wie Vitamine, Enzyme und Aminosäuren – nachliefern, die nötig sind, um die gesamte Substanz jeder fehlenden Zelle zu kopieren?

Mit einer verblüffenden Genauigkeit versteht es unser Organismus, Schwankungen im Nahrungsangebot auszugleichen und genau jene Substanzen auszuwählen oder umzubauen, die er braucht, um die abgestorbenen Zellen zu reproduzieren. Wäre beispielsweise die Wachstumsrate der Darmzellen nur um wenige Prozent erhöht, würde der Mensch innerhalb weniger Tage an Darmverschluß sterben. Wer steuert also dieses gigantische „Unternehmen Mensch?"

Für die chinesische Medizin liegt die Antwort in dem Energiesystem Qi, das sich auf einer „höheren Ebene" befindet als Gene, Muskulatur, Blut und Knochen. Dieses Energiesystem funktioniert wie ein Kontrollorgan oder eine Art „Fertigungsplan" für den Körper. Es ist das Fundament für Körper und Geist. Und wenn die Basis dieses Energie- und Kontrollsystems nicht in Ordnung ist? Dann wird man krank. Qi muß harmonisch fließen, damit der Mensch gesund bleibt.

Nun erhebt sich die Frage: „Welche sind die Hauptstörfaktoren dieses Energiesystems?" Nehmen wir als Beispiel das Krankheitsbild der Polyarthritis: Diese Erkrankung gehört zum sogenannten rheumatischen Formenkreis (darunter werden mehr als 100 verschiedene Erkrankungen vom Muskelrheuma bis zur Sehnenscheidenentzündung, vom Tennisellbogen bis zur chronischen Gelenksentzündung eingereiht).

Die charakteristischen Symptome sind Schmerzen, Rötungen, Schwellungen, sowie eingeschränkte Beweglichkeit. Eines haben sie alle gemeinsam: die Entzündung. Entzündungen an sich sind normale Abwehrreaktionen des Organismus auf Schädigungen und führen im weiteren Verlauf zu einer Heilung.

Chronische Entzündungen dagegen sind eine fehlerhafte Abwehrreaktion des Immunsystems, eben durch eine anhaltende Störung des übergeordneten Energiesystems bedingt. Es wird also die Selbstheilungskraft des Organismus blockiert.

Die psychische Konstitution und damit die Belastbarkeit eines Menschen ist bei jeder Krankheit entweder primär oder sekundär von grundlegender Bedeutung. Deshalb ist diese Krankheitsursache immer primär besonders sorgfältig zu behandeln. Das scheint einleuchtend und selbstverständlich. In der Praxis stellt das aber die größte Schwierigkeit dar, weil ja ein Patient mit einem akuten Polyarthritisschub heftigste Schmerzen hat, massive Gliederschwellungen, heiße Gelenke und unter Umständen schmerzbedingt vollkommen inmobil ist. Sinnvollerweise und auch durchaus berechtigt, setzt der Arzt in dieser akuten Situation vorerst bewährte schulmedizinische Mittel ein. Erst nachdem die Akutphase überwunden ist, kann man darangehen, nach anderen Krankheitsursachen zu fahnden.

Neben den allseits bekannten Störfaktoren wie Vitaminmangel, ungesundem Lebenswandel jeglicher Art, Dauerstreß etc. möchte ich gerade bei Polyarthritis, also bei einem chronischen Prozeß (d.h., der Lebensenergiefluß ist ständig gestört) auf zwei Störfaktoren besonders hinweisen, die sich mir in langjähriger Praxis als Hauptverursacher herauskristallisiert haben.

1. Zahnstörfelder: wurzelbehandelte / tote Zähne; nach Zahnextraktionen im Kiefer verbliebene Wurzelteile und Amalgamreste; retinierte (nicht durchgebrochene) Weisheitszähne; Kronen, die auf gangränöse Zähne aufgesetzt werden; neurogenes Zahnstörfeldgeschehen etc. Normale, kleine Amalgamplomben stellen nach meiner Erfahrung keinerlei Krankheitsgefährdung dar (konnte auch wiederholt wissenschaftlich bewiesen werden).

Die tägliche Praxis zeigt mir, daß heutzutage sehr viele Menschen aus zahnärztlicher Sicht hervorragende technisch-handwerkliche Zahnaufbauten und Restaurationen vorzeigen können. Aus der Sicht eines Zahnstörfeldspezialisten (dieser beurteilt den wahren/körpereigenen Gesundheitszustand der einzelnen Zähne und deren Fernwirkung; er ist in der Regel kein Zahnarzt) sieht die Sache allerdings ganz anders aus. Darüber hinaus ist so eine Zahnstörfeldanalyse extrem zeitaufwendig und setzt außerdem eine enorme ganzheitsmedizinische Erfahrung voraus.

2. Der Schlafplatz: Normalerweise verbringt der Mensch ca. ein Drittel seiner Lebenszeit mit Schlafen. Kein Mensch kann offensichtlich ohne ausreichenden Schlaf existieren, wobei allerdings die individuellen Unterschiede der benötigten Schlafdauer sehr groß sind. Jedenfalls kommt es in der Schlafphase zu einer „Regeneration" des Körpers, die möglichst ungestört ablaufen sollte.

Logischerweise sucht sich jeder Mensch intuitiv nach den zur Verfügung stehenden Möglichkeiten den für ihn bestmöglichen Schlafplatz aus. Allgemein anerkannte negative Kriterien sind Lärm, schlechter Geruch, zu hohe oder zu tiefe Raumtemperatur, feuchte oder gar modrige Räume, Schimmelbildung an den Wänden, aber auch unsichtbare Gifte wie z.B. die Formaldehydausdünstung bestimmter Möbel oder auch anderer Chemikalien (Imprägnierstoffe der Bodenbelege etc.).

Darüber hinaus gibt es offensichtlich aber auch noch andere Kriterien, die leider nicht für jedermann sichtbar, einen Schlafplatz zu einer gesunden oder gar krankmachenden Stätte machen, nämlich die sogenannten Störfelder wie unterirdische Wasserläufe, das Globalnetzgitter nach Hartmann, Verwerfungen oder auch elektromagnetische Felder.

Univ. Doz. Dr. Otto Bergsmann/Wien konnte in den letzten Jahren eindrucksvoll den Einfluß des Schlafplatzes auf die Gesundheit beweisen. Im Rahmen seiner Forschungen wurden 24 biologische Parameter an fast 1.000 Personen untersucht und eine halbe Million Meßdaten ausgewertet. Dabei konnte nachgewiesen werden, daß bereits ein 20-minütiges Verweilen in einer Störzone viele biologisch wichtige Parameter deutlich negativ verändert. Die Studien dieses Wissenschaftlers ergaben zusammenfassend, daß unser Organismus zwar kurzfristig diese Belastung ausgleichen kann, daß der Mensch aber eine dauernde Belastung keinesfalls verträgt.

Darüber hinaus muß noch bedacht werden, daß ein kranker Mensch in der Regel wesentlich länger seinen gewohnten Schlafplatz benützt und deshalb der „gesunde Schlafplatz" eminent an Bedeutung gewinnt.

So konnte ich denn auch in meiner täglichen Praxis, da ich bei jedem meiner schwer kranken oder chronisch kranken Patienten routinemäßig den Schlafplatz untersuche und nötigenfalls verändere, schon oft wahre „Wunderheilungen" erleben. So z.B. bei einer 22jährigen Frau, die seit 6 Monaten plötzlich an schwerster Polyarthritis erkrankt war und trotz Therapie im Klinikum Lainz / Psychotherapie / Vitamintherapie / Homöopathie / Bioresonanz etc. gehunfähig und fast ausschließlich ans Bett gefesselt war. Erst ab dem richtigen Schlafplatzwechsel ging es bergauf, und bereits 3 Monate später war sie wieder völlig gesund und blieb es bis heute. Ebenso wichtig wie Wasseradern, Globalnetzgitter etc. sind nach meiner persönlichen Erfahrung technische Felder, die allerdings nur mit sehr teuren Geräten und mit langjähriger Erfahrung in der Geobiologie und fundierten Kenntnissen der Physik zuverlässig aufgespürt werden können.

Zusammenfassend kann ich nur die Warnung aussprechen, Störzonen im Schlafbereich keinesfalls zu unterschätzen. Ein tiefer, subjektiv als gesund empfundener Schlaf ist keineswegs ein Garant für einen objektiv störungsfreien Schlafplatz. Allerdings ist es so, daß je nach physischer Konstitution und je nach Intensivität und Art der Störzone es von Monaten bis vielen Jahren braucht, bis die Lebensenergie „Qi" nachhaltig gestört ist.

Warnen möchte ich abschließend auch noch vor den vielen unseriösen und geschäftemachenden selbsternannten Rutenmeistern, die es seit jeher, wie uns die Literatur eindrucksvoll zeigt, gegeben hat und auch in Zukunft geben wird. Man kann nämlich leicht auch vom Regen in die Traufe kommen, d.h. von einem relativ gesunden auf einen noch schlechteren Platz verlegt werden – wie ich leider schon oft feststellen konnte.

DAS LETZTE WORT DEM AKH

Allgemeines Krankenhaus der Stadt Wien

Auf eine aktuelle Information und Stellungnahme des AKH wollte ich nicht verzichten. Zehn Fragen stellte ich zusammen und übermittelte sie an Prof. Dr. Smolen, Facharzt für Rheumatologie, mit der Bitte um Antwort für mein Buch:

1. Ist man im Zusammenhang mit dem rheumatischen Formenkreis, insbesondere der Polyarthritis innerhalb der letzten 15 Jahre, seit meiner Erkrankung, grundsätzlich zu neuen, verbesserten Erkenntnissen gekommen, wenn ja, zu welchen? Man hat vor einigen Jahren an einer kleinen Gruppe Versuche mit INTERFERON gemacht, hat sich hier ein gutes Resultat ergeben?
2. Welche Meinung ist vorherrschend über den Zusammenhang von Polyarthritis oder anderen rheumatischen Erkrankungen und der Psyche, wenn auch nicht grundsätzlich jede Form davon eine psychosomatische Ursache haben muß.
   a) wird eine psychologische Behandlung angeboten, nicht nur, um die gegenwärtige Situation zu bewältigen, sondern:
   b) geht man den Ursachen auf den Grund?
3. Bei Verabreichung von Schlafpulvern bzw. Antidepressiva: wird der Patient informiert, was er bekommt, bzw. wird er aufgeklärt, ob eine Gewöhnungsgefahr besteht?
4. Welche Form der Ernährung erhalten die stationären Rheumapatienten?
   a) ist es die gleiche Ernährungsform, die Sie auch für sich selbst, als Rheumapatient wählen würden?
   b) Ist das Krankenhaus im Zeitalter des Sparpaketes wirtschaftlichen Einschränkungen unterworfen, die sich auf den Speisezettel ausdehnen?
5. Gibt es innerhalb des AKH die Möglichkeit einer komplementärmedizinischen Behandlung, soferne dies gewünscht wird?
   a) wenn ja, welche?
   b) wird sie dem Patienten angeboten oder muß er sich selbst darum kümmern?
6. Besteht bei stationären Patienten die Möglichkeit der Inanspruchnahme von Akupunktur? Wenn ja, wird sie dem Patienten angeboten oder muß er sich selbst darum kümmern?

7. Gibt es für einen Patienten, der sich privat behandeln läßt, bessere, wirksamere Behandlungsformen, als jene, die hier angeboten werden? Wenn ja, welche?
8. Gibt es irgendeine Form der Zusammenarbeit oder Unterstützung mit Selbsthilfegruppen?
   a) dürfen Selbsthilfegruppen ihre Tätigkeit anbieten, bzw. ihre Anschrift in den Arztpraxen, bzw. in den zuständigen Ambulanzen zur Information auflegen?
   b) wird der Patient bei seiner Entlassung über den Bestand einer Selbsthilfegruppe informiert?
9. Hat man heute bessere Basistherapeutika, d.h., solche, mit kürzerer Anlaufzeit und weniger Nebenwirkungen gegen die Schmerzen, die Entzündungen und die Morgensteifigkeit?
   a) wenn ja, wogegen besonders?
   b) ich gehe davon aus, daß es sich um nichtsteroidale Antirheumatika handelt?
10. Welche Erfahrungswerte hat man heute mit Corticoiden? Die mir bekannten Nebenwirkungen waren früher, vor etwa 10 – 15 Jahren außer einer sehr raschen Schmerzlinderung
    a) Aufgedunsenheit im Gesicht
    b) Rötung und Schwellung im Gesicht
    c) Fettansätze
    d) gelegentlich Akne
    e) Hautschäden, von empfindlicher Haut bis zu offenen Wunden, die sich nach Behandlung wieder schlossen, um an anderer Stelle wieder aufzubrechen
    f) Entkalkung der Knochen mit größerer Bereitschaft zu Brüchen ohne äußeren Anlaß
    g) erhöhter Blutdruck
    h) verminderte Infektabwehr, bzw. geschwächtes Immunsystem, mit größerer Bereitschaft zu Allergien.

Wie geht man heute mit Cortison um, konnte man Nebenerscheinungen reduzieren, oder muß man die Dosis reduzieren, oder hat man andere Erkenntnisse gefunden?

Diese Fragen gab ich im Sekretariat des Herrn Professors ab, damit er sich die Antworten beizeiten zurechtlegen konnte und ich seine Zeit nicht über Gebühr beanspruchen mußte. Zum vereinbarten Termin, am 21. November 1996 empfing mich Hr. Prof. Dr. Smolen und wollte von mir wissen, was ich gegen meine Polyarthritis getan habe. Wahrheitsgetreu antwortete ich, durch Umstellung der Ernährung und Anwendung von Fußreflexzonenmassage. Dann erklärte er mir, daß er mir die Fragen offiziell nicht beantworten könne, denn dadurch würde er indirekt mein Buch fördern und unterstützen und außerdem wäre die Umstellung der Ernährung sowie die Wirkung der Fußreflexzonenmassage wissenschaftlich nicht bewiesen. Es gäbe keine nachgewiesenen Erfolge in bezug auf diätetische Maßnahmen. Indirekt könne er mir gerne die Fragen beantworten. Leider sehe ich mich dadurch nicht berechtigt, sie zu veröffentlichen, also habe ich sie am besten wieder vergessen.

Beim Verabschieden meinte Herr Professor, es täte ihm leid, daß ich nun enttäuscht wieder gehen müsse. Da mußte ich antworten, es wäre eigentlich keine Enttäuschung, ich hatte damit gerechnet, keine Antwort zu erhalten.

Zu diesem Zeitpunkt hatte ich noch nicht Kenntnis, daß Herr Professor selbst ein Buch schrieb. Vielleicht hat er meine Fragen in diesem Buch ohnehin behandelt.

REVOLUTION IM AKH!

Der Kompromiß mit der Natur im Mekka der Medizin, dessen Initiatoren OA DR. LEO AUERBACH und DR. JUTTA HELLAN sind.

Mein Erstaunen war groß, ich konnte gar nicht glauben, was hier zu lesen stand. Es war der 1. Jänner 1997 und ich las in einer Wiener Tageszeitung: ERSTE NATURHEILKUNDE-AMBULANZ IM AKH. Komplementäre Medizin in der Onkologie.

Sollte es tatsächlich zutreffen, daß Mediziner die davongelaufenen Kranken wieder zurückholen und ihnen eine Chance geben, nicht entscheiden zu müssen, hier oder dort? Weil, wenn sie sich für „dort" entscheiden, darf man „hier" nichts davon wissen und der Kranke muß sich für Heimlichkeit entscheiden und mit seinem Gewissen allein vereinbaren, was er macht, denn fachlicher Rat bleibt ihm dort versagt, weil man ihn in Österreich für unmündig hält. Kann es sein, daß Ärzte nicht mehr die Befürchtung hegen, ihr ärztliches Image zu verlieren, wenn sie bereit sind, zuzugeben, daß sie sich für Naturheilmethoden interessieren, ohne gleich unter die Gurus eingereiht zu werden.

Dieser Lichtblick darf nicht nur der Onkologie vorbehalten bleiben. Was diese Ärzte mit Prof. Dr. Ernst KUBISTA, Abteilung für spezielle Gynäkologie hier auf die Beine gestellt haben, ist wegbereitend und bahnbrechend, und wird ganz sicher Ansporn sein für weitere Stationen im AKH, für weitere Ärzte, es ihnen gleich zu tun. Sicher wird es noch ein Weilchen dauern, bis der Bann gebrochen ist. Letztlich wird der Patient entscheiden, wo es ihn hinzieht, wenn er endlich wählen kann, nicht mehr zwischen hier oder dort, sondern sowohl als auch, und was heute in der Onkologie begonnen hat, wird sich ganz sicher eines Tages in der Rheumatologie fortsetzen; deshalb gehört dieses Thema unbedingt auch hierher. Um in Erfahrung zu bringen, ob ich auch alles richtig verstanden habe, suchte ich OA Dr. Auerbach auf und er hat es mir nicht nur erklärt, sondern für meine Leser schriftlich gegeben.

Da dieser Text in erster Linie für Krebspatienten verfaßt ist, wäre er hier deplaziert, obwohl Wesentliches auch für den Rheumatiker gilt, weil es grundsätzliche Erkenntnisse sind, wie z.B. über: Ernährung, Immunsystem, Thymuspräparate, Erdstrahlen, Wasseradern, Enzyme, Vitamine, Spurenelemente usw.

Eine interessante Gegenüberstellung von Alternativmedizin und Schulmedizin will ich Ihnen nicht vorenthalten. Vielleicht kommt der eine oder andere einmal in die Situation, wo diese Aufstellung zur Entscheidung beitragen kann.

KOMPLEMENTÄRE MEDIZIN IN DER ONKOLOGIE

Vorlesung, 3. Dezember 1996

Gegensätze
Alternativmedizin / Schulmedizin

	Alternativmedizin	Schulmedizin
Wesen und Entstehung der Krebskrankheit	• 1 Krankheit • 1 Ursache, oft mit besonderer, eigenartiger, unbewiesener Entstehungstherapie • 1 universeller Krebstest bei allen Tumoren wirksame Behandlung	• Vielzahl in Ursachen • Nachweis, klinisches Bild und Behandlung verschiedener Krankheiten • kein universeller Krebstest • komplexe, multifaktorielle mehrstufige Entstehung • Differenzierte Behandlung
Erfolg	• Erfolg die Regel, Heilungen häufig • Mißerfolge selten (meist der Schulmedizin angelastet) • auch bei „von der Schulmedizin Aufgegebenen", hoffnungslosen Fällen, nicht selten „Wunderheilungen" • Keine Nebenwirkungen • sanft/atoxisch	• Definierte, leider begrenzte Wirkung, sowohl bezüglich Lebensverlängerung; Heilungen möglich, u.a. bei selteneren Tumoren in der Jugend • Nebenwirkungen unumgänglich, oft unangenehm/gefährlich, aber selten bleibend
Anwendung	• Wirkt angeblich universell • auch prophylaktisch, bei Vorstufen • auch bei anderen unheilbaren bzw. chronischen Krankheiten • Durchführung kompliziert, oft geheimnisvoll • schwer reproduzierbar, da an bestimmte Orte und Personen gebunden	• Auf Erfahrung gründende für jeden Tumor erprobte spezielle Therapie – nur bei nachgewiesener Malignität, z.T. auch nach Operation (adjuvant, Zusatztherapie) • Therapiewahl je nach Art, Ort, Stadium der Krankheit nach schriftlich festgelegten Richtlinien • überall überprüf-/wiederholbar.
Wirksamkeitsnachweis	• Beweise mangelhaft/fehlend (keine ausreichende pharmakologische, präklinische und klinische Prüfung bezüglich Tumorerkrankung, Nebenwirkungen, Lebensqualität)	• Untersuchung in kontrollierten, gut dokumentierten Studien • Stufenweise Prüfung gemäß internationalen Regeln im Vergleich zur Standardbehandlung • jederzeit überall nachvollziehbar • Toxizität bekannt • ebenso entsprechende Gegenmaßnahmen

Prüfen Sie Versprechungen kritisch und so gut es geht: Hier ist größte Vorsicht geboten:

1. Krebs wird – im Gegensatz zur "Schulmedizin" – als eine einzige Krankheit mit einer Ursache angesehen, daher gibt es auch nur eine einzige erfolgsversprechende Behandlung.
2. Die Behandlung beruht auf entsprechenden besonderen, von der „Schulmedizin" nicht anerkannten pseudo-wissenschaftlichen Krebsentstehungstheorien und ebenso fragwürdigen Krebs-Nachweismethoden.
3. Die Behandlung wirkt besser als die Schulmedizin, Erfolge sind die Regel, Mißerfolge selten.
4. Die Methode kann nicht nur zur Behandlung, sondern auch zur Verhütung oder Vorsorge eingesetzt werden. Sie wirkt auch bei anderen chronischen Krankheiten ohne bekannte Ursache und wirksame Behandlung.
5. Natur und Durchführung der Behandlung sind oft kompliziert, geheimnisvoll, an ihre Entdecker gebunden und schwer verständlich.

Bei der Beurteilung alternativer Methoden lohnt es sich, folgende sechs Fragen zu stellen:

1. Wie lange wird diese Methode schon praktiziert? (Wenn sie auch nach Jahrzehnten noch nicht offiziell anerkannt ist, ist sie wahrscheinlich unwirksam.)
2. Ist die Methode eigenartig, unverständlich, geheimnisvoll, an bestimmte Personen oder Orte gebunden? (Je geheimnisvoller, desto unwahrscheinlicher die Wirksamkeit.)
3. Hat die Behandlung überwiegend „Erfolg" oder sind auch Mißerfolge bekannt? (Falls nur Erfolge versprochen werden, ist Mißtrauen am Platz.)
4. Hat die Behandlung auch Nebenwirkungen? (Ohne Nebenwirkungen ist meist auch keine Wirkung zu erwarten.)
5. Werden strenge Diäteinschränkungen verlangt? (Gesunde Ernährung in Ehren, unbegründete und einschneidende Verbote sind abzulehnen.)
6. Bekämpfen die Vertreter dieser Methode die „Schulmedizin"? (Angriffe und Verleumdungen ersetzen keine Beweise!)

EINE FRAGE DER ZEIT

In diesem Zusammenhang kann es nur noch eine Frage der Zeit sein, daß aus den bisher trennenden Lagern in Zukunft ein friedliches, harmonisches Miteinander von klassischer Schulmedizin mit der Komplementärmedizin zum Wohle des Patienten entsteht.

Man wird erwarten dürfen, daß sich die geöffneten Grenzen innerhalb der EU auch für Personen öffnen, die, dem Gesetz der Gerechtigkeit entsprechend, als Heilpraktiker in Österreich ihre Praxen eröffnen möchten. Dem mündigen Patienten wird es vorbehalten bleiben, welchen Weg er guten Gewissens für seine Gesundheit einschlagen möchte.

SCHLAFEN SIE GUT

Anläßlich des Rollerverkaufes in Deutschland übernachtete ich bei Familie Volkmann in Fürstenfeldbruck. Das Töchterchen, Miriam, war damals 9 Jahre alt und richtete mein Bett zum Schlafen. Auf dem Kopfpolster fand ich eine kleine Zeichnung, darauf war zu lesen:

GUTE NACHT. SCHLAFEN SIE GUT.
EIN LÄCHELN KOSTET WENIGER ALS ELEKTRISCHER STROM
UND GIBT MEHR LICHT.

DENN DAS LICHT EINER EINZIGEN KERZE
SPENDET LICHT FÜR 1.000 WEITERE KERZEN.

Die Autorin:

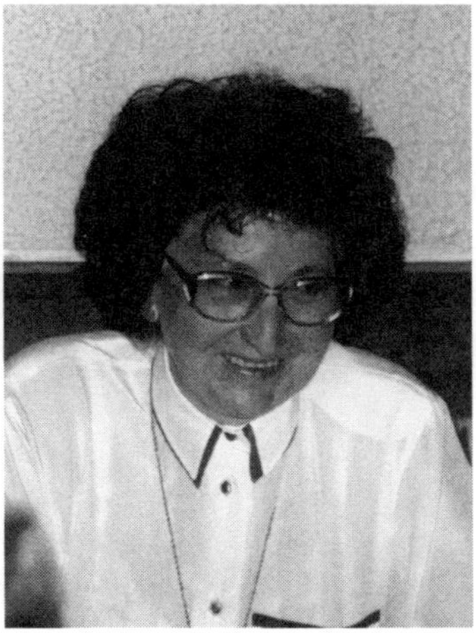

Margarete Zwölfer
geb. in Wien, 1932

Vom Leben an viele neue Plätze gestellt, um sich immer wieder neu zu behaupten, bis schließlich eine chronische Polyarthritis den gewohnten Lebensrhythmus aus den Angeln hebt.

Nach der Genesung erkennt sie, daß ihre bisherigen Lebensgesetze neu überdacht werden müssen und einer gründlichen Überprüfung bedürfen. Neue Werte werden erkannt und gelebt. Inmitten der lebendigen Familie, 36 Jahre Ehe, 2 Kinder und 3 Enkelkinder, kann der Kraftquell neuer Werte am besten gedeihen. Was sie am Weg zur Genesung erfahren hat, möchte sie nun an andere weitergeben, als Hilfe zur Selbsthilfe.

Im Herbst wird ein ergänzendes Buch von Margarete Zwölfer erscheinen:
Energie für 365 Tage
Speisezettel für ein ganzes Jahr.

Kontaktadresse:
Margarete Zwölfer
A-1160 Wien, Neumayrgasse 15
Telefon + Fax: (01) 495 23 19

Bücher aus dem ANNA PICHLER VERLAG

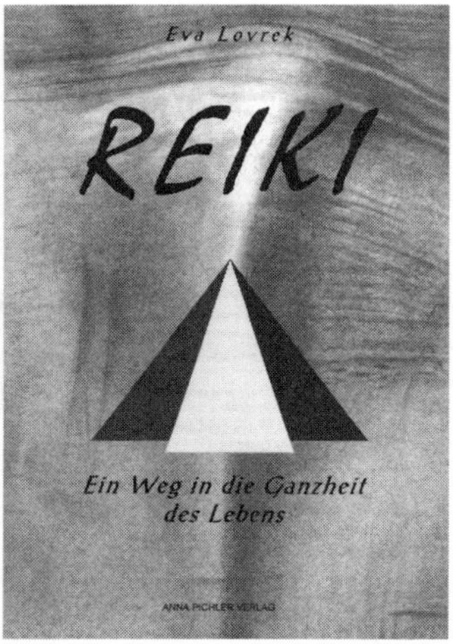

Eva Lovrek

REIKI
Ein Weg in die Ganzheit des Lebens

Reiki, die fließende universelle Lebensenergie, ist ein natürlicher, jedermann zugänglicher Weg, um die Ganzheit und Fülle des Lebens zu erfahren.

Dieses Buch bietet alle grundsätzlichen Informationen. Es gibt aber auch zusätzlich ein Bild von der geistigen Tiefe dieser unerschöpflich fließenden kosmischen Energie. Es ist erfüllt und durchdrungen von den verwandelnden, befreienden Kräften des Lichtes und der Liebe.

Für alle, die gesünder, harmonischer und bewußter leben wollen und auf der Suche nach Lebenssinn und geistigem Wachstum sind.

ISBN 3 901087 52 4
120 Seiten, 148 x 210 mm, Hartband, cellophaniert
öS 197,– / DM 27,– / sfr 24,–

Aus dem Inhalt:

Dieses Buch geht verstärkt auf den geistigen Hintergrund von Reiki ein.

- Die geistigen Lebensregeln
- Reiki – ein Geben und Nehmen, 1. Grad
- Reiki kennt keine Grenzen, 2. Grad
- Symbole, Rituale und Chakren
- Was bewirkt Reiki?
- Reiki – ein offenes System
- Die Eigendynamik von Reiki
- Was bedeutet Reiki für die Menschheit?
- Eine Hilfe auf dem spirituellen Weg – der Meistergrad
- Reiki – die Liebe und das Licht!
- Reiki und das Göttliche
- Die zwölf spirituellen Lichtstrahlen

Die Autorin:

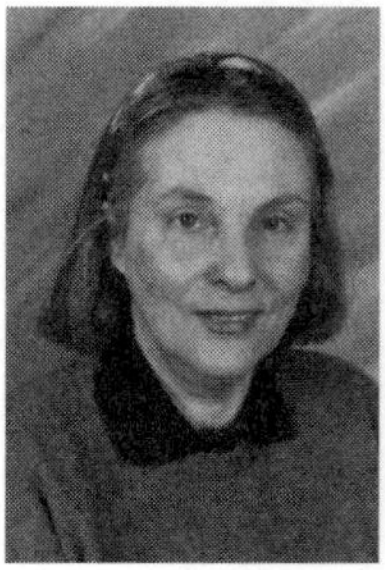

Eva Lovrek ist Reiki-Meisterin und beschäftigt sich einerseits mit der praktischen Seite der Reiki-Energie, hat sich aber andererseits auch immer tiefer mit den spirituellen Grundlagen befaßt. Darin liegt auch der Schwerpunkt dieses Buches. Jahrelange Beschäftigung mit Umweltschutzthemen und esoterischer Philosophie. Intensive Auseinandersetzung mit den Grundlagen der Theosophie und Antroposophie. Veröffentlichungen in Umweltschutz- und Esoterikzeitschriften. Buch: Licht-Zeichen – Spirituelle Texte, erschienen im Anna Pichler Verlag, Wien 1994.

Bücher aus dem ANNA PICHLER VERLAG

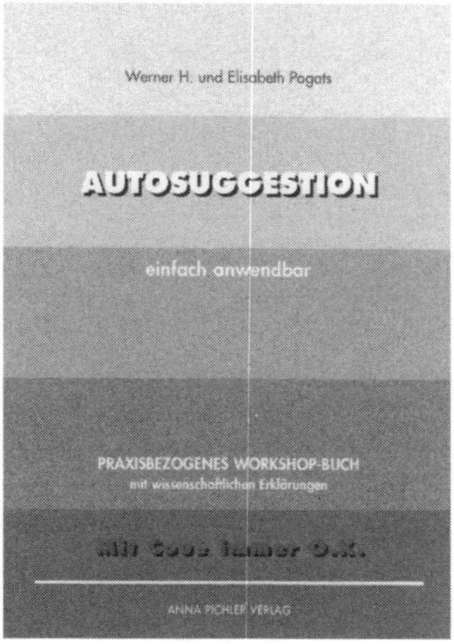

Werner H. und Elisabeth Pogats

AUTOSUGGESTION
einfach anwendbar

In diesem Buch finden Sie wissenschaftliche Er-klärungen und Anleitungen zur bewußten Anwendung von Autosuggestion (Selbstbeeinflussung).

Sie bekommen hier nicht graue Theorie vorgesetzt, sondern Erlebtes, Erfahrenes, Überprüftes und Erarbeitetes, sowie Empfehlungen für einfach nachvollziehbare Übungen mit großer Wirkung.

Das Buch kann eine große »Hilfe zur Selbsthilfe« sein: ein Helfer in der Bewältigung des Alltags, der unser Leben bedeutet. Es kann aber auch eine Hilfe zum Erreichen kleiner und großer Ziele sein.

Mit dem Buch sollten Sie sich beschäftigen und es nicht einfach nur lesen.

ISBN 3-901087 63 X
ca. 312 Seiten, 148 x 210 mm, cellophaniert,
fadengeheftet, broschürt
öS 285,– / DM 39,– / sfr 36,30

Aus dem Inhalt:

- Die Coué-Methode
- Wissenschaftliche Erklärungen
  - über den Menschen allgemein
  - über Autosuggestion (physische und psychische Zusammenhänge)
- Die Kraft der Gedanken
- Die Vorstellungskraft – DIE LEITENDE Kraft im Menschen
- Suggestionen, deren Formulierung und Anwendung
- Frageseiten zur Selbsterkenntnis
- Selbsthilfe-Übungen (z.B.: Atemübungen, Augenübungen, Entspannungsübungen,...)

Der Autor:

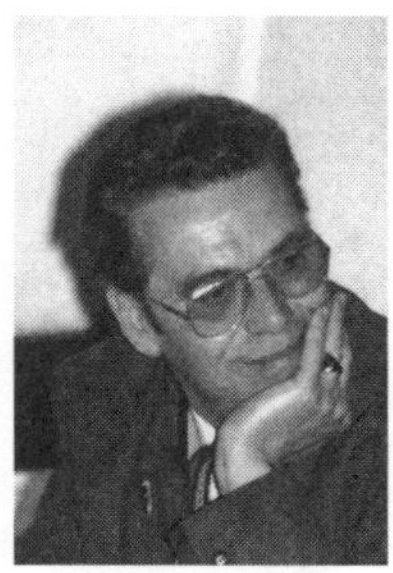

Werner H. Pogats
geboren 1939

könnte man als den Mann aus der Praxis bezeichnen. Er hat bereits in seinem sechzehnten Lebensjahr Eigenverantwortung für sein Leben übernommen, als er nach einem Verkehrsunfall die Amputation seines linken Beines verhindern konnte.

Intuitiv hatte er schon damals seine überzeugende Vorstellungskraft mit Erfolg auf seine Genesung gerichtet. Ein Jahr Krankenhausaufenthalt hat sein Leben geprägt. Das Ziel, seine Erfahrungen weiterzugeben, also Hilfe zur Selbsthilfe zu bieten, wurde seine konkrete Ziel-Vorstellung.

Seit 1989 Präsident des Österreichischen Coué-Institutes. Bisher ca. 160 Publikationen über Autosuggestion und zur Coué-Methode in Schweizer, Deutschen und Österreichischen Zeitschriften, sowie Referate zum Thema, in Rundfunk und Fernsehen.

Bücher aus dem ANNA PICHLER VERLAG

Karl Haas

RADIÄSTHESIE

88 Seiten, 148 x 210 mm, Hartband, fadengeheftet, matt cellophaniert, viele Abbildungen, 2. Auflage
öS 250,–, DM 34,20, sfr 31,80, ISBN 3 901087 16 8

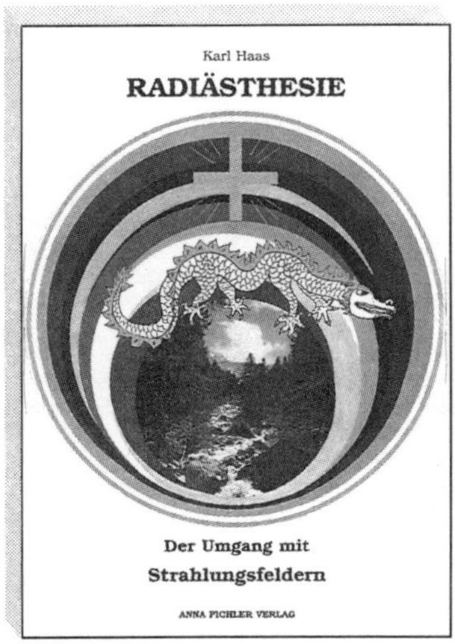

RADIÄSTHESIE, DER UMGANG MIT STRAHLUNGSFELDERN / VORWORT / Auftrag / Der Sinn des Lebens / Lernprozeß / Chance im Leben

1. **Kapitel: EINFÜHRUNG / Radiästhesie / Störfelder / Orte der Kraft**
2. **Kapitel: DIE WICHTIGSTEN ZONEN ODER FELDER** / Übersicht: natürliche Felder, technische Felder / NATÜRLICHE FELDER / Wasserzonen / Feldanomalien / Schwerpunktzone / **Verwerfungszonen / Globalgitter / Diagonalgitter / Mediallinien** / Sprechzonen / Mumifizierungszonen / **Wachstumszonen / UNTERSUCHUNG EINES WOHNRAUMES / TECHNISCHE FELDER / Elektrische Hausinstallationen** / Elektrische Anlagen im Schlafbereich / Hinweise für Neuinstallationen / **Elektrostatische Aufladungen** / Kunststoffe / Bildschirme / **EINRICHTUNG GESUNDER WOHN- und SCHLAFRÄUME / Bauliche Maßnahmen** / Elektrische Leitungen / **Einrichtungen** / Möbel / Matratzen / Spiegel / Vorhänge und Bettüberzüge / **Pflanzen in Schlafräumen / Himmelsrichtung der Schlafstellen / MIKROWELLENHERDE / Veränderung der Nahrungsmittel** / Veränderung der Milch / **Mikrowelle aus geistiger Sicht / Aufhebung der negativen Wirkungen bestrahlter Lebensmittel / AUFBAU MENTALER ZONEN**
3. **Kapitel: DIE MAGIE DER STRAHLUNGSFELDER / DIE MAGIE UM DIE STÖRZONEN / Aufbau von Störzonen mittels Gedankenkraft / Die Magie um die Aufhebung von Störzonen** / Wirksamkeit bzw. Unwirksamkeit von Entstörgeräten / Zusätzlicher Faktor – ATOMENERGIE
4. **Kapitel: WERKZEUGE DER RADIÄSTHESIE / EINHANDRUTE (Universalrute, Biotensor) / V-RUTE** / Anwendung / Haltungstechniken / **LECHER-RUTE / WINKELRUTE / Richtlinien zur Vorgangsweise bei der Mutung von Störfeldern / Mutung natürlicher Zonen / Technische Störfelder / Aufhebung von Störfeldern**
5. **Kapitel: BIOGRAPHIE**

Karl Haas

PENDELBUCH

184 Seiten, 148 x 210 mm, Hartband, fadengeheftet, matt cellophaniert, viele Abbildungen, 4. Auflage,
öS 350,–, DM 48,–, sfr 44,60, ISBN 3 901087 04 4

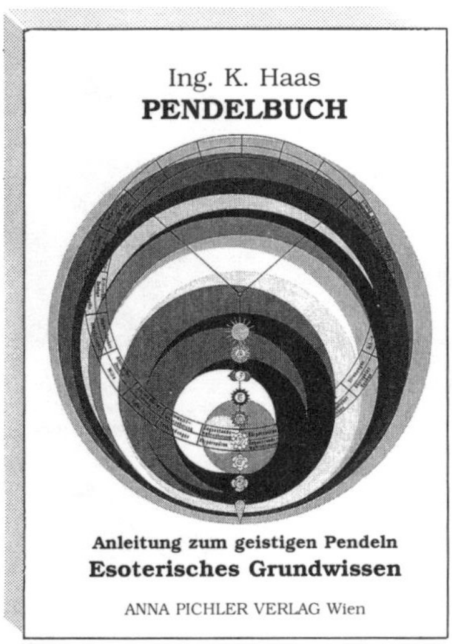

1. **Ein Weltbild – ein Modell** / Der Sinn des Lebens / Ein Weltbild – ein Modell Zum Vergleich noch andere Quellen / Upanishaden / Aus der Akasha-Chronik / Aussage von Prof. Max Planck
2. **Pendeltechnik / Geistiges Pendeln / Einführung** / Wechselbeziehung zwischen Umwelt und Mensch / **Übungen zur Ausschaltung der Gedanken / Übungen zur Aktivierung beider Gehirnhälften** / Suche eines versteckten Gegenstandes
3. **Geistige Gesetze – Geistige Entwicklung / Karma / Spiegelgesetz / Geistige Entwicklung / Pendeltabelle** / Halle des Lernens / Halle der Weisheit / Halle der Vollkommenheit / **Bachblüten**
4. **Gebete** / Beeinflussungen aus jenseitigen Welten / Anleitung und Gebete
5. **Chakras-Übungen** / Sitz der einzelnen Chakren / **Pendeltabelle / Die 5 Tibeter**
6. **Naturheilmittel / Wichtige Hinweise / Heilungsgrundsatz von Dr. Bach / Schüßler-Salze / Kurzbeschreibung der einzelnen Salze / Aroma-Therapie** / Ätherische Öle / **JSO-Komplex-Heilweise** / Die Organe und ihre Meridiane im Tagesrhythmus / Vitamine / Zahnstatus / Pendeltabelle
7. **Ernährung** / Was sollen wir essen? / **Übersicht:** / Getreide / Gemüse / Obst / Nüsse und Samen / Milchprodukte / Fette / Süßungsmittel / **Gefährliche Genußmittel:** / Tabak / Alkohol / Drogen / **Pendelhinweise**
8. **Alternativen zur Pendeltechnik**
   Wünschelrute / Münze / Würfel / Thymustest (Muskeltest)
9. **Tabellen, Diagramme und Zusammenfassung der Gebete**